W0253621

DIE AUSBILDUNG DES MEDIZINERS

EINE VERGLEICHENDE UNTERSUCHUNG

VON

ABRAHAM FLEXNER
NEW YORK

INS DEUTSCHE ÜBERTRAGEN
VON
WALTHER FISCHER
ROSTOCK

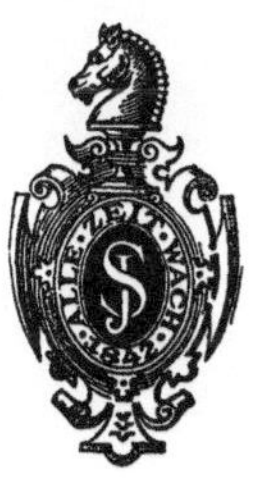

BERLIN
VERLAG VON JULIUS SPRINGER
1927

ISBN-13: 978-3-642-89305-6 e-ISBN-13: 978-3-642-91161-3
DOI: 10.1007/978-3-642-91161-3

Aus dem Vorwort zur englischen Ausgabe.

Es ist in diesem Buche der Versuch gemacht worden, eine vergleichende Studie der medizinischen Ausbildung in gewissen europäischen Ländern und in Amerika zu geben, wie sie durch allgemeine erzieherische und soziale Systeme in den betreffenden Ländern bedingt ist. Es will allgemeine Tendenzen und Prinzipien schildern und besprechen. Bei den mir auferlegten Beschränkungen konnte ich nicht alle Abweichungen und Ausnahmen anführen, wenn ich auch ihre Ausdehnung und ihre Wichtigkeit, manchmal im Text, und manchmal in den Anmerkungen, angedeutet habe. Die einzelnen von mir erwähnten Individuen und Institute sind nur als Beispiele zu betrachten, denen ich im Lauf meiner Lektüre oder meiner Erfahrung begegnet bin. Ich habe versucht, jeglichem möglichst gerecht zu werden, aber ich bin nicht sicher, ob ich immer das glücklichste Beispiel gewählt habe. Ich würde sogar alle bestimmten Hinweise vermieden haben, wenn dann nicht die Darstellung langweilig und zwecklos geworden wäre.

Bei Besprechung des klinischen Studiums ist die innere Medizin mein Hauptthema. Natürlich sind auch die anderen Fächer wichtig und weichen für die Ausbildung voneinander ab — z. B. Chirurgie und Geburtshilfe. Trotzdem habe ich sie nicht mit gleicher Ausführlichkeit behandelt, weil ich überzeugt bin, daß sich, wenn eine gesunde Organisation vollendet ist, wenn man die nötige Unterstützung findet und die medizinische Klinik richtig geführt wird, dann die nötigen Angleichungen in den anderen Kliniken mehr oder minder schnell vollziehen werden. Auch habe ich die Ausbildung nach der Approbation fortgelassen, nicht weil sie unwichtig wäre, sondern weil sie ein andersartiges Problem darstellt; ebenfalls die Examina für die ärztliche Approbation, nicht weil sie keinen Einfluß auf den Unterricht hätten — vielmehr beeinflussen sie ihn stark und im ganzen ungünstig —, sondern weil sie sich seit der Veröffentlichung des Bulletins IV und VI der Carnegie Foundation for the Advancement of Teaching, in denen sie ausführlich besprochen sind, nicht wesentlich verändert haben. Außerdem werden die Examina für die ärztliche Approbation sich, wenn die allgemeine Richtung meiner Darstellung richtig ist, dementsprechend anpassen.

Ich weiß nicht, wie ich denen, die mir bei der Vorbereitung des Buches geholfen haben, richtig danken soll. Der Bericht eines Laien über medizinische Ausbildung kann natürlich nur eine Darstellung der Erfahrungen, Gedanken und Praxis derer sein, die sich mit der Ausbildung der Medizinstudenten und mit medizinischer Forschung beschäftigen. Ich bin daher einer großen Menge von Lehrern, Praktikern und Forschern, Erziehern und Behörden in der ganzen Welt auf das tiefste verpflichtet — Männern, die mir ihre Arbeit erklärten, die sich bemühten, mich ihre Probleme und ihren Standpunkt verstehen zu lassen, die mir Daten und Notizen geliefert, und die schließlich die Druckbogen gelesen und korrigiert haben. Ich kann sie innerhalb der Grenzen eines Vorworts nicht aufzählen; vielleicht nehmen sie diesen allgemeinen Ausdruck meiner Dankbarkeit an, der unter diesen Umständen der einzig mögliche ist. Doch darf ich hinzufügen, daß ich das Unzureichende des Dankes mehr fühle als sie. Jedoch darf ich nicht unterlassen zu sagen, daß ich selbst für meine Stellungnahme zu Meinungen und für die noch vorhandenen Irrtümer ganz allein verantwortlich bin, wenn ich auch aus jeder verfügbaren Quelle Ideen und Information bezogen und durch Kritik an jedem Punkte mich bemüht habe, Fehler zu vermeiden.

Schließlich ist es mir ein Vergnügen, die Mitarbeit meiner Sekretärin, Mrs. Esther S. Bailey, dankbar anzuerkennen, die mir bei der Anordnung und Klassifizierung der zahlreichen Daten geholfen hat, auf denen dieses Buch aufgebaut ist, und deren Sorgfalt und Klugheit mir die Mühe des Schreibens sehr erleichtert hat.

„Ingleside" Ahmic Lake, Ontario,
1. August 1924.

Abraham Flexner.

Vorwort des Übersetzers.

Das Buch ABRAHAM FLEXNERS scheint mir für unsere deutschen Verhältnisse gerade zur rechten Zeit erschienen zu sein. Ich habe es gern übernommen, mit freundlicher Beihilfe von Frl. Dr. PFOHL in Hamburg, das Buch ins Deutsche zu übertragen, und zwar lag mir daran, soweit es irgend anging, eine möglichst wörtliche Übersetzung zu liefern. Es mußten mancherlei termini technici unübersetzt bleiben, sofern wir eben im Deutschen kein Wort haben, das sich mit dem fremden Begriff ganz deckt. Wo es aber irgend anging, habe ich den in Deutschland üblichen Ausdruck gewählt. Einige kleinere sachliche Irrtümer, die dem Verfasser unterlaufen sind — es sind ihrer nur wenige —, habe ich absichtlich nicht berichtigt. Wenn auch einige Daten seit dem Erscheinen des Buches durch Neuerungen überholt sind, so beeinträchtigt das den Wert des FLEXNERschen Buches wenig. Die umfassende Darstellung der Probleme durch einen Nichtfachmann, dem so große Erfahrung zu Gebote steht wie FLEXNER und der sich so redlich bemüht, unvoreingenommen und kritisch an die Probleme heranzugehen, wird jedem, der sich mit den Fragen der ärztlichen Berufsbildung zu beschäftigen hat, reiche Anregung bringen.

Rostock, Dezember 1926.

WALTHER FISCHER.

Inhaltsverzeichnis.

I. Medizin und medizinische Ausbildung.

Von welchem Gesichtspunkt aus soll man die Probleme der medizinischen Ausbildung studieren und darstellen? Das hängt davon ab, ob man die Medizin als eine empirische Kunst, als eine Wissenschaft oder als etwas auffaßt, das zu einer wissenschaftlichen Haltung hinstrebt. Unsere Ansichten über das jetzige Ausbildungsverfahren, unsere Vorschläge über die Entwicklung der Ausbildung werden sehr verschieden sein, je nachdem wir uns zu der einen oder anderen dieser drei Auffassungen bekennen. Die Chinesen, die der einen Ansicht waren, handelten auf eine bestimmte Weise; die Franzosen, die anderer Ansicht waren, handelten anders; die moderneren amerikanischen Schulen, die völlig anders gesinnt sind, schlagen wieder einen neuen Kurs ein. Wir wollen daher damit anfangen, daß wir kurz betrachten, was die westliche Medizin ist, und was sie zu werden versucht.

I.

Seit den ältesten Zeiten ist die Medizin eine merkwürdige Mischung von Aberglauben, Empirie und jener Art scharfer Beobachtung, die den Stoff, aus dem schließlich die Wissenschaft wird, ausmacht. Aus diesen drei Dingen — Aberglaube, Empirie und Beobachtung — bestand die Medizin in den Tagen der Priesterärzte von Ägypten und Babylonien; aus denselben drei Komponenten setzt sie sich noch zusammen. Das Verhältnis allerdings hat sich bedeutsam geändert; eine an Kraft und Energie sich immer steigernde Bemühung hat durch alle Zeiten hin versucht, den Aberglauben auszutreiben, den Bereich der Empirie einzuschränken und das Gebiet der Beobachtung zu vergrößern, zu verbessern und zu systematisieren. Der Aberglaube läßt sich wohl ziemlich leicht erkennen; aber die Grenze zwischen empirischer und wissenschaftlicher Beobachtung ist nicht immer so deutlich. Daß Chinin Malaria, daß Sonnenlicht Rhachitis heilt, daß Morphium Schmerzen stillt, daß Quecksilber Syphilis heilt — diese richtigen Beobachtungen kann man als solche ebensogut als empirische oder wissenschaftliche bezeichnen. Ein wirklicher Unterschied läßt sich erst beim nächsten

Schritt feststellen. Die Empirie versucht nicht, tiefer einzudringen, kümmert sich nicht so um Begrenzungen — mit anderen Worten, sie geht nicht tiefer. Gerade die Richtigkeit einer Beobachtung enthält für den Wissenschaftler eine Forderung; er ist nicht mit einer Tatsache zufrieden; er fragt warum und inwieweit. Der Wissenschaftler ist daher zugleich bescheiden und tätig — im Bewußtsein der engen Begrenztheit des Erreichten sucht er größere und sichere Kombinationen herzustellen, während der Empiriker in der Ausübung der rein praktischen Regel ohne Zusammenhang arbeitet, um schließlich bei jeglicher besonderen Praktik oder Beobachtung doch genau da stehenzubleiben, wo er ist. Der allgemeine Zug der Medizin geht von Magie und Empirie weg und in der Richtung auf Rationalität und Endgültigkeit.

Sicherlich lebt von Zeit zu Zeit ein alter Aberglaube wieder auf oder ein neuer entsteht; die manchmal blinde, manchmal kritische Empirie wird von einem Punkt vertrieben, nur um auf einem anderen wieder zu erscheinen, oft in Verbindung mit einem wirklichen wissenschaftlichen Fortschritt. Die Geschichte der Gedanken ist der fließende Bericht über bewußte Bemühungen, das Wissen von mystischer und empirischer Befleckung zu reinigen; aber beim besten Willen gelingt das niemandem vollständig. Etwas vom Mystiker, vom Philosophen und vom Empiriker haftet an uns allen. Der Mensch führt ein inkonsequentes intellektuelles Leben, und trotz der Aufklärung der letzten fünfundsiebenzig Jahre ist kein einziger Geist schon gleichmäßig sicher und vorsichtig bei jedem Schritt und in jeder Richtung. In jedem Stadium unterliegen selbst bedeutende Menschen von Zeit zu Zeit dem metaphysischen Zauber, interpretieren falsch oder versuchen in ihrem Dünkel und Enthusiasmus mehr aus den Tatsachen herauszupressen, als sie enthalten. Im ganzen jedoch hat sich die Tendenz, die Krankheit als dem wissenschaftlichen Studium und der wissenschaftlichen Behandlung zugänglich anzusehen, besonders in den letzten Jahren verstärkt auf Kosten von Aberglauben und Empirie — sogar intelligenter Empirie.

In welchem Sinne kann man nun also die moderne Medizin heute eine Wissenschaft nennen? Wenn der Ausdruck „Wissenschaft“ streng auf ein Wissen beschränkt werden soll, das sich quantitativ ausdrücken und nutzbar machen läßt, würde die Wissenschaft anfangen und aufhören mit der mathematischen Physik — die selbst vielleicht nicht den endgültigen Charakter hat, wie man in den Tagen vor EINSTEIN vermutete; Chemie und Physiologie würden nur so weit Wissenschaft sein, als sie sich auf die Physik zurückführen lassen, und nicht weiter. Andere Disziplinen, denen wir jetzt den Namen einer Wissenschaft geben — die Sozialwissenschaft z. B. oder die Agrikultur, in denen eine immer sich mehrende Menge systematischen Wissens und praktischer Kunst untrennbar miteinander verbunden sind, genau wie in der Medizin —, würde man nicht länger so nennen.

Weder aus theoretischen noch aus praktischen Gründen läßt sich ein so enger Gebrauch des Ausdrucks erfolgreich verteidigen. Wir tun besser, einen historischen Standpunkt zu wählen und die Wissenschaft als das fortgesetzte Streben der Menschen anzusehen, ihr Wissen von der Welt, in der sie leben, zu reinigen, auszudehnen und zu organisieren. Zweifellos, je akkurater — oder mathematischer — die Organisation des Wissens vor sich gehen kann, desto besser; und man kann die mathematische Form sehr wohl als das Ziel betrachten, dem die wissenschaftliche Bemühung zustrebt. Aber es ist Unsinn, einzig und allein die mathematische Kategorie aufzustellen, welche die Komplikationen des Materials, das sich als dauernd widerspenstig erweisen kann, oder die angeborenen Grenzen unserer Sinne außer acht läßt. Für praktische Zwecke wenigstens muß man die Wissenschaft betrachten als das einfach größtmögliche Streben in der Richtung auf Reinigung, Ausdehnung und Organisation des Wissens. Solange der Mensch strebt, über seine angeborenen Kräfte hinauszugehen, sich von Vorurteil und Voreingenommenheit zu befreien, Phänomene in einem kühlen Licht zu betrachten, solange ist das Streben wissenschaftlich, ob es nun im Augenblick mathematische Genauigkeit erreicht oder nicht. Ich sage, wohl überlegt, das Streben ist wissenschaftlich. Wieviel Erfolg das Streben haben muß, eine wie große Tatsachenmasse aufgespeichert und geordnet sein muß, wieweit Gesetze abgeleitet sein müssen, ehe man von Wissenschaft und nicht mehr von wissenschaftlichem Streben sprechen darf — das sind Fragen, die keine unveränderliche Antwort zulassen. Sie haben auf jeden Fall eine mehr theoretische als praktische Bedeutung. Für unsere Zwecke können wir die Wissenschaft ruhig als eine sich entwickelnde Idee auffassen, die sich mit verschiedener Geschwindigkeit und wechselnden Graden des Vertrauens nach der völligen Erfassung hin bewegt, die sich in der mathematischen Formel verkörpert. Und in diesem Sinne dürfen wir nicht nur die mathematische Wissenschaft und die Naturwissenschaften nehmen, sondern auch die biologische Wissenschaft, die psychologische Wissenschaft, die Sozialwissenschaft, die Agrikulturwissenschaft und die medizinische Wissenschaft.

Auf Grund eines immer erfolgreicheren Strebens, Aberglauben, Spekulation und unkritische Empirie aus der Medizin zu verbannen und sowohl Wissen wie Ausübung auf Beobachtung, Experiment und Induktion zu gründen, bespricht dieses Buch die medizinische Wissenschaft. Wenn wir den Ausdruck in diesem vorsichtigen Sinn gebrauchen, läßt sich keine Unterscheidung zwischen Forschung und Praxis machen. Zweifellos beobachtet, experimentiert und urteilt der Forscher; dasselbe tut der Arzt und Chirurg, der seine Kunst im modernen Geist ausübt. Im Grunde sind die intellektuelle Haltung und das Vorgehen der beiden identisch — oder sollten es sein: weder der Forscher noch der Praktiker sollte sich durch Vorurteile blenden lassen oder voreilige Schlüsse ziehen; beide sollten beobachten, nachdenken, schließen, versuchen und unter Beachtung der Resultate dauernd dieselbe Methode wieder anwenden, bis das zu bearbeitende Problem gelöst ist oder es fallen gelassen wird. Bis zu welchem Grade man schon wissenschaftliche Resultate erzielt hat, bis zu welchem Grade der Geist und die Methode der Wissenschaft schon in der Praxis herrschen — das sind Fragen, die augenblicklich nicht in Betracht kommen. Auf einem Punkt bleibt die Praxis hinter der Theorie zurück; auf einem anderen hat die Theorie die Praxis noch nicht eingeholt. Wir wollen nicht behaupten, die Wissenschaft habe sich schon die Praxis oder die Ausbildung unterworfen. Gegenwärtig haben wir nur die Aufgabe, einen Gesichtspunkt aufzustellen, von dem aus man mit möglichster Weitherzigkeit Tendenzen beurteilen kann, die augenblickliche Erziehungspolitik bewerten und die künftige lenken kann. Geist und Methode des Versuchs sind für die Erziehung ein bedeutsameres Kriterium als der Maßstab, den ein schnell gewonnener Erfolg liefert.

Man könnte gegen die vorangehende Erörterung insofern Widerspruch erheben, daß man sagt, es sei schließlich doch nur eine Frage der Definition ohne praktische Folgen. Zweifellos ist es eine Frage der Definition, ob man die Medizin als Wissenschaft festsetzt oder nicht. Aber die Definition ist in diesem Fall keineswegs ohne praktische Bedeutung. Wenn man die Medizin als eine Kunst, im Unterschied von einer Wissenschaft, klassifiziert, ermutigt man den Praktiker, mit gutem Gewissen auf oberflächlichen oder empirischen Bahnen fortzuschreiten; wenn er sich dagegen einer Verantwortlichkeit gegenüber wissenschaftlichem Geist und wissenschaftlicher Methode klar bewußt ist, wird er fast unausweichlich danach streben, seine Anschauungen zu klären und in der Anhäufung von Daten, der Bildung von Hypothesen und bei der Durchsicht der Resultate systematischer zu verfahren.

II.

Es ist eine weitverbreitete Ansicht, daß die wissenschaftliche Qualität medizinischer Ausbildung und medizinischer Praxis irgendwie von der Rolle abhängig sei, die das Laboratorium spielt. Das ist nicht der Fall. Die Wissenschaft ist ihrem Wesen nach eine Sache der Beobachtung, des Schließens, Verifikation und Generalisation. Der Geist Sydenhams, der sich für ein krankes Kind interessierte und human auf seine Heilung bedacht war, verfuhr — soweit er wissenschaftlich arbeitete — nicht anders als der Geist Galileis, der sich für kosmische

Physik interessierte. Einer wie der andere beobachtete, reflektierte, verifizierte, generalisierte.

Nicht nur die Rolle, die die aktiven Sinne spielen, ist das wesentliche Kriterium der Wissenschaft; man kann weitergehen — das ungeheure und komplizierte experimentelle Rüstzeug der Wissenschaft ist bloß ein Mittel, ihren Bereich zu erweitern. Die Untersuchung des Patienten mit Hilfe des Stethoskops und des Fieberthermometers ist nur eine leichte, wenn auch ungemein bedeutende Verbesserung der Beobachtung mit den bloßen Sinnen. Andere schärfere und wirksamere Apparate — das zusammengesetzte Mikroskop, der Elektrokardiograph, die Röntgenplatte, der Leuchtschirm — erleichtern die Beobachtung, ändern aber ihren wesentlichen Charakter nicht. Sie ermöglichen dem Arzt, seine natürlichen Kräfte zu schärfen, indem sie die Daten — seien sie akustisch oder visuell — übertreiben oder einen Sinn durch einen anderen ersetzen und so von den weniger zuverlässigen Sinnen — dem Tast-, Gewichts- und Gehörssinn — zu dem feineren Gesichtssinn übergehen oder, noch besser, die Gefahr des Irrtums durch sukzessive Benutzung mehrerer Sinne vermindern. Seit kurzem unterstützt man die Beobachtung des Patienten durch Tierexperimente; es ist jetzt mehr und mehr möglich geworden, komplexe Situationen zu analysieren und mit ihnen fertig zu werden, indem man ihre wirklichen oder vermeintlichen Faktoren experimentell behandelt. Während also klinische Symptome den allgemeinen Typ der Krankheit zeigen — Meningitis, Dysenterie, Pneumonie —, können nur die Laboratoriumsmethoden die Differenzierung machen, aus welcher man auf die zu verfolgende wirksame therapeutische Behandlung schließen kann. Demnach ist, genau gesprochen, das Experiment nur eine kontrollierte, beschleunigte und vervielfältigte Beobachtung — fruchtbarer, weil es unter Bedingungen stattfindet, die sorgfältiger reguliert, wiederholt und statistisch aufgezeichnet werden können. Aber es sind keine neuen Sinne oder Kräfte geschaffen worden; gewisse Irrtumsmöglichkeiten sind verringert, andere sind eingeführt worden. Was für Hilfsmittel der Arzt auch braucht, immer noch beobachtet, beschreibt er, und zieht Schlüsse und prüft ihre Richtigkeit. Immer noch ist er, wie seine weniger mittelreichen Vorfahren, wissenschaftlich nur, insofern er vorsichtig und bedacht ist.

Wenn diese Feststellung richtig ist, dann sind Krankenhaus und Laboratorium vom Standpunkt der Forschung, Behandlung und Ausbildung logisch unlöslich miteinander verbunden. Die Frage des Vorrangs ist ganz müßig. Der einzelne Patient wird zuerst sorgfältig befragt und beobachtet; wenn die bloßen Sinne ihre Grenze erreicht haben, wird er untersucht — d. h. mit Hilfe des Stethoskops und Thermometers beobachtet; dann kann die Untersuchung etwa im anstoßenden

Laboratorium mit Hilfe des Mikroskops und des Reagenzglases noch weitergeführt werden; als letztes Auskunftsmittel kann man sich noch an das Tierexperiment wenden, um dem Arzt eine noch weitere Verfeinerung der Beobachtung zu ermöglichen. Es ist sinnlos, die Frage zu stellen, ob man etwa auf die eine oder die andere Art neue Daten erhält. Der wissenschaftliche Forscher sammelt Tatsachen aus jeder verfügbaren Quelle und mit jedem möglichen Mittel. Die Wissenschaft wohnt im Intellekt, nicht im Instrument. Eine sorgfältige und richtige Beobachtung am Bett klinisch zu nennen und eine Laboratoriumsuntersuchung wissenschaftlich, als ob irgendein qualitativer Unterschied zwischen den beiden bestände, ist ganz verkehrt. Ob der Beobachter am Bettrand sitzt oder sich über sein Mikroskop beugt, jedesmal beobachtet er, bringt Tatsachen ans Licht, gelangt zu Voraussetzungen und sucht durch Überlegung der gegebenen Tatsachen, gleichviel wie er sie erlangt hat, den Lauf der Handlung zu verfolgen. Man kann die Benennung „wissenschaftlich“ einer genauen Beobachtung am Bett nicht versagen, wenn man sie einer ähnlich genauen Beobachtung mit Hilfe des Mikroskops zugesteht; ebensowenig kann man sie einer korrekten Beschreibung eines am Patienten beobachteten Prozesses versagen, während man sie einer korrekten Beschreibung eines am Kaninchen oder Meerschweinchen beobachteten Prozesses zugesteht. Die Klinik ist wissenschaftlich, nicht nur insofern sie chemische oder physikalische Technik und Methoden benutzt, sondern in erster Linie deswegen, weil sie ein entschlossenes, furchtloses und mühevolles Streben zu beobachten, zu erforschen, zu interpretieren, zu entwirren darstellt. Wissenschaft beschränkt sich nicht bloß auf die Laboratoriumsmethoden; sie schließt sie nur mit ein als ein weiteres Mittel, das besser zu tun, was der wissenschaftliche Kliniker von jeher getan hat, nämlich, zu beobachten, zu erforschen.

III.

So erkennt die Medizin, die sich so schnell wie möglich dem wissenschaftlichen Status zu bewegt, keinen Unterschied in der intellektuellen Haltung zwischen dem Laboratorium und der Klinik an. Ebensowenig kann und dürfte irgendein Unterschied in der intellektuellen Haltung des Forschers und Praktikers gemacht werden. Jahrhundertelang hat man die Frage nicht einmal erhoben. Von Hippokrates an waren diejenigen, die immer neue Stücke wertvollen Wissens zum wachsenden Ganzen beitrugen, Praktiker, die ihren scharfen Geist am Krankenbett gebrauchten. Die systematischeren und selbstbewußteren Förderer wissenschaftlicher Medizin in moderner Zeit haben keinen Augenblick gemeint, daß der Geist wissenschaftlicher Forschung ihnen als Forschern zugehöre, während für sie als Ärzte oder Lehrer eine rein praktische, empirische oder technische Methode richtig sei: „Unsere Kranken“, schreibt NAUNYN in seinem Bericht über die Frühzeit wissenschaftlicher Medizin in Deutschland, „hörten gern auf uns. Der Eifer, mit dem wir uns mit ihnen beschäftigten, flößte ihnen Achtung und Vertrauen ein. Nie habe ich erfahren, daß sie danach gefragt hätten, ob er ihrer Behandlung oder der Forschung galt[1].“

Der praktische Mediziner gebraucht daher denselben Typ von Intelligenz — oder er sollte ihn gebrauchen —, den man zur Lösung eines Problems gebraucht. Es macht nicht den geringsten Unterschied, ob das Problem gänzlich neu oder nur ihm neu ist. In der Tat ist in einem sehr wahren Sinn jeder Fall einzigartig, so daß die Zeit niemals kommt, wo die wachsam beobachtende und auslegende Intelligenz, die bei der Forschung so absolut notwendig ist, in der Praxis überflüssig oder belanglos wird. Die geistige Haltung des Forschers, der ein ungelöstes Problem zu entwirren sucht, weicht in ihrem Wesen nicht von der des Arztes ab, den man zu einem Patienten gerufen hat. Obgleich der erfahrene Praktiker durch ein anscheinend instinktives „Kurzschluß“verfahren so schnell zu einer Diagnose kommen kann, daß der sog. „klinische Instinkt“ ihn zu führen scheint, können wir tatsächlich überzeugt sein, daß die wirklich stattgehabten Prozesse: Beobachtung, Ausscheiden des Unerheblichen, Schlußfolgerung — mit anderen Worten Induktion — sind, wenn auch das Tempo so schnell war, daß die einzelnen Phasen ununterscheidbar sind. Auf der Grundlage einer großen Erfahrung wählt er nur schärfer aus und entscheidet schneller; was wie ein Blitz der Einsicht aussieht, ist vielleicht weniger plötzlich und wunderbar als es scheint; und soweit es wirklich ein Blitz ist, kann es selbst für ihn, und wird es höchstwahrscheinlich für den Anfänger, ein gefährlicher Irrtum sein zu meinen, es gäbe irgendeinen Ersatz für gründliche Untersuchung und vorsichtige Folgerung. Auch verändert es die Lage nicht wesentlich, daß praktische oder Klugheitsrücksichten manchmal den Arzt zwingen, „etwas zu tun“, während der Laboratoriumsforscher das Vorrecht hat, weiterzudenken oder aufzuhören. Wer darauf wartet, daß die normale Funktion von selbst wieder in Gang kommt, oder wer durch bewußte Täuschung psychische Faktoren einstellt, der bekennt nur seine Unwissenheit. Der Arzt bekennt seine Hilflosigkeit im Krankenzimmer auf eine Weise; der Forscher in seinem Laboratorium auf eine andere. Ihre Grundhaltung würde nur

---

[1]) Deutsches Archiv für klinische Medizin. Bd. 140, H. 1 u. 2, S. 27. Die „Frühzeit“, von der NAUNYN spricht, bedeutet ungefähr 1860, als er seine siebenjährige Assistentenschaft bei FRERICHS begann, der 1859 von Göttingen nach Berlin berufen worden war.

dann verschiedenartig sein, wenn der Arzt, indem er ein Mittel „ut aliquid fiat" gibt, zu dem Glauben käme, er gebrauche einen Zauber.

IV.

Die Ähnlichkeit, die den Forscher und den Praktiker verbindet, geht jedoch weit über die geistigen Prozesse hinaus, die sich bei ihnen abspielen. Sie umfaßt in sich steigerndem Maße die angewandte Technik — sei es die klinische, sei es die Laboratoriumstätigkeit. Bis zu einem Grade, den man noch vor zehn Jahren nicht mit Sicherheit hätte voraussagen können, folgt der Praktiker dem Forscher auf den Fersen. Vor weniger als einem halben Jahrhundert bestanden die Arbeitsräume eines tüchtigen Praktikers in der Stadt aus zwei Zimmern, dem Wartezimmer und dem Sprechzimmer. Es gab wenig Anzeichen dafür, welches das eine und welches das andere war, außer dem alten, wackligen, mit Roßhaar überzogenen Untersuchungsstuhl, dem immer vollen Waschbecken mit seinem niemals sauberen Krug, dem selten erneuerten Rollhandtuch, einigen einfachen Instrumenten, die für alles gebraucht und nie gekocht wurden, zwei oder drei Fläschchen mit Sublimat oder Karbol für lokale Anwendung und dem Kaminsims, der mit Apothekerpräparaten in staubigen Flaschen bedeckt war. Urinuntersuchungen wendete man an — praktisch kein anderes Laboratoriumsverfahren. Der Doktor bildete sich seine Ansicht auf Grund von Symptomen und augenscheinlichen physischen Indikationen. Durch lange Erfahrung und natürliche, durch die Notwendigkeit geschärfte Klugheit brachten es die besten der alten Hausärzte weit. Aber die allgemeine Vernachlässigung hygienischer Vorsichtsmaßregeln muß ungezählten Schaden verursacht haben, während die Unfähigkeit, unter die Oberfläche zu dringen, dauernd zum Raten oder Herumtasten zwang.

Der unter modernen Bedingungen herangebildete praktische Arzt erhält und schreibt eine sorgsame persönliche und Familiengeschichte seines Patienten; er macht eine gründliche körperliche Untersuchung und notiert den Befund. In seinen Arbeitsräumen kann er eine Durchleuchtung der Brust machen, eine Blutkörperchenzählung, eine Wassermannsche Reaktion, eine vollständige Urinuntersuchung; er kann Sputum, Mageninhalt und Spinalflüssigkeit untersuchen; er kann bakteriologische Untersuchungen, Blutkulturen und Widalsche Proben machen; Blutchemie treiben, die Funktion der Nieren beobachten und den Grundumsatz bestimmen. Er kann das Vorhandensein von Magen- oder Duodenalgeschwüren, einer bösartigen Krankheit, die Lage der Niere, Blase oder Gallensteine usw. feststellen. Über Nacht hat man die gewöhnliche Behandlung von Syphilis und Diabetes revolutioniert. Mit unglaublicher Schnelligkeit haben feine und wirksame Apparate verschiedenster Art die Geschichte des Mikroskops wiederholt und sind ein Teil der Arbeitsausrüstung des Praktikers geworden. Der Arzt hat in seinem Sprechzimmer täglich Hilfsmittel zur Hand, die vor einem Dutzend Jahren dem fortgeschrittensten theoretischen Forscher unerreichbar waren[1]). Unzweifelhaft kommen Urteilsfehler vor; es wird mechanisch geurteilt und blindlings gehandelt. Ein Gefühl für das richtige Maß muß sich entwickeln. Wo immer solche Anpassungen nötig sind, ist ein Übermaß in der einen oder anderen Richtung unausbleiblich. Ohne jedoch diese Schwierigkeiten zu beachten, welche Zeit und Erfahrung sicher berichtigen werden: es ist klar, daß weder in der Natur der Denkprozesse, die man anwendet, noch in der wissenschaftlichen Technik, die man benutzt, sich eine scharfe Trennungslinie zwischen Praxis und Forschung in der Medizin ziehen läßt.

Es ist sicher richtig, daß sich eine beträchtliche Anzahl der Patienten, die dem Arzt unter die Finger kommen, mit klinischen Methoden heilen läßt; ein weiterer Teil leidet an funktionellen Störungen, die der Zeit, Sympathie und Suggestion zugänglich sind. Vielleicht erfordert nur eine Minderheit die komplizierteren Methoden der Diagnose und Behandlung. Aber der Arzt muß mit allen dreien fertig werden, denn sonst fehlt ihm erstens das Mittel zur Unterscheidung, und zweitens kann ihm das geeignete Mittel zur Bekämpfung fehlen. Mit der Zeit werden sich die ungelösten Probleme eins nach dem anderen klären. Intelligentere Methoden der Diagnose und Behandlung werden sich entwickeln. Der Bereich des Empirismus und des Ratens wird noch weiter eingeschränkt werden — bald durch ein eindringlicheres klinisches Verfahren, bald durch wirksamere Laboratoriumserfindungen.

Ich habe kurz die Art und Weise gezeigt, in der Haltung und Tätigkeit des Forschers und Praktikers sich überschneiden. Der Konflikt zwischen ihnen, dessen wir oft gewahr werden, ist, obgleich unlogisch, keine neue Erscheinung. Er hat sich in jedem Stadium medizinischer Entwicklung gezeigt. Die Perkussion ist sogar von Schülern von AUENBRUGGER und CORVISART bekämpft worden, weil sie wegen der Vernachlässigung der nötigen Vorsichtsmaßnahmen durch die neuen Methoden eher verwirrt als gefördert wurden. Als LAENNEC den menschlichen Brustkorb mit Hilfe des Stethoskops untersuchte, behaupteten die Reaktionäre seiner Zeit auch — vor kaum einem Jahr-

[1]) Diese Beschreibung trifft wörtlich zu für viele kürzlich graduierte amerikanische Mediziner. Staatslaboratorien für öffentliche Gesundheit und bis zu einem gewissen Grade auch zuverlässige mehr kaufmännische Laboratorien leisten für viele gut ausgebildete Ärzte ähnliche Dienste, wenn sie es sich nicht selbst besorgen können. Außerhalb Amerikas hat sich die Praxis, teils aus ökonomischen Schwierigkeiten, teils aus Konservatismus, in dieser Hinsicht weniger verbessert.

hundert —, daß die Erfindung keine Anwendung in der Praxis zulasse. Derselbe Ausruf hat nacheinander das Fieberthermometer, die Anästhesie und die Bazillentheorie begrüßt. Kein Wunder, daß er durch Blutchemie und Radium aufs neue herausgefordert wurde. Wenn die Geschichte der Medizin irgend etwas für das Verhalten der medizinischen Ausbildung zu lehren hat, so wäre es eher die Richtigkeit des Verfahrens als seine gegenwärtige Schwierigkeit zu berücksichtigen. Das Neue von heute wird irgendwie das Alltägliche von morgen. Widerstand oder Unfähigkeit auf seiten der älteren Generation, selbst zeitweilige außerordentliche Schwierigkeiten und Kosten, dürfen den Prozeß der Reorganisation des Wissens, der Ausbildung und der Praxis nicht aufhalten; und weder Wissen noch Praxis lassen sich reorganisieren, wenn man nicht die Eroberungen derer, die in der Feuerlinie der Wissenschaft standen, in kluger Weise in der Ausbildung des neuen Rekruten mit verwertet.

In Hinsicht auf die Stellung, die ich soweit eingenommen habe, entsteht nicht selten ein sonderbares Mißverständnis. Die sorgfältige Musterung, Überlegung und Entscheidung (die Essenz wissenschaftlicher Methode), die Anwendung jedes Mittels, durch das die Ursache der Krankheit aufgedeckt und die Gesundheit wiederhergestellt werden kann (die Essenz wissenschaftlichen Verfahrens) — sie betrachtet man manchmal als im Widerspruch zu der Humanität befindlich, die der Arzt in Gegenwart des Leidens beweisen sollte. Sicherlich sind Humanität und Empirie nicht identisch; ebenso sicher kann man behaupten, daß Humanität und Wissenschaft sich nicht widersprechen. Im großen gesehen, ist sogar das Gegenteil der Fall! Denn die Menschen sind ebenso geneigt, sich medizinischer Forschung und medizinischer Praxis zu widmen, weil ihr Herz zerrissen, als weil ihre Neugier gereizt worden ist; und wie eifrig auch die Lehrer darauf bedacht sind, die Studierenden in der Logik der Praxis auszubilden, so brauchen sie doch nicht zu vergessen, durch Vorschrift und Beispiel die Wichtigkeit des Taktes und Zartgefühls ihnen einzupflanzen. So ist die Kunst edlen Betragens nicht unvereinbar mit der Ausübung wissenschaftlicher Methode. Obgleich Menschen und Nationen einen verschiedenen Grad von menschlicher Sympathie haben, und die Formen, in denen diese Sympathie sich ausdrückt, wechseln, so stehen auf jeden Fall diese Verschiedenheiten nicht in notwendiger Beziehung zur Intelligenz des einzelnen oder der Nation.

Außerdem besagt die Behauptung, daß die intellektuelle Haltung des Forschers und des Praktikers identisch sein sollte, nicht, daß Forschung und Behandlung praktisch übereinstimmen; sie besagt nicht, daß jeder Praktiker experimentieren und daß jeder Forscher auch Praktiker sein müsse. Allerdings erhebt sich die schwierige Frage, wann die Resultate der Forschung in die allgemeine Praxis übertragen werden sollen. Aus klar ersichtlichen Gründen ist eine streng skeptische Haltung hier richtig und allgemeinüblich. Der Praktiker wartete lange, bis EHRLICH sich überzeugen konnte, daß man ihm Salvarsan in die Hand geben dürfe[1]). Aber das Vorhandensein solcher Schwierigkeiten führt nicht dazu, die Mediziner in zwei Lager einzuteilen: die Denker, deren Hauptaufgabe es ist, an der Spitze zu bleiben, und die Praktiker, die die Kranken aufheitern, ihre Leiden lindern und klassische Heilmittel anwenden. Es ist für Ärzte aller Typen gleich wichtig und gleich möglich, human zu sein und doch zur selben Zeit das ernsteste intellektuelle Streben, dessen jeder fähig ist, an den Tag zu legen.

V.

Für die Organisation und das Verhalten der medizinischen Ausbildung sind die bis jetzt dargestellten Tatsachen von entscheidender Bedeutung. Wenn die Medizin als ihr wenn auch noch so fernes Ziel den wissenschaftlichen Standard sowohl in der Forschung wie in der Praxis aufstellt, dann muß die medizinische Ausbildung zuallererst als ein Streben betrachtet werden, den Studenten die intellektuelle Technik der induktiven Wissenschaft beizubringen. Allerdings braucht man für die Analyse des einfachsten Befundes, den der kranke Körper darstellt, ein beträchtliches Wissen; für die praktische Behandlung sind wieder andere Seiten des Wissens und der Erfahrung nötig. Die in Frage stehenden Tatsachen lassen sich nicht passiv erlernen und mechanisch anwenden. Im Gegenteil, zur Diagnose wie zur Behandlung der Krankheit bedarf es eines außerordentlich aktiven und oft wiederholten geistigen Prozesses, der Beobachten, Auswählen, Kombinieren, Schließen, Versuchen umfaßt. Der Lehrer der Medizin kann daher sein Ziel nicht erreichen, indem er selbst für die Studenten die besonderen Wissensteile auswählt und anordnet, die wahrscheinlich von praktischem Nutzen sind; auch läßt sich die Studiumszeit nicht so lange ausdehnen, daß der Student befähigt würde, irgendeinen beträchtlichen Teil des Wissens und der Technik, die schon vorhanden sind, zu meistern.

Glücklicherweise ist wissenschaftliche Erziehung etwas anderes als die Erwerbung von Wissen und die Kontrolle des Mechanismus; sie befaßt sich grundsätzlich mit der Gewöhnung zur Methode. Ein Wissen ist allerdings notwendig, insofern die wissenschaftliche Methode nicht in einem Vakuum arbeitet. Eine Auswahl muß deswegen getroffen werden, und wenn der Lehrer nicht abnorm ist, wird sie mit allgemeiner, wenn auch keineswegs gleichförmiger Beziehung zu den Objekten der

---

[1]) Siehe MARQUARDT: PAUL EHRLICH als Mensch und Arbeiter. S. 85ff. Berlin u. Leipzig 1924.

beruflichen Ausbildung getroffen werden. Aber dies Wesentliche darf man sich nicht als totes Wissen aneignen, sondern nur als Beispiel wissenschaftlichen Vorgehens. Im sicheren Besitz dieser induktiven Technik, die sich der Student bei dem Lernen der verschiedenen Fächer angeeignet hat, wird er geistige Fortschritte machen. Als Famulus im Krankenhaus oder als beginnender Assistent wird der junge Arzt schnelle Fortschritte an Wissen und Geschicklichkeit machen; Lektüre wird ihn fördern; jedes neue Stück Erfahrung wird ihn weiter bereichern.

VI.

Es wird im weiteren Verlauf klar werden, daß die medizinische Ausbildung so, wie sie tatsächlich gehandhabt wird, bis jetzt die hier besprochenen Punkte zu wenig berücksichtigt hat. Wenn man auch gewisse Änderungen bewußt eingeführt hat, so hat doch mehr der Zufall als Überlegung und Absicht in weitem Maße die medizinische Ausbildung zu dem gemacht, was sie jetzt in den verschiedenen Ländern ist. Es geschah nun einmal, wie wir noch sehen werden, daß aus kirchlichen oder anderen Gründen in Großbritannien und Frankreich Hospitäler gegründet wurden; es geschah nun einmal, daß der Gehilfe des Arztes ihn im Krankenhaus traf und ihm durch die Abteilungen folgte. Aus diesen historischen Zufälligkeiten entstand eine Art Schule. Es geschah nun einmal, daß die philosophisch aufgefaßte Medizin in Deutschland zu den Fakultäten gerechnet wurde, welche die mittelalterliche und auch die moderne Universität ausmachen; da die Medizin einmal dort war, haben sich die Teile, in die sie aus eigenem Gewicht auseinanderbrach, heutzutage zu neuen Disziplinen weiterentwickelt, genau so, wie auch andere Disziplinen — literarische, historische, naturwissenschaftliche — sich an den gleichen Universitäten entwickelt haben; und aus dieser Reihe von Geschehnissen entstand ein zweiter Schultyp. Schließlich geschah es nun einmal, daß man in der Neuen Welt Doktoren brauchte, ehe man irgendein Mittel hatte, sie auszubilden; und man improvisierte eine Methode, die die Kranken mit einem Titulardoktor tröstete, der einen Totenschein ausstellen konnte, obgleich er von ihren Schmerzen und Leiden wenig verstand. Von hier ging eine dritte Art medizinischer Schule aus. Alle drei sind ein Produkt der Umstände. Was in jedem Fall entscheidend war, war eine Zufallssache. Nichts zeigt einen anfänglichen Plan, nichts bezeugt, daß der nationale Genius ursprünglich den einen Typ, und nicht den anderen, auswählte.

Das vorliegende Buch betrachtet, wie der Leser vielleicht schon gemerkt hat, die medizinische Ausbildung vom logischen Standpunkt aus in der Annahme — und sogar in der Hoffnung —, daß sich das Ausbildungsverfahren allmählich — ich sage nicht: vollständig und gleichmäßig rekonstruieren, abändern läßt —, und zwar im Licht der

Vernunft und der Erfahrung. Vielleicht darf man die merkwürdigen Worte BACONS, der seine eigene Zeit mit dem klassischen Altertum verglich, auf die hier betrachtete Frage zum Vergleich anwenden: „Ich kann nicht umhin, zu der Überzeugung zu kommen, daß dieses dritte Zeitalter das griechische und römische Wissen weit übertreffen wird, nur, wenn die Menschen sowohl ihre eigene Kraft wie ihre eigene Schwäche kennen und einer vom anderen das Licht der Erfindung und nicht das Feuer des Widerspruchs nehmen werden." Die leicht und schnell errungenen Reformen in Amerika sind ermutigend, aber nicht entscheidend; denn die Amerikaner reisen viel und hatten höchstens einen leichtgefügten Bau zu zerstören. In Europa sind Gewohnheit, Tradition und Interesse tief und fest verwurzelt; nahe Nachbarn sind manchmal übereinander schlecht unterrichtet und empfindlich. Ja, bisweilen wird ein offensichtlicher Mangel dadurch beschönigt, daß er eben nur das unvermeidliche Nebenprodukt einer charakteristischen Tugend sei! Auf jeden Fall muß man die zugrunde liegenden sozialen Verhältnisse und Ausbildungseinrichtungen erst häufig ändern — ein langwieriger und komplizierter Prozeß —, ehe man weitreichende Reformen in den medizinischen Schulen verwirklichen kann. Aber schließlich ist die Richtung der Entwicklung bedeutsamer als ihre Schnelligkeit.

Soweit ein kritisches Interesse an der Verbesserung der medizinischen Ausbildung besteht, findet es sich in der Literatur über dieses Thema in den verschiedenen Ländern. Die biographischen und historischen Seiten sind reichlich in allen Sprachen behandelt worden. Eine kritische Literatur über die Ausbildung existiert hauptsächlich in den Vereinigten Staaten und in Deutschland, und nur in den Vereinigten Staaten ist man so weit gegangen, grundlegende Änderungen vorzuschlagen. Frankreich hat ein einziges klassisches Werk hervorgebracht, CLAUDE BERNARDS Introduction à l'Étude de la Médecine Expérimentale[1]), 1865 veröffentlicht, das die Logik der Forschung behandelt, ohne Bezugnahme auf die Ideale oder die Organisation der medizinischen Schule. Von jenem Tag an bis heute ist die französische Literatur, soweit die medizinische Ausbildung in Betracht kommt, fast unfruchtbar. Die Fakultät berät sich gelegentlich mit ministeriellen Komitees; da sie aber keine lebhafte und offene Diskussion von draußen anstachelt, enden ihre Beratungen gewöhnlich in detaillierten Vorschriften, die nur oberflächliche Änderungen oder Zutaten hervorbringen. Sicherlich rechtfertigen der Zuwachs an Wissen und die Veränderung der Aussichten innerhalb des letzten halben Jahrhunderts nicht nur eine Angliederung, sondern

[1]) Eine englische Übersetzung dieser wichtigen Studie wird in kurzem von der Macmillan Company (Neuyork) herausgegeben werden.

eine Neuordnung. In den lateinischen Ländern jedoch wird der Reformer angesichts der vorherrschenden Gleichgültigkeit fast bis zum völligen Schweigen entmutigt. Es ist daher nicht zu verwundern, daß die medizinische Revolution des letzten halben Jahrhunderts die Grundlagen des französischen Typs der medizinischen Ausbildung nur oberflächlich berührt hat.

Auch Großbritannien kann sich, mit wenigen Ausnahmen, keiner reichen oder bedeutenden Literatur über die ärztliche Ausbildung rühmen. HUXLEY und FOSTER haben allerdings eine Diskussion entfesselt, die, obgleich sie sich selten auf ihrem Niveau gehalten hat, niemals vollständig ausgestorben ist. Inzwischen haben Regierungsberichte, der British Medical Council, eine gelegentliche königliche Kommission[1]) und das Gesundheitsministerium[2]) die Sache in Gang gehalten. Nirgends ist der Vorteil der Kontroverse augenscheinlicher. Vor zwanzig Jahren war die englische medizinische Erziehung genau so klinisch, so „praktisch" wie die französische; aber die Agitation dieser Zeit hat eine Änderung des Standpunktes herbeigeführt. Mehr und mehr beeinflußt, wie wir sehen werden, die Logik der Medizin die medizinische Ausbildung in England. Neuerungen werden ausprobiert; die Forschung hat sich viel weiter verbreitet und ist produktiver geworden; es ist wirklich kaum zu bezweifeln, daß, soweit die erforderlichen Geldsummen verfügbar werden, ein merklicher Fortschritt durch ganz Großbritannien stattfinden wird.

Bei weitem die reichlichste, sachdienlichste und gedankenvollste Literatur ist die deutsche. BILLROTHS Lehren und Lernen der medizinischen Wissenschaften[3]), 1876 veröffentlicht, läßt sich, obgleich es kaum so tief ist, sehr wohl BERNARDS großem Buch über die experimentelle Methode gleichstellen; sein Zweck ist jedoch ein anderer, denn er bespricht die Geschichte der medizinischen Ausbildung, besonders in Deutschland, außerdem praktische Probleme und Einzelheiten, wie die innere Beziehung der verschiedenen Fächer, die richtige Vorbereitung des Studenten, die Organisation des Lehrkörpers, seine Stellung in der Fakultät und schließlich die Lage in fremden Ländern, soweit er sie als Fernstehender beurteilen konnte. BILLROTH erkennt ausdrücklich die medizinische Ausbildung als eine der „gemeinsamen

[1]) Final Report of Royal Commission on University Education in London. London: His Majesty's Stationary Office, 1913.

[2]) NEWMAN, Sir GEORGE: Some Notes on Medical Education in England (veröffentlicht von His Majesty's Stationary Office, 1918); Recent Advances in Medical Education in England (ditto, 1923).

[3]) Eine englische Übersetzung unter dem Titel: The Medical Sciences in the German Universities ist gerade herausgekommen (Neuyork 1924). In diesem Buch ist auf diese Ausgabe Bezug genommen.

Interessen der zivilisierten Nationen" an und sucht von anderen Ländern zu lernen, „sei es nun Rußland, die Schweiz oder irgendein anderes Land". Außerdem kann man eine Erörterung der Probleme vom Standpunkt der Erziehung und der Organisation des Wissens beiläufig in den meisten großen deutschen Werken und Zeitschriften der ganzen Epoche finden. Man hat Hunderte von Schriften herausgegeben; die medizinischen Zeitschriften enthalten Aufsätze über Ausbildung, die von jedem nur möglichen Standpunkt aus geschrieben sind.

Die Leichtigkeit, mit der der Deutsche in das Metaphysische hinübergleitet, beeinträchtigt diese Arbeiten manchmal; gewisse fundamentale Fehler des Verfahrens sind unbemerkt geblieben, und viele wertvolle Anregungen haben an der Tradition der Universitäten Schiffbruch erlitten. Nichtsdestoweniger läßt sich die Tatsache, daß die deutsche Medizin, die 1850 weit hinter der englischen und noch weiter hinter der französischen zurück war, 1914 unbestritten in der Welt führend war, mindestens zum Teil erklären aus der anregenden theoretischen Literatur — der offiziellen und inoffiziellen — in der philosophischen wie praktischen Behandlung von Problemen der Ausbildung und Forschung. Seit dem Kriege ist eine umfangreiche Literatur über Probleme der Ausbildung entstanden[1]).

Die Literatur der medizinischen Erziehung in den Vereinigten Staaten hat einen anderen Charakter. Bowditch, Minot und die Mitglieder der früheren Johns Hopkins-Gruppe — besonders Osler[2]), Welch[3]) und Mall[4]) — setzten in Abhandlungen und Ansprachen die Ideen auseinander, die damals in Baltimore Form gewannen, und machten das Publikum und die Ärzteschaft mit den Errungenschaften fremder Lehrer und Forscher vertraut. So wurde die medizinische Ausbildung und Forschung ein Lieblingsthema bei Universitätszusammenkünften und den Versammlungen wissenschaftlicher Gesellschaften. Eine derartige Diskussion von Idealen, Methoden und Resultaten blühte in den Vereinigten Staaten. Sie ist weniger philosophisch und tief als die

---

[1]) Typisch sind: Becker: Gedanken zur Hochschulreform. Leipzig 1920, und Lubarsch: Zur Frage der Hochschulreform. Wiesbaden 1919.

[2]) Aequanimitas. London, 1910.

[3]) Welchs Beiträge bilden einen großen Teil des Bandes III seiner Papers and Addresses, die 1920 von der Johns Hopkins Press bei Gelegenheit seines siebzigsten Geburtstags veröffentlicht wurden.

[4]) Malls weniger zahlreiche, aber höchst einflußreiche Artikel sind unglücklicherweise nicht gesammelt worden. Typische Beispiele der Literatur dieser Periode, die von den Fächern handelt, in bezug auf welche die öffentliche und professionelle Meinung erzogen werden muß, sind in Richard M. Pearces Medical Research and Education (The Science Press 1915) enthalten.

gleichzeitig geführte Diskussion in Deutschland; aber für den Augenblick traf sie den richtigen Ton und war ungemein fruchtbar. Man ist jedoch auf einem Punkt angelangt, wo man ebenfalls etwas Intellektuelles braucht. Sehr bedeutsamerweiser nannte BILLROTH sein Buch eine Studie der Kulturgeschichte. Aber die wissenschaftliche Medizin Amerikas — jung, kräftig und positivistisch — entbehrt heute stark den kulturellen und philosophischen Hintergrund. Wenn in Amerika oder Europa die medizinische Erziehung, ohne schematisiert oder mechanisiert zu werden, ohne sich von der Geschichte loszusagen, noch fortschreitend die Resultate der jüngsten Forschung verarbeiten und fortschreitend in der Richtung auf logische Norm verändert werden soll, müssen die Arbeiter sich frei von Land zu Land bewegen, und eine unvoreingenommene und reiche vergleichende philosophische und praktische Literatur muß geschaffen werden. Einförmigkeit wird nicht entstehen und ist auch an sich nicht erwünscht; aber es ist ein ungeheurer Unterschied zwischen lokalem Chauvinismus, der an den Dingen, wie sie sind, festhält, und einem erleuchteten Geist, der Anreiz und Anregung sucht, wo immer sie zu finden sind. Und von dem letzteren hängt der Fortschritt weitgehend ab. Es werden sich die Menschen allmählich des Grades bewußt, bis zu welchem der Zufall die Entwicklung bestimmt hat, und des Grades, bis zu dem ein vernünftiges Streben die Erziehungseinrichtungen neu ordnen kann.

II. Die drei Typen der medizinischen Schule.

Medizinische Schulen sind in den verschiedenen Ländern auf verschiedene Weise entstanden und haben sich verschieden entwickelt; aber zum größten Teil lassen sie sich praktisch auf drei Typen zurückführen, die sich roh als 1. klinischer Typ, 2. Universitätstyp, 3. Privatunternehmen charakterisieren lassen.

I.

Der klinische Typ ist in Frankreich und, wie wir sehen werden, in Großbritannien heimisch, in welchen beiden Ländern die medizinische Schule aus dem Krankenhaus erwuchs. Die Anatomie, lange das einzige nichtklinische Fach, studierte man außerhalb der Krankenhausmauern unter Lehrern, die — obgleich selbst praktische Ärzte — mehr Zeit hatten, als sie für ihre Patienten gerade brauchten. Den Rest seiner Ausbildung empfing der Lehrling, indem er seinem Herrn von Bett zu Bett folgte, ihn bei der Arbeit beobachtete, ihm bei diesem oder jenem half, und die Worte, die ihm von den Lippen fielen, aufschrieb. Im Laufe der Zeit wurden aus einer Anzahl Krankenhäuser ausgewählte Ärzte und Chirurgen lose miteinander verbunden, um eine medizinische Fakultät zu bilden, die dem Namen nach ein Teil einer Universität war. Gleichzeitig jedoch lehrten Ärzte und Chirurgen, die nicht zum Zauberkreis der Universität gehörten, auf dieselbe Art weiter. Der Student war nicht so sehr ein Universitätsstudent als der Jünger des Meisters, dem er folgte. In diesem Sinne trafen und treffen sich noch Studenten jeglicher Semester mit den verschiedensten Graden der Erfahrung am Krankenbett oder so nahe am Bett, wie sie kommen können — Anfänger, die gerade aus der Provinz gekommen sind; Anhänger oder Enthusiasten, die schon mehrere Jahre lang im Krankenhaus arbeiten; gereifte Praktiker mit grauen Bärten, die aus ihrem Heimatdorf oder über den Ozean gekommen sind, um in Fühlung mit einem großen Meister zu gelangen — mit Louis z. B., als die französische Medizin im Zenit ihres Ruhmes stand, mit Trousseau in der folgenden Generation, Charcot, Pierre Marie oder Widal in unserer heutigen Zeit.

Der klinische Typ der medizinischen Schule hat, wo immer er existiert, als Schule einen einfachen und einzigen Zweck, nämlich Ärzte durch praktische Methoden auszubilden. Die Beziehung zur Universität ändert an diesem Zweck im Grunde nichts. Die medizinische Fakultät von Paris, Nancy oder Lyon war und ist in erster Linie eine Gruppe praktizierender innerer Ärzte und Chirurgen, die damit beschäftigt sind, Lehrlinge auszubilden. Ihre Stellung als Universitätsprofessoren verlangt nicht, daß sie in Ausbildung, Tätigkeit oder Zielen von den Lehrern der Medizin an bloßen Krankenhausschulen verschieden sind. Die einzelnen mögen, wenn sie wollen, weiterforschen, und sie tun es auch nicht selten, aber ihr Stand als Universitätslehrer, die ihnen gezollte Achtung, die Beförderung, die sie erringen, sie hängen nicht von ihren eigenen Beiträgen zum Wissen ab. Die französischen Universitäten tun daher, als Einrichtungen, wenig, um medizinisches Denken zu befördern oder zu entwickeln. Ein Mann forscht nicht, weil man von ihm annimmt, daß er als Universitätsprofessor ein produktiver Wissenschaftler ist, sondern weil es ihm, als Sache persönlichen Interesses, Freude macht.

Nicht nur der Zweck, sondern auch die eigentümliche Organisation der französischen Universität ist sehr zum Nachteil für moderne erzieherische Ziele und Werte. Ihre Verwaltung ist hochgradig zentralisiert im Pariser Ministerium, was zur Folge hat, daß ihr der Zug des Wettbewerbs und das verhältnismäßig freie Spiel fehlt, was in Deutschland und anderen Ländern, wie wir sehen werden, wirksam gewesen ist. Die Schlüsselstellung in der Fakultät ist die eines Agrégé, eine offizielle Venia legendi, die neun Jahre dauert. Dem Anschein nach ist der Agrégé ein Hilfs- oder beigeordneter Professor, aber nicht in Wirklichkeit. Denn er wird nicht von einem Chef gewählt, der seine

Mitarbeit beim Lehren und Forschen wünscht, sondern mit Hilfe eines Wettbewerbs, der, theoretisch wenigstens, den lokalen Bewerber auswählt, der vor einer zusammengesetzten Jury den besten Bericht über sich selbst gibt. Unter den günstigsten Umständen sichert sich Gewandtheit, Anpassungsfähigkeit und große Belesenheit einen hohen Preis; die Sieger sind tüchtige, wohlunterrichtete Ärzte, gewöhnlich ausgezeichnete Lehrer und manchmal glänzende Wissenschaftler. Aber es erhebt sich offen und bewußt der Vorwurf, daß unter weniger günstigen Auspizien unter dem Mantel des „Concours" häufig Günstlingswirtschaft und Zufall arbeiten: „Gönner sind wichtiger als Meister", um M. Weiss, den Dekan der neuen medizinischen Fakultät von Straßburg, zu zitieren. Auf diese Weise bleiben Außenseiter oft draußen und können selbst sehen, wie sie am besten weiterkommen[1]). Auf die begrenzte Anzahl der so lokal gewählten Agrégés sind die künftigen Professoren beschränkt[2]); da es keine Zwischengrade gibt, ist der akademische Kreis eng und unelastisch. Indessen erhält der Sieger im Bewerb um die Stelle des Agrégé als solcher einen freien und unabhängigen akademischen Posten, der keine weiteren Erleichterungen als einen Raum für Vorlesungen mit sich bringt[3]). Um eine Gelegenheit für selbständige Arbeit zu bekommen, die zu tun oder nicht zu tun er geneigt sein kann, muß er sich, wie ich kurz erläutern werde, eine weitere und in bezug auf das Klinische gewöhnlich nichtakademische Stellung verschaffen, vorzugsweise als Krankenhausarzt oder -chirurg, letztenfalls als Assistent oder Abteilungsvorsteher. Ohne eine solche Stellung kann ihm der Erfolg als Agrégé, während er ihm den Weg zu einer Professur öffnet, seine Möglichkeiten zu einer wissenschaftlichen Tätigkeit während der Zeit kosten. Vom Standpunkt der Tätig-

---

[1]) Ein Wechsel in der Art, die Agrégés zu wählen, ist gerade eingeführt worden: sie sollen von der Fakultät aus einer Wahlliste, die auf einem Bewerbungsexamen beruht, ausgewählt werden. Diese Veränderung kann eine Besserung bringen, geht aber noch nicht bis an die Wurzel der Schwierigkeit.

[2]) Eine einzige neuerliche Ausnahme sollte man beachten: M. Emile Sergent ist es kürzlich gelungen, die Stadt Paris zu bewegen, eine unabhängige Professur für Medizin zu gründen, auf die er selbst, „kein Agrégé — in der Tat ein Mann, der vor der Agrégation scheute" — berufen worden ist. M. Sergents Antrittsrede, ein Triumph über die akademische Organisation, ist in La Presse Médicale, 4. Februar 1922, in voller Länge gegeben. M. Sergent nennt das System der „agrégés" „ein richtiges Feudalsystem". Als Beispiel dafür, daß die Jury „Irrtümern der Diagnose" unterworfen ist, zitiert er die Tatsache, daß „Claude Bernard keine Beförderung zum Agrégé erhielt".

[3]) Der Professor schafft sich seinen eigenen Krankenhaus- oder Laboratoriumsstab, aber der Agrégé ist für sein Fach, als solcher, nicht Mitglied.

keit aus — ob in Hinsicht auf Praxis, Produktion oder selbst Lehre — ist daher eine Krankenhausstellung, die von der Stadtverwaltung[1]) verliehen wird, wertvoller als die Stellung als Agrégé, die eine Gabe der Universität ist. Die Professur, die allerdings nicht ohne viele glänzende Auszeichnungen ist, vermag nicht nur nicht die wissenschaftliche Medizin anzuspornen, weil sie als solche auf der Idee des Lehrens beruht; sie repräsentiert auch nicht einmal die französische Medizin in angemessener Weise, weil sie sich auf die lokalen Agrégés beschränkt, deren eigenes Streben nur allzuoft unter der Notwendigkeit der Vorbereitung auf ein Examen eine verkehrte Richtung eingeschlagen hat, und dieses Examen ist in seinem Charakter so allgemein, daß es die für die moderne Wissenschaft notwendige deutliche Eignung nicht sicher feststellt. Auf diese Weise ist die ganze Organisation, was für Ausnahmen man auch aufzeigen mag, der Jugend, Originalität, der Fülle oder Überraschung feindlich. Kein Wunder daher, daß jüngere Leute bei ihrem Eifer, die moderne medizinische Wissenschaft in Frankreich zu fördern, unter dem herrschenden System seufzen und es manchmal sogar ablehnen, sich unter das akademische Joch zu beugen, da Erfolge in der Stellung als Agrégé dahin neigen, die Leute von der Art Tätigkeit abzubringen, von der wissenschaftliche Leistungen heutzutage abhängen.

Das Problem wird durch die Lage der Krankenhäuser kompliziert und erschwert. Außer einundzwanzig verstreuten Stellen, die die Munizipalität der Pariser Fakultät zur Verfügung gestellt hat, leben die französischen Krankenhäuser, obgleich sie sich der Lehre frei öffnen, ihr eigenes unabhängiges Leben und treffen, als Krankenhäuser, wenig Vorkehrungen zum Besten der Forschung und nur gewohnheitsmäßige Vorkehrungen zum Besten des Unterrichts. Durch Wettbewerb vor Juries, die die Stadtverwaltung aus den Krankenhausärzten und -chirurgen ohne Bezugnahme auf die Universitätsfakultät ernennt, wählt man von Zeit zu Zeit die zukünftigen Krankenhausinternisten und -chirurgen. Ein Agrégé kann einen Wettbewerb um ein Krankenhaus-„Concours" gewinnen und so Internist oder Chirurg eines Krankenhauses werden. In solchen Fällen liest er als Agrégé in der Fakultät über sein bestimmtes Fach und führt seine Krankenhausarbeit auf eigene Verantwortung oft mit einer Anzahl klinischer Studenten von der Fakultät. Aber seine Lehre als Agrégé an der Fakultät und seine Lehre als Krankenhausarzt haben keine notwendige Verbindung miteinander. Im Krankenhauswettbewerb ist weder die für die Universität nötige Eignung noch die Leistung der entscheidende Faktor für die

[1]) Die Krankenhäuser sind städtische Einrichtungen, die von einem Bureau, „L'assistance publique" genannt, geleitet werden.

Anstellung am Krankenhaus. Die enge Zusammenarbeit zwischen den Mitgliedern eines Krankenhausstabes oder zwischen Lehrern desselben Faches oder verschiedener Fächer — die „Gruppenarbeit" der deutschen oder amerikanischen Universitätsorganisation — ist in der französischen medizinischen Fakultät selten und zufällig; ihr Organisationstyp befördert derartiges nicht. Ferner werden, mit Ausnahme der obenerwähnten einundzwanzig Stellen, die zahlreichen anderen Stellen mit im Wettbewerb ausgewählten Männern in regelmäßigen Zeitabständen, gewöhnlich jahrelang vor einer angemessenen Zahl von Vakanzen besetzt. So können tüchtige Internisten und Chirurgen auf dem Höhepunkt ihrer Kraft, nachdem sie eine festgesetzte Zeit als Assistenten ein Laboratorium, einen Kursus oder eine Poliklinik geleitet haben, längere Zeit — selten weniger als fünf Jahre, häufig sechs, acht, zehn, selbst fünfzehn — warten müssen, ehe sie wieder und von Rechts wegen Krankenhausbetten unter sich bekommen. Ein Ruf an eine andere Universität ist unmöglich. Indessen können sie als Assistenten die Zwischenzeit ausfüllen und so an Patienten herankommen und klinische Belehrung erteilen. Wenn sie keine Assistentenstelle bekommen, ist ihre Lage hoffnungslos. Während dieser schrecklichen Wartezeit können wissenschaftlich interessierte Männer allerdings einen Arbeitsplatz finden; aber die Fülle und Verschiedenheit der Möglichkeiten, die für die germanischen Länder und die führenden Kliniken der Vereinigten Staaten charakteristisch sind, kennt man in Frankreich nicht. In der Tat trifft das Gegenteil zu: die Gelegenheit kommt spät und ist beschränkt, der Amtsträger muß sein Eisen schmieden, solange es warm ist. Nirgends in Europa hat die ehrgeizige Jugend einen härteren Weg zu gehen und nirgends weniger Sicherheit, anzukommen, Unterstützung, Erleichterungen und Anerkennung zu finden.

II.

Während der ersten Hälfte des neunzehnten Jahrhunderts spielte die französische Medizin in Europa die erste Rolle; um die Mitte des Jahrhunderts brachte Frankreich zwei der glänzendsten und anregendsten Genies, die die Welt kennt, hervor — Claude Bernard, den experimentellen Physiologen, und Pasteur, den Chemiker, Bakteriologen und Immunologen. Während des ganzen Jahrhunderts brachte Frankreich von Zeit zu Zeit klinische Meister ersten Ranges hervor. Trotz der französischen Führerschaft und trotz der enormen klassischen Leistungen Claude Bernards und Pasteurs verlor die französische Medizin nichtsdestoweniger von 1850 ab ständig an Boden zugunsten der deutschen.

Die Erklärung dafür ist in den schon besprochenen Fehlern in der Zielsetzung und Organisation zu suchen und darin, daß man keine ordentlichen materiellen Vorkehrungen für Forschung und Lehre schuf. Solange sich durch systematische individuelle Beobachtungen am Krankenbett und im Leichenhaus ein Fortschritt erzielen ließ, lag der Vorteil auf seiten der Franzosen, denn LAENNEC, LOUIS und ihren Zeitgenossen und Nachfolgern stand ein ungeheures klinisches Material zu Gebote zu einer Zeit, da die deutschen Professoren der Medizin noch von metaphysischen Ideen beherrscht waren. Vor zwei oder drei Generationen, als das Krankenhaus noch die Art der medizinischen Ausbildung bestimmte, war das ein glücklicher Umstand, denn der Doktor wurde damals durch die einzig mögliche Methode, nämlich den Kontakt mit dem Kranken, ausgebildet. In dem Augenblick aber, wo der Fortschritt von der Zusammenarbeit der Klinik mit dem Laboratorium abzuhängen begann, war die deutsche Organisation von Laboratorien und Kliniken innerhalb und außerhalb von Universitäten, die von unendlichem Streben nach Wissen beseelt waren, ein großer Vorteil in dem Wettrennen.

Was die materielle Ausrüstung betrifft, so ging es den medizinischen Wissenschaften während dieser ganzen Zeit in Frankreich schlecht. CLAUDE BERNARD und PASTEUR, wie PIERRE CURIE in unseren Tagen, kämpften einen lebenslänglichen Kampf gegen die Armut in der Ausrüstung und die mangelhafte Unterstützung. Ersterer tat seine bedeutendste Arbeit in einem Keller und hatte zum erstenmal eine leidlich bequeme Arbeitsstätte gegen Ende des zweiten Kaiserreichs, als ihm Napoleon III. zwei Laboratorien schenkte — eins an der Sorbonne, das andere am Muséum d'Histoire Naturelle. Die Umstände, die diese Wohltat begleiteten, sind höchst bedeutsam. Man hatte den alternden Forscher dazu bewogen, bei einer Nachmittagsgesellschaft in Compiègne anwesend zu sein, wo er den Talmikaiser bezauberte. Der Forscher, dessen Bitten beim Ministerium auf taube Ohren gestoßen waren, erhielt seine bescheidenen Laboratorien durch persönliche Gunst, genau wie die Tochter der Wäscherin ihr kostbares Haus in der Rue de Tilsit bekam. Wissenschaft und Favoritin waren gleich dankbare Empfänger kaiserlicher Freigebigkeit, aber ein Erziehungs- und Forschungssystem läßt sich auf solcher launenhaften und unproportionierten Großzügigkeit nicht aufbauen. Inzwischen führte PASTEUR in zwei kleinen Bodenräumen unter dem Dach der Ecole Normale ein Luxusleben und hatte nicht einmal die Assistenz eines gewöhnlichen Laboratoriumsgehilfen. Im Jahre 1868, als Millionen auf die neue Oper verschwendet wurden, sah er die für die Wissenschaft versprochenen Kredite sich in nichts auflösen. Sehnsüchtig blickten seine Augen über den Rhein, in jenem Jahre schrieb er: „Reiche und große Laboratorien sind in Deutschland während der letzten dreißig Jahre entstanden und noch viele sind im Bau; in Berlin und Bonn errichtet man zwei Paläste, deren jeder vier

Millionen Frank kostet, für Chemie[1]).“ Erst gegen Ende der achtziger Jahre, als er sich dem Ende näherte, verschaffte ihm sein Aufsehen erregender Erfolg in der Behandlung der Tollwut die Arbeitsmöglichkeiten, um die er sein Leben lang beredt, aber vergebens, gekämpft hatte. In keinem dieser beiden Fälle kam die Hilfe rechtzeitig, und sie entsprang auch keinem vernünftigen Motiv oder Plan. Und bedeutsamerweise errichtete man auch das Institut, in dem die Forschung an erster Stelle stehen sollte, außerhalb und nicht innerhalb der Universität von Paris[2]).

Die Republik hat gewisse Verbesserungen gemacht, hat aber keine kühne moderne Universitätspolitik betrieben. Ein starker Konservatismus bewahrt der höheren Erziehung die Formen, die ihr der erste Napoleon gegeben hat. Die Zentralisation verhindert den Wettbewerb und die Verschiedenartigkeit der Institute. Kriege, die Folgen von Kriegen und die Vorbereitungen für neue Kriege haben einen allzu großen Teil der nationalen Hilfsquellen absorbiert; eine stark individualistische Tradition macht es den Forschern unangenehm, die Organisationstypen anzunehmen, die heutigentags selbst zweitklassige Männer befähigen, an einem Strom fortlaufender Arbeit teilzunehmen, von der vieles ausgezeichnet sein kann. Die französische Medizin ist daher noch immer zu individuell ihrem Ursprung und zu klinisch ihrem Interesse nach.

Irgendwie jedoch entwickeln sich, jetzt wie früher, Genie, Tüchtigkeit und Ernst. CHARCOT gründete eine glänzende neurologische Schule, ohne sich von der Kümmerlichkeit und den Unbequemlichkeiten der Salpêtrière niederdrücken zu lassen; in Lyon gründeten ARLOING, POLICARD und REGAUD beinah aus dem Nichts ein reges Forschungszentrum. So bleibt es, trotzdem Ausrüstung und Unterstützung wichtiger geworden sind als je, immer noch wahr, daß der echte Forscher über fast jedes Hindernis triumphiert. Aber solche glänzenden vereinzelten Beiträge sollten uns nicht vergessen lassen, wie großen Verlust Wissenschaft und Gesellschaft erleiden, wenn man die weitsichtige, großzügige und biegsame Politik, durch die allein man die schnell wachsenden Möglichkeiten der wissenschaftlichen Medizin verwirklichen kann, ablehnt[3]).

---

[1]) VALLERY-RADOT: Life of Pasteur, S. 152. Neuyork.

[2]) In Deutschland, Dänemark und den Vereinigten Staaten hat man auch nichtakademische Forschungsinstitute errichtet; aber, wie wir sehen werden, aus dem genau entgegengesetzten Grunde, der beim Pasteurinstitut der Fall war. S. Kap. XI.

[3]) Ich spreche oben nur von den medizinischen Fakultäten; die beschriebenen Zustände aber beschränken sich nicht auf die Medizin. In seinem Buch: Universities and Scientific Life in the United States (The Harvard University Press 1922) kritisiert M. MAURICE CAULLERY die

III.

Der englische Schultyp wich im Lauf des neunzehnten Jahrhunderts nicht wesentlich vom französischen ab, obgleich der französische dem Namen nach eine Universitätsfakultät war, während die medizinische Schule in England praktisch unabhängig war. Alle beide waren pathologisch-klinische Schulen. HUNTER allerdings war schon im vorangehenden Jahrhundert ein Experimentator weiten Umfanges, JENNER ein Experimentator auf einem neuen Gebiet — aber für keinen von beiden war die Zeit reif. Während der ersten fünfundsiebzig Jahre des neunzehnten Jahrhunderts veröffentlichten STOKES, ADDISON, HUGHLINGS, JACKSON und andere wichtige Entdeckungen; aber sie taten wenig, um den herrschenden Typ der Forschung oder Ausbildung zu ändern. Forschung und Lehre waren praktisch, wie in Frankreich, beschränkt auf das Kranken- und Leichenhaus. Die Studenten arbeiteten in den einzelnen Abteilungen im Gefolge eines Internisten oder Chirurgen, mit dem unter den günstigsten Umständen eine persönliche Beziehung entstand. Sie lernten, indem sie ihren Lehrer bei der Arbeit beobachteten und ihm, so gut sie konnten, halfen. Die Differenzierung

amerikanischen Zustände gerecht und scharf; aber er zögert nicht, von seinem eigenen Volk mit gleicher Offenheit zu sprechen — s. besonders S. 250—265. Ich nehme mir die Freiheit, zwei kurze Zitate zu geben: „Wenn die Arbeit eines (französischen) Forschers die öffentliche Anerkennung gefunden hat, wenn die öffentlichen Autoritäten beschließen, einen Beitrag zu geben, um dem Forscher zu helfen, in seiner Arbeit fortzufahren, und andere zu wissenschaftlicher Forschertätigkeit anzuregen, dann gründen sie einen neuen Lehrstuhl an der Sorbonne mit seinem Drum und Dran von mündlichen Kursen und, was nie fehlt, Examina und Diplomen. Beinah das Letzte, woran sie denken, ist die Organisation eines Laboratoriums, und immer eines ungenügenden, trotzdem ein Laboratorium unter den herrschenden Umständen das Wichtigste und Dringendste gewesen wäre. Wir haben ein Musterbeispiel an PIERRE CURIE, für den nach seiner Entdeckung des Radiums ein Lehrstuhl an der Sorbonne geschaffen wurde. Aber er starb — allerdings vorzeitig — ohne das Laboratorium zu haben, das für ihn am allerunentbehrlichsten war." (S. 250—251.) „Trotz ihres neuen Namens haben sich unsere Universitäten noch nicht von dem Geist, der Struktur und den Fesseln der napoleonischen Fakultäten befreit. Das Collège de France hat weder die Laboratorien noch die Hilfsmittel, die es verdient. Das naturgeschichtliche Museum ist, trotz seiner periodisch angerufenen Erinnerungen an LAMARCK, CUVIER und GEOFFROY SAINT-HILAIRE, nicht das Museum, das Paris dem Britischen Museum, den amerikanischen Museen und anderen großen fremden Museen gegenüberstellen sollte. Der Reichtum der Vergangenheit genügt nicht, ihm den Rang zu sichern, den es eigentlich einnehmen sollte." (S. 262.) Siehe auch Pierre Curie von MARIE CURIE (Neuyork 1923), passim. Als PIERRE CURIE die Ehrenlegion ablehnte, schrieb er: „Ich fühle nicht die Notwendigkeit einer Auszeichnung, aber ich fühle wahrhaftig das größte Bedürfnis nach einem Laboratorium." (S. 133.)

der verschiedenen klinischen Zweige und schließlich der vorklinischen Wissenschaften brachten allmählich eine ordentlichere Einrichtung zustande, die als Krankenhausschule bekannt ist, das Wesen der Belehrung aber blieb dasselbe. Der Student erlernte die Medizin, indem er ihre Anwendung sah und indem er mehr und mehr sich an ihren Einzelheiten beteiligte.

Die Absonderung der vorklinischen Wissenschaften hatte nicht sofort ihre Unabhängigkeit zur Folge. Anatomie und Pathologie wurde lange von Chirurgen gelehrt, Physiologie eine Zeitlang wenigstens von anderen Klinikern. Gegen Ende des letzten Jahrhunderts jedoch und zu Anfang des neuen wurde es klar, daß Spezialisten diese Wissenschaften vertreten mußten, und daß der Student erst ihre Elemente meistern mußte, ehe ein klinisches Studium ihm nützen konnte. Aber selbst dann noch gewährte man ihnen nur unwillig ihre Unabhängigkeit. Den Schulen fehlte das Geld, und es fehlte ihnen das zur wissenschaftlichen Entwicklung der vorklinischen Wissenschaften nötige Interesse. Man lehrte daher diese Wissenschaften unter dem Einfluß von Klinikern und weitgehend als bloße Hilfsmittel zur klinischen Ausbildung.

Noch immer stehen die englischen wie die französischen Krankenhäuser eher inneren Medizinern und Chirurgen zur Lehre offen als Professoren der Medizin und Chirurgie. Die klinischen Lehrer sind mit wenigen Ausnahmen, auf die wir besonders aufmerksam machen werden[1]), konsultierende Internisten und Chirurgen, die ein paarmal in der Woche für kurze Zeit in ihren entsprechenden Krankenhäusern beschäftigt sind. Die Krankenhäuser sind für Lehr- und Forschungszwecke schlecht aufgezogen und dürftig ausgerüstet; die Betten sind in kleine Abteilungen abgegliedert — gewöhnlich dreißig oder vierzig von gemischtem Charakter; jede dieser kleinen Abteilungen hat ihren eignen kleinen Stab — ein „Team“ oder eine Gruppe, bestehend aus einem Oberarzt, einem Assistenzarzt, der in der poliklinischen Abteilung arbeitet[2]), außer wenn er seinen abwesenden Chef vertritt, einem im Krankenhaus wohnenden Arzt, der für eine kurze Zeit diesen Posten versieht, und „Clerks“, die in kurzen Zwischenräumen kommen und gehen[3]). Außer in den bald zu beschreibenden „klinischen Einheiten“

[1]) S. S. 41ff.

[2]) In einigen Krankenhäusern (University College, St. Bartholomew's usw.) arbeiten auch die Seniorärzte im Turnus in der poliklinischen Abteilung.

[3]) In Edinburg z. B. gibt es sieben allgemeine operative Abteilungen und acht allgemeine medizinische Abteilungen; keine einzige von ihnen allen ist groß genug oder genügend ausgestattet und finanziert, um eine Universitätsklinik darzustellen. Eine Änderung in dieser Richtung ist jedoch in Aussicht genommen. Assistenzärzte (innere und chirurgische) werden von einem Siebenerausschuß ernannt, in dem die Universität nur

sind die Anstellungen auf den niedrigeren Posten auf die Graduierten der eigenen Schule beschränkt; und da Beförderungen gewöhnlich auf der Basis des Dienstalters vorgenommen werden, ist Inzucht etwas ganz Allgemeines.

Inzwischen haben die furchtlose Erziehungspolemik eines HUXLEY und SPENCER und die ironischen Vergleiche mit dem Kontinent, mit denen ein Menschenleben lang MATTHEW ARNOLDs Feder das englische Volk reizte, über ein halbes Jahrhundert lang die schon durch DARWIN und LYELL gekräftigte Atmosphäre wieder in Bewegung gebracht. Außerdem hat die Entwicklung produktiver physikalischer, chemischer und physiologischer Schulen an den alten Universitäten — besonders, soweit die Medizin in Betracht kommt, die Entwicklung der physiologischen Schule in Cambridge — die Grundlage für einen allgemeinen Fortschritt aller medizinischen Wissenschaften — der vorklinischen und der klinischen — gelegt. In Oxford und Cambridge gründete man medizinische Teilschulen für Lehre und Forschung in den grundlegenden Wissenschaftszweigen — und man verschob das klinische Studium, bis der Student nach einer chemischen und physiologischen Ausbildung nach London ging. Soweit es diese Studenten anging, hatten bei ihnen die grundlegenden Wissenschaften in Oxford und Cambridge zur rechten Zeit die rechte Betonung erfahren; die meisten von ihnen jedoch unterwarfen sich, nachdem sie London erreicht hatten, dem herrschenden Standpunkt — alles vom rein anatomischen und pathologisch-anatomischen Standpunkt, rein strukturell, zu betrachten; einige von ihnen allerdings kehrten, unbeschadet ihrer klinischen Jahre, zur Universität zurück, um dort die experimentellen Wissenschaften zu kultivieren; einige wenige trugen in die Klinik den Standpunkt der modernen Physiologie hinein.

Ich habe von den britischen medizinischen Schulen als Krankenhaus- oder klinischen Schulen gesprochen. Das sind sie auch wirklich, mit Ausnahme der Teilschulen von Oxford und Cambridge. Der Form nach haben sie sich jedoch alle in den letzten Jahren mit den lokalen Universitäten zusammengeschlossen[1]). Für die Klinik hat diese Verbindung,

---

zwei Vertreter hat, und diese Assistenten steigen automatisch zu einer hauptärztlichen Stellung auf, wenn kein ernstlicher Grund dagegen vorhanden ist. Unter den in England (außer den Einheiten mit voller Beschäftigung) und Schottland existierenden Bedingungen sind für Kliniker akademische Ideale und akademische Tätigkeit nicht zu verwirklichen.

[1]) London steht jedoch für sich. In jedem andern Land würde das university college mit seiner Medizinischen Schule selbst eine Universität sein; Kliniken, Laboratorien und andere Abteilungen sind örtlich vereinheitlicht, und die Einheiten haben die Universitätsidee in das Krankenhaus hineingetragen. Die anderen Londoner Schulen sind, obgleich sie in den Kreis der Londoner Universität eingeschlossen sind, und wie groß auch ihre

mit Ausnahme der klinischen Einheiten, von denen ich gleich sprechen werde, kaum eine Änderung herbeigeführt: die Internisten und Chirurgen sind, wie ich schon gesagt habe, lokale konsultierende Ärzte und Praktiker, nicht Universitätsprofessoren; und den Krankenhäusern, obgleich sie bequem und anziehend sind, fehlen die Einrichtungen, die nötig sind, um Universitätskliniken daraus zu machen. In bezug auf die Laboratorien jedoch ist ein Fortschritt erzielt worden. Der Theorie nach, und in manchen Einrichtungen auch der Tatsache nach, haben sich die grundlegenden Wissenschaften jetzt vom Krankenhaus emanzipiert. Noch immer allerdings machen sich Konservatismus, festgelegte Interessen, die Abwesenheit wahrer Universitätsideale, Mangel an Hilfsquellen, Mangel an Führerschaft und äußerste Abhängigkeit von langweiligen Komiteeverfahren störend bemerkbar. Aber es ist nicht zuviel gesagt, daß in diesem Augenblick eine erstaunlich schnelle Entwicklung einsetzen würde, wenn Großbritannien die nötigen Gelder besäße. Wenn man die medizinische Schule in Cambridge mit kühnem Griff vervollständigen könnte, so könnte die englische Medizin darauf reagieren, wie es die amerikanische Medizin auf den Anreiz der JOHNS HOPKINS Medical School tat.

Auf jeden Fall sind Vorbereitungen für ein solches Ereignis im Gange. Die englische Regierung bewegt sich auf ihre Weise in dieser Richtung. Sie übt ruhig einen gewissen Druck auf den Beruf und die Schulen aus und fängt an, öffentliche Gelder für medizinische Ausbildung und Forschung anzulegen. In verschiedenen Londoner Schulen und der Cardiff-Universität sind die schon erwähnten klinischen Einheiten gegründet worden. Die Londoner Einheiten sind typisch. Die verschiedenen angeschlossenen Londoner Schulen stellen für sie eine große Anzahl Betten zur Verfügung; durch Geschenke und Regierungszuwendungen hat man Gelder zusammengebracht, um damit einem Professor, der der Londoner Universität angenehm ist, einen kleinen Stab und Laboratorien zu unterhalten, in denen man einen Anfang zu systematischer Forschung machen kann. So hat sich neben der traditionellen Krankenhausorganisation eine moderne Idee verkörpert. Der Kreis ist durchbrochen, man hat Fremde berufen oder befördert; und man hat endgültig die Ziele der Universität für Lehre und Forschung aufgestellt. Diplomatie und Takt verschaffen dem vollbeschäftigten Stab bis zu einem gewissen Grade die größeren Mengen spezialisierten Materials, die sie brauchen und die eine Verbesserung der Krankenhausorganisation ganz von selbst liefern würde. Die Zeit wird zeigen, ob sich die englischen und schottischen Krankenhausleiter dahin bringen lassen, die Überlegenheit

---

Verdienste sind, noch immer Krankenhausschulen, nicht medizinische Universitätsfakultäten. Trotzdem besitzen auch sie in einigen Fällen klinische Einheiten vom Universitätstyp.

der Einheit als Organisationstyp einzusehen, und wenn, ob sich genügend reiche Fonds aufbringen lassen, die Einheiten angemessener und in größerem Maßstab zu finanzieren. Auf diesen Punkt zurückzukommen, werde ich später Gelegenheit haben.

Außerdem hat die Regierung unter dem Machtbereich des Privy Council den Medical Research Council eingesetzt, der junge Forscher in verschiedenen Laboratorien und Kliniken im ganzen Königreich unterhält. Fast überall, wo es rege Forschung gibt, läßt sich die wohltätige und kluge Mitarbeit des Medical Research Council entdecken. Mit einem Teil seiner Fonds hat der Council sogar ein Forschungsinstitut in Hampstead eröffnet[1]). Auf diese Weise wird eine beträchtliche Zahl von Männern ausgebildet. Obgleich das Land noch konservativ gerichtet ist, bewegt sich die auf die pathologische Anatomie begründete britische Medizin unter diesen Einflüssen zweifellos bewußt einer breiteren Auffassung der wissenschaftlichen Medizin zu.

IV.

Der zweite oder Universitätstyp der medizinischen Schule entwickelte sich in Deutschland[2]), Skandinavien, Holland und der deutschsprechenden Schweiz. Sein Ausgangspunkt war der lesende Universitätsprofessor, der die traditionelle Lehre autoritativ erklärte. Nichts konnte von Idee und Methode der modernen Wissenschaft weiter entfernt sein. Wie kam es denn dann, daß, während in England und Frankreich Medizin und Chirurgie immer weiter auf praktischer Basis gelehrt wurden, sie in Nordeuropa sich plötzlich von Autorität und Spekulation befreiten und sich selbst zu experimentellen Wissenschaften entwickelten?

Die Erklärung hierfür läßt sich in dem Charakter und den Idealen der deutschen Universität des neunzehnten Jahrhunderts finden. Die französischen und schottischen Universitäten waren in erster Linie Lehrinstitute; ihre medizinischen Fakultäten waren daher im neunzehnten Jahrhundert nicht wesentlich von der englischen Krankenhausschule verschieden: beides war Krankenhauspersonal, das sich mit Lehren beschäftigte[3]). Die deutsche Universität legte während derselben Periode ebensoviel Nachdruck auf die Forschung wie auf die Lehre; hervorragende Forscherleistungen wurden in der Tat die anerkannte Basis für Beförderung zum Universitätslehrer. Der deutsche Professor war nicht einfach ein Lehrer, der — oberflächlich oder gründlich — seine Lehre oder seine Technik immer neuen Studentengruppen

[1]) S. Kap. XI.

[2]) Einschließlich Österreich-Ungarn.

[3]) Jedoch waren die schottischen Universitäten lange im Besitz von Lehrstühlen für Anatomie, die von dem Siechen- oder Krankenhausstab ganz unabhängig waren.

mitteilte, die dann allmählich praktische Ärzte wurden. Er war ein Meister, durch lange Ausbildung als Gelehrter und Wissenschaftler von wissenschaftlichen Idealen erfüllt, der ergebene Schüler um sich scharte, die ihm mit Begeisterung lange Jahre als Studenten, Assistenten oder Privatdozenten dienten mit einem Einkommen, von dem sie kaum ihr Leben fristen konnten. Auf diese Weise bildeten die großen Meister auf jedem Gebiet Schulen, die dauerhaft genug waren, um Ideen auszuarbeiten — manchmal sogar so dauerhaft, um zeitweilig zum Hindernis des Fortschritts zu werden[1]). In dem Augenblick, wo diese Auffassung eines Universitätsideals endgültig formuliert war, war die Medizin in demselben Sinne eine Universitätsprofessur wie die Theologie, Griechisch oder Naturgeschichte. Genau wie der Student des Griechischen durch seine Forschungen auf dem Felde der Philologie einen Universitätslehrstuhl gewann, so konnte der Student der Medizin auf Anerkennung und Beförderung zum Lehrer großenteils auf Grund eigener Arbeit in der Anatomie, Pathologie oder inneren Medizin hoffen. Der schottische Biograph von HELMHOLTZ erfaßt das Wesentliche, wenn er erklärt, daß die erstaunliche Tätigkeit von HELMHOLTZ sich zum Teil wenigstens erklärt „aus der innigen Verbindung zwischen der Funktion eines Professors, dessen Pflicht es war zu lehren, und der eines originalen Forschers. Er forschte, weil er von den Dingen aus erster Hand zu sprechen wünschte. Wieder und wieder nahm er ein Problem auf, damit er selbst es meistern und fähig sein konnte, es seinen Schülern klarzumachen[2])".

Es ist interessant zu beobachten, wie schnell man, nachdem einmal die grundlegende Bedeutung erfolgreicher Forschung für den ehrgeizigen Lehrer aufgestellt war, die notwendigen Einrichtungen in den Kliniken und Laboratorien erlangte und wie schnell die Differenzierung und Spezialisierung einsetzte. Die Anfänge reichen ein ganzes Jahrhundert zurück auf PURKINJES physiologisches Laboratorium in Breslau, gegründet 1824, und LIEBIGS chemisches Laboratorium in Gießen, das im folgenden Jahre gegründet wurde. VIRCHOWS pathologisches Institut (1856) wurde von anderen deutschen Universitäten schnell nachgeahmt. Physiologie, Chemie und Pathologie — späterhin Pharmakologie und Bakteriologie — waren nicht nur Fächer, die man die Studenten zu lehren, sondern Gebiete, die man zu erforschen hatte.

---

[1]) Eine eindrucksvolle Darlegung des Erfolges der deutschen Organisation zur Entwicklung produktiver Schulen von Forschern siehe BILLROTH (loc. cit.), S. 216ff., wo die wissenschaftliche Genealogie der großen Forscher in allen medizinischen Wissenschaften zu finden ist. BILLROTH erkennt ebenfalls völlig an, was man französischen, englischen und holländischen Forschern zu verdanken hat.

[2]) I. G. MCKENDRICK: Life of Helmholtz, S. 130—131. London 1899.

1850 — vor weniger als einem dreiviertel Jahrhundert! — lehrte JOHANNES MÜLLER in Berlin noch alle vorklinischen Wissenschaften. In dem Maße, wie das Wissen fortschritt und die Universitätskarriere mehr und mehr von der hervorragenden Anteilnahme an seinem Fortschreiten abhing, teilte man das ungeheure Gebiet, das MÜLLER gelehrt hatte. In einer erstaunlich kurzen Zeit zog die medizinische Wissenschaft so einen enormen Nutzen aus dem Zufall, daß sie in Deutschland nicht in einem Krankenhaus begann, sondern in einer Universität, in der die Forschung die gleiche Rolle spielte wie die Lehre. Die Entwicklung, die ich skizziert habe, erfolgte in der Klinik wie im Laboratorium. Der Kliniker entwickelte sich genau so, wie sich der Anatom und der Physiologe entwickelten. Er war ebenfalls Universitätsprofessor; seine Klinik war ein Universitätsinstitut — und zwar gleichgültig, ob sie staatlich, provinziell oder aus Stiftungsmitteln unterhalten war. Außerdem setzte sich seine Ausbildung bewußt zum Ziel, einen erfolgreichen Forscher aus ihm zu machen. Die Männer, die die wissenschaftliche innere Medizin und Chirurgie in Deutschland entwickelten, waren in erster Linie gründlich in Anatomie, Physiologie, Chemie und Pathologie ausgebildet — viele von ihnen hatten sich in der Tat ihre Sporen in einer der medizinischen Wissenschaften verdient, ehe sie zur Klinik übergingen. So war die Universitätsfakultät zahlreich, differenziert und doch einheitlich. Mit dem Ausbruch schöpferischer Energie, der für Deutschland von 1866 an charakteristisch ist, erhielten die einzelnen deutschen Universitäten wissenschaftliche Institute und Kliniken, die mit den Laboratorien ausgestattet wurden, die mit der Zeit nötig und angemessen erschienen. Die deutsche Auffassung der Medizin als einer Universitätsfakultät, in einer Universität, die ebenso zum Lehren wie zum Forschen da ist, drückte sich auf diese Weise bewunderungswürdig in der Ausstattung, dem Geist und der Tätigkeit der medizinischen Fakultäten aus.

Die Organisation der deutschen Fakultät ist, obgleich keineswegs vollkommen, doch der freien Entwicklung und Nutzbarmachung des Talents verhältnismäßig günstig. Die deutsche Fakultät besteht im wesentlichen aus einer kleinen Gruppe von Hauptprofessoren — den sog. Ordinarien —, die die völlige Kontrolle der offiziellen Belehrung, Hilfsmittel und Arbeitsmöglichkeiten haben, eine Einrichtung, die, wie wir sehen werden, nicht ohne Nachteile ist. Der Professor wird vom Unterrichtsminister ernannt, gewöhnlich aus einer Liste von dreien, die die Fakultät und die Nichtordinarien unabhängig einreichen[1]). Die

[1]) In Skandinavien hat man ebenfalls Hilfsmittel ersonnen, um, von wo es auch sei, den besten Kandidaten zu bekommen. Schweden und Dänemark haben beide Kommissionen von Fachleuten, unter denen sich immer Fremde befinden. So enthält z. B. eine Kommission, die über die Qualifikation

Assistenten wählt der Professor; er hört sich um und setzt sich seinen Stab zusammen, wie er will. Insoweit sein eigener Ruf, sein Vorwärtskommen und bis zu einem gewissen Grade auch sein Einkommen von dem Erfolg seines Institutes[1]) abhängt, hat er triftige Gründe, sich tüchtige und vielversprechende Assistenten zu wählen, obgleich er, da er auch nur Mensch ist, die Geistesverwandtschaft der Originalität vorziehen möchte, und es manchmal auch tut. Bei magerem Gehalt bleiben diese Assistenten häufig Jahre; ihr Erfolg als Gehilfen und Forscher bestimmt im wesentlichen ihre eigene Zukunft. Außer dem Kreis der Ordinarien und ihrer offiziellen Assistenten machen Extraordinarien, Honorarprofessoren und Privatdozenten, die die Fakultät ernennt und von denen manche ein bescheidenes Gehalt beziehen, andere gänzlich auf die Gelder aus Kursen angewiesen sind, die Universitätsfakultät aus. Einige dieser Titularprofessoren sind ganz ohne Lehr- und Forschungsmöglichkeiten — eine Härte, die sich zum Teil aus der Zahl und der Begeisterung der Arbeitenden und zum Teil aus der Haltung des Professors erklärt; andere sind im Besitz von akademischen oder nichtakademischen Laboratoriumsstellen, die sie in großem Maß für solche Kurse, wie die Art der Stellung sie mit sich bringt, und solche Forschung, an deren Ausübung sie interessiert sind, benutzen.

Das oben beschriebene Schema läßt sich als zu oligarchisch kritisieren; trotzdem ist es zugleich das biegsamste und umfassendste, das man bis jetzt ersonnen hat. Zahlreiche Universitäten von gleichem allgemeinen Typ stehen im Wettbewerb miteinander. So existiert innerhalb des gleichen allgemeinen Einrichtungstyps ein gesunder Wettbewerb; irgendwo fassen neue Gesichtspunkte Fuß und werden mit der Zeit hierhin und dorthin übertragen, je nachdem wie die Studenten wandern und die Lehrer berufen werden. Während innerhalb einer gegebenen Universität die verschiedenen Institute — Laboratorien oder Kliniken — hochgradig zentralisiert sind, strebt die Qualität der nichtakademischen Institute und der Rang und die Bedeutung ihrer Leiter, besonders in großen Zentren, zur Dezentralisation. Kein anderer Organisationstyp bietet wissenschaftlichen Arbeitern fast aller Art — offiziellen Angestellten, Freiwilligen, Ausländern — gleichen Anreiz oder gleiche Arbeitsmöglichkeit. Und Beförderung steht im allgemeinen jedem offen, der irgendwo etwas leistet.

---

eines Kandidaten für eine Professur in Stockholm oder Kopenhagen berichten soll, eine norwegische, deutsche oder andere ausländische Autorität. In Schweden geben die Mitglieder ausführliche Gutachten ab, die als Buch gedruckt und in der Fakultät gelesen und besprochen werden, ehe man dem Minister jemanden empfiehlt. Wenn der Professor einmal ernannt ist, organisiert er seine Abteilung praktisch auf eigene Verantwortung.

[1]) Das deutsche Laboratorium oder die Klinik heißt „Institut".

Bis zum Jahre 1910, wo man sagen kann, daß die deutsche Medizin ihren Höhepunkt erreicht hat, hatte eigentlich jede deutsche Universität unabhängige, wetteifernde, wohlausgestattete, gut organisierte und gut dotierte Laboratorien für Anatomie, Physiologie, Pharmakologie, Pathologie und Hygiene, einschließlich Bakteriologie und gerichtlicher Medizin, und eigene Kliniken — jede mit Laboratorien, einem Ärztestab und Budget — für Medizin, Chirurgie, Pädiatrie, Geburtshilfe und Gynäkologie, Psychiatrie[1]), Dermatologie, Otologie und Ophthalmologie. Eine gesunde Rivalität existierte zwischen den verschiedenen Königreichen und Staaten — denn der Unterricht ist in Deutschland im wesentlichen Sache der Einzelstaaten, nicht des Reiches. So konnte ein kleines Fürstentum danach streben, eine Universität zu unterhalten, die außer Verhältnis zu seiner Größe und seinem Reichtum stand, genau wie es seine eigene Oper ausbauen konnte — eine Entwicklung, die wir Amerikaner sehr wohl in den verschiedenen Staaten der Union nachahmen könnten[2]). Natürlich existierten Verschiedenheiten unter den deutschen Universitäten. Einige waren neuer, andere größer, einige besser als andere; aber selbst die anspruchslosesten waren gut und die besten unübertroffen. Sie hatten auch ihr Auf und Nieder; jetzt war Berlin, jetzt Göttingen, jetzt Leipzig im ganzen rühriger. Auch die einzelnen Fakultäten waren dem Wechsel unterworfen: die starke und fruchtbare Fakultät von heute konnte in zehn Jahren langweilig und unfruchtbar werden. Aber die Freizügigkeit der Studenten, die Berufungen der Professoren, vor allem der Wert, den man auf Ruf und Leistung legte, heilten sicherlich früher oder später eine lokale Schläfrigkeit. Das Resultat war an Quantität ungeheuer, während es an Qualität notwendig verschieden war; im allgemeinen jedoch hat, während Ausnahmemenschen überall fruchtbare Arbeit taten, kein Volk Deutschland an Masse und Wert seiner wissenschaftlichen Ausbeute in der Medizin während dieser Zeit erreicht. Außerdem führt die allgemeine Sitte, vielversprechende junge Leute zum Wandern zu bringen, indem man ihnen bessere Gelegenheiten bietet, nicht nur dazu, das Niveau zu heben, sondern auch eine annähernde Gleichförmigkeit auf einem hohen Niveau zu schaffen. Auch hat sich diese Bewegung keineswegs auf die Universitäten beschränkt. Auch städtische Krankenhäuser und Anstalten der öffentlichen Gesundheitspflege, deren Leiter in einer Atmosphäre der Forschung ausgebildet waren, versahen sich oft mit

[1]) In einigen Universitäten besaß auch die Neurologie ähnliche Arbeitsmöglichkeiten.

[2]) Derselbe glänzende Wetteifer ist für die winzigen Schweizer Kantone charakteristisch, die im Verhältnis zur Einwohnerzahl sogar noch mehr Universitäten entwickelt haben als Deutschland, und zwar vom selben allgemeinen Typ.

einer wissenschaftlichen Ausstattung und stellten Bedingungen her, die einer wissenschaftlichen Forschung günstig waren.

Die übrigen germanischen Länder zeigen, trotz ihrer geringeren Mittel, eine entsprechende Entwicklung: Schweden hielt mit Deutschland ehrenvoll Schritt in Stockholm, Upsala und Lund; Dänemark in Kopenhagen; Holland in Utrecht, Groningen und Leiden; die Schweiz in Bern, Basel und Zürich. Deutschland oder Österreich haben wahrhaftig keine schöneren Forschungsmöglichkeiten geschaffen als das Rigshospital und die angeschlossenen Laboratorien in Kopenhagen. Wenn die Institute und Kliniken in anderen Städten älter, kleiner und einfacher sind, so sind sie trotzdem Mittelpunkte rührigen medizinischen Fortschritts gewesen. Da es keine Schranken gab, wanderten Studenten und Professoren häufig von einem Land zum anderen; auf diese Weise erhielt sich annähernd das gleiche hohe Niveau in ganz Nordeuropa.

Der deutsche Horizont war jedoch nicht völlig ohne trübe Wolken. Mit der Wende des Jahrhunderts zeigte sich hier und da eine Vergröberung; das Rivalitätsniveau wurde zeitweilig niedrig; es zeigte sich zuviel Streben nach reichlicher Produktivität[1]). Im Jahre 1912 wurde laut geflüstert, daß zu einer Zeit, wo das Forschen immer kostspieliger wurde, die Laboratorien zu knapp gehalten wurden um der Kriegsschiffe willen, die jetzt zwanzig Faden tief bei Scapa Flow liegen. Die Art der Berufung, die der Fakultät die Initiative gab, über die das Ministerium aber sich hinwegsetzen konnte, bewährte sich im ganzen, solange der Minister durch einen mächtigen und weitsichtigen Ressortchef, wie ALTHOFF, wirkte. Selbst in ALTHOFFS Tagen jedoch waren Disqualifikationen aus politischen oder konfessionellen Rücksichten nicht ganz unbekannt; Sozialisten und Juden kamen — wie groß auch ihre wissenschaftliche Befähigung war — selten in die auserwählte Gesellschaft der Ordinarien. Die persönlichen, familiären, religiösen oder politischen Faktoren, die unter den günstigsten Bedingungen nur manchmal den Ausschlag gaben, sollen in letzter Zeit schwerer gewogen haben. Die Methode der Auswahl hat sich materiell nicht geändert, aber hin und wieder hat ein Zweitklassiger, ein Freund, ein Schwiegersohn oder ein Veteran, der über seine Vollkraft hinaus war, eine Beförderung erhalten, die der Jugend und dem Verheißungsvollen gehört hätte. Schließlich begann auch schon vor dem Kriege die Sucht nach dem Gelde offen in Erscheinung zu treten. Der deutsche Professor war der Tradition nach ein einfacher Mensch gewesen, der ein frugales, dem Lehren und Lernen gewidmetes Leben führte. Das Kaiserreich machte

---

[1]) EHRLICH hatte ein Motto, dessen zu gedenken immer wichtiger wird, je allgemeiner die Möglichkeiten für Forschung und Veröffentlichung werden: „Viel arbeiten, wenig publizieren.“ (MARQUARDT, loc. cit., S. 63.)

sich bewußt daran, die Geister der Universitäten seinem eigenen politischen Geschick dienstbar zu machen. Ehren wurden reichlich verteilt; besonders die Professoren der klinischen Fächer wurden die Freunde der Fürsten und Industriebarone, die ihre Patienten waren. Sie hatten ein großes Einkommen und führten ein fleißiges Leben — sicher immer noch tüchtige Lehrer, immer noch eifrige Forscher, die aber jetzt das Lehren und Forschen unglücklicherweise unter der Fessel sozialen und beruflichen Ehrgeizes fortführten.

Der Krieg bedeutete für die akademische Medizin in Deutschland ein ernstliches Hindernis[1]). Der Kampf ums Dasein hat den Wettbewerb vergrößert und seinen Ton verschlechtert. Persönliche, politische und reaktionäre Machenschaften sollen schädlicher geworden sein; der Antisemitismus wird nicht länger verhüllt; die Autorität des Staates hat gelitten, die von Cliquen ist mächtiger geworden. An Geld fehlt es; Apparate, Unterstützungen, Tiere, Bücher und Zeitschriften sind fast nicht zu bekommen. Die Universitäten sind überfüllt von Studenten — viele von ihnen erhalten sich teilweise oder gänzlich selbst —, diese aber müssen notwendigerweise viel mehr darauf ausgehen, praktische Ärzte zu werden als sich der Forschung zu widmen. Inzwischen sind aber die deutschen Universitäten doch da — noch immer von allen Universitäten im ganzen am besten organisiert, am besten ausgestattet und am richtigsten gedacht. Weder die Lehre noch die Forschung hat stillgestanden. Mit einer Zähigkeit, die zeigt, wie tief der Respekt für die Wissenschaft im nationalen Bewußtsein wurzelt, kämpfen junge wie alte Forscher dafür, zu produzieren. Einen Augenblick nach der Revolution war der Universitätsmaßstab im Rausch der neuen Demokratie vielleicht in Gefahr, herabgesetzt zu werden; dank der Intelligenz der Führer ging die drohende Möglichkeit schnell vorüber. Unter verzweifelt entmutigenden Umständen begreift das deutsche Volk jetzt, wie in der napoleonischen Zeit, daß Wissenschaft und Wissen den Weg aus dem Unglück zeigen. In der Not der nächsten zehn Jahre werden die deutschen Universitäten zweifellos ernstlich leiden; wenn aber nur die Fackel brennend erhalten wird, können sie, von einigen Elementen gereinigt daraus hervorgehen, die schon vor 1914 drohten, sie zu verderben — und wirklich schon angefangen hatten, es zu tun. Auch ist das keine Sache, die nur für Deutschland von Bedeutung ist; die übrige Welt — die Neue wie die Alte — kann keineswegs den Anreiz und die Gelegenheit entbehren, um derentwillen die deutschen Universitäten von 1870 an so reichlich von Studenten aller Nationen besucht wurden.

[1]) Seine finanziellen Auswirkungen haben auch für Länder wie die Schweiz, Dänemark, Holland und Schweden, deren Währung stabil blieb, ernstliche Schwierigkeiten verursacht.

V.

Ich sagte, daß der Medizin in Deutschland und anliegenden Ländern solche Möglichkeiten zu Gebote standen und Unterstützung zuteil wurde wie nirgends anderswo. Der fundamentale und erste Unterschied aber zwischen Deutschland einerseits und Frankreich und England andererseits ist nicht ein Unterschied der Hilfsmittel, sondern ein Unterschied der Ideale. Am Anfang — etwa vor fünfundsiebzig Jahren — waren die historischen englischen Universitäten reiche Körperschaften, während die meisten deutschen Universitäten erbärmlich arm waren. Noch ungefähr 1870 ließ sich die britische Interesselosigkeit durch HUXLEYS Behauptung nicht stören, daß „in bezug auf ernste Forschungsarbeit auf irgendeinem Gebiet eine drittklassige arme deutsche Universität mehr Resultate der Art in einem Jahre zeitigt als unsere schönen, wohldotierten Einrichtungen in zehn hervorbringen"[1]).

Der Kontrast, den ich zwischen der medizinischen Ausbildung in Frankreich und Großbritannien einerseits und der Ausbildung in den germanischen Ländern andererseits gezeigt habe, wird manchmal durch die Gegenüberstellung von Individualismus und Organisation erklärt. Die Franzosen und Engländer, so sagt man, leisten etwas durch individuelles Streben; die Deutschen durch organisiertes Streben. Aber, wie jetzt klar sein muß, die Organisation ist in Frankreich und England genau so straff wie in Deutschland; die Organisation ist nur schlecht und den Bedingungen, unter denen sich die medizinischen Wissenschaften am wirksamsten lehren oder fördern lassen, nicht richtig angepaßt. Es handelt sich daher eigentlich nicht um Organisation und Nichtorganisation, sondern um schlechte und bessere Organisation. Die schlechte Organisation, die in Frankreich und England herrschte, zwang starke Individuen, sich außerhalb ihrer zu entwickeln. Genie aber ist selten und die Einsamkeit gewöhnlich niederdrückend; eine geeignete Organisation würde die Lage des Arbeitenden vereinfachen: sie würde ihm mit Erleichterungen, Hilfsmitteln, Kollegen und Schülern versehen; sie würde den begabten Lehrer ebenfalls befähigen, die Mittelmäßigkeit zu Zwecken, die über dem Durchschnitt des sonst Erreichbaren stehen, zu verwenden[2]); sie würde sogar für den einsamen Forscher, der am besten allein arbeitet, einen geeigneten Platz finden. So verwertet eine gute

---

[1]) Ansprache über „Liberal Education".

[2]) „Durchschnittsmenschen kommen zu nichts, wenn man ihnen nicht systematisch hilft, ein Niveau zu erreichen, wo sie der Gemeinschaft wichtige Dienste leisten können. . . . Deutschland z. B. hat seine Stärke vor allem einer nützlichen Entwicklung und klugen Benutzung von Durchschnittsmenschen zu verdanken." CAULLERY, loc. cit., S. 246.

Organisation mehr Typen von Tüchtigkeit und Interesse als eine schlechte.

Grob gesprochen entwickelte sich also die medizinische Ausbildung in Großbritannien und Frankreich aus der Praxis, in den germanischen Ländern dagegen aus der Wissenschaft. In den ersteren bestand keine scharfe Trennungslinie zwischen dem praktizierenden und lehrenden Beruf. Der Praktiker lehrte — und forschte, wenn es ihm gefiel. Die besten — Hunter z. B., Bright, Lister und Horsley — waren, wie ihre großen französischen Zeitgenossen, ausgezeichnete Ärzte, anregende Lehrer und glänzende Gelehrte. Ihre Stellung und Umgebung aber, statt ihnen zu helfen, hinderte sie dauernd. Sie führten ein Doppelleben, in dem Praxis und Lehre ernstlich das Forschungsinteresse störten. Der Arzt als solcher ist in England niemals hochgeachtet worden; und mehr als der wissenschaftliche Wert seiner Arbeit gibt ihm der Rang seiner Patienten die soziale Stellung, die er erringt. In Deutschland dagegen war der Universitätsprofessor der Medizin wie anderer Fächer als solcher eine geachtete und bedeutende Persönlichkeit. Seine Universitätsstellung forderte von ihm Forschung und Lehre. Aus seinem Gehalt und den Gebühren hatte er ein anständiges Einkommen; er war ein pensionsberechtigter Staatsbeamter in einem Lande, wo das Beamtentum eine Art Adel war. Auf diese Art hatte er ungefähr den Rang eines Senators, Diplomaten oder Offiziers. Und insofern er durch Beiträge zur Wissenschaft in die Gesellschaft der Auserwählten gekommen war, empfing die wissenschaftliche Medizin in Deutschland einen Anreiz wie nirgendwo sonst.

VI.

Einen dritten Typ, der schon so in Mißachtung gefallen ist, daß er unmöglich geworden ist, weist die Neue Welt auf, wo eine unerhört schnelle Ausbreitung der Bevölkerung über ein riesiges Gebiet eine Nachfrage nach Ärzten schuf, lange ehe die Möglichkeiten einer ordentlichen Ausbildung und die Mittel dazu da waren. Das Unausbleibliche geschah. Lose zusammenhängende Gruppen praktischer Ärzte, die sich eine Fakultät nannten, versuchten, hauptsächlich durch Vorlesungen, heterogenen, ungebildeten Gruppen von Studenten das richtige oder verkehrte empirische Wissen, das sie selbst besaßen, beizubringen. Alles in allem haben amerikanische Städte über vierhundert solcher medizinischen Fakultäten hervorgebracht. Medizin unter diesen Bedingungen zu lehren war direkt für den Geldbeutel und indirekt für das Renommee ein einträgliches Geschäft. Allmählich machte sich der Ärztestand — das sei zu seiner Ehre gesagt — daran, sein Haus in Ordnung zu bringen, und zwar mit so offensichtlichem Erfolg, daß Fakultäten dieses extremen Typs innerhalb der letzten zehn Jahre praktisch verschwunden sind. Aber noch zeigen sich die Folgen des Erziehungschaos, das fünfundsiebzig Jahre lang das Land und den ärztlichen Beruf beherrscht hat. Die Pionierbedingungen jener Tage erklären, wie die Ärzte damals dazu kamen, Doktoren zu Tausenden zu schaffen, die wenig Gelegenheit gehabt hatten, Wissen oder Geschicklichkeit zu erwerben. Die Ärzteschaft würde so etwas jetzt nicht mehr dulden. Doch haben große Volksteile die schlechte Lehre von damals noch nicht vergessen, so daß heute medizinische Sektierer, deren Technik sich aus falschen Versprechungen, Prahlerei und Reklame zusammensetzt, in einem solchen Maßstabe einträgliche Geschäfte machen, daß es die reguläre Ärzteschaft damals, als die Ärzteschulen als Geschäftsunternehmen blühten, erstaunt, vielleicht sogar erschreckt haben würde.

Es war ein Fortschritt, als die medizinische private Fachschule, die lange in der Luft schwebte und eine Angelegenheit der Vorlesungen, des Witzes und des Paukens war, mehr oder weniger zweifelhaft danach strebte, sich um ein Krankenhaus herum niederzulassen. Im Rückblick sieht die Sache — obgleich es ein Fortschritt war — sonderbar genug aus. Stadtverwaltungen, religiöse Organisationen oder philanthropische Gesellschaften hatten Krankenhäuser gegründet. Man hatte ein großes, unorganisiertes, unbezahltes Personal angestellt; angestellt wurde nach verschiedenen Grundsätzen: aus politischen Gründen, aus persönlicher Gunst, manchmal sogar nach Würdigkeit. Um jedem — oder wenn nicht jedem, so doch möglichst jedem — eine Gelegenheit zu geben, waren die Dienstzeiten kurz, häufig nicht mehr als zwei oder drei Monate im Jahr —, was zur Folge hatte, daß die unternehmenderen Internisten und Chirurgen mehreren Krankenhäusern angehören konnten, ohne mit ihrer Zeit und ihren Pflichten in Konflikt zu kommen. Diese tätigen Herren, die in diesem, jenem und einem dritten Krankenhaus Interne oder Chirurgen waren, wurden notwendigerweise kraft ihrer Kontrolle des klinischen Materials, Professoren in der einen oder anderen lokalen medizinischen Schule, manchmal in einer nach der anderen. Ein heftiger Wettbewerb entwickelte sich zwischen rivalisierenden lokalen Fakultäten. Eine medizinische Fakultät der achtziger Jahre setzte sich so aus Praktikern zusammen, die über Theorie und Praxis der Medizin in dem Gebäude lasen, wo die Studenten auch sezierten, und die ein- oder zweimal wöchentlich während ihrer wechselnden Dienstzeiten ein demonstrierendes klinisches Kolleg in einem entfernten Krankenhaushörsaal gaben. Einige Fakultäten benutzten auf diese Weise mehrere Krankenhäuser; und häufig genug benutzten verschiedene Fakultäten dieselben Krankenhäuser — eine Sachlage, von der wir noch nicht frei sind. Die Fakultäten waren gewöhnlich absolute Privatunternehmungen; die jährlichen Arbeitszeiten waren kurz und die Gebühren waren niedrig, aber Studenten gab es viele, und die Ausgaben waren gering, so daß sich die Professoren jährlich in eine beträchtliche Summe teilen konnten. Hervorragende Leute entwickelten sich selbst in dem eben beschriebenen Chaos. Ein freundlicher Kritiker, den seine eigene Tüchtigkeit und ein langes Studium in Deutschland retteten, entschuldigt sie folgendermaßen: „Man kann das System jener Tage verurteilen — die ungenügenden Forderungen an die Vorbildung, die kurzen Kurse, die fehlerhafte Einrichtung des Lehrplans, das Vorherrschen der theoretischen Vorlesung, die kümmerlichen Vorkehrungen für demonstrierende und praktische Belehrung —, aber die Resultate waren besser als das System[1]."

Die eben beschriebenen medizinischen Fachschulen der Vereinigten Staaten waren hauptsächlich Privatunternehmungen. Einige — Harvard und Pennsylvania z. B. — waren dem Namen und dem Recht nach Universitätsabteilungen, doch fehlte ihnen der Standard, die Ideale und die Arbeitsmöglichkeiten einer Universität. Vom ersten Anfang seiner Harvardpräsidentschaft an hat Dr. ELIOT danach gestrebt, die Harvard Medical School zu einer echten Universitätsabteilung in diesem Sinne zu machen. Ähnliche Schritte wurden dann auch anderswo unternommen. Die Bewegung erreichte jedoch keine große Bedeutung, bis die Johns Hopkins Medical School, eine Universitätsfakultät annähernd im deutschen Sinne, im letzten Jahrzehnt des Jahrhunderts in Baltimore Erfolg hatte. Die Richtlinien, auf der die Fakultät sich aufbaute, waren vorher vom Präsidenten, den Bevollmächtigten und ihren Ratgebern aufgestellt worden; sie wurden bei Eröffnung der Universität im Jahre 1876 nachdrücklich verkündet. Trotzdem war auf dem Felde der Medizin die Johns Hopkins Medical School ein kühnes und zu gleicher Zeit ungemein naives Unternehmen. Ihre Fakultät bestand aus einer Gruppe von jungen Leuten, deren Ausbildung in England, Frankreich und Deutschland ihnen die im allgemeinen in den Vereinigten Staaten herrschenden jämmerlichen Zustände schmerzlich deutlich werden ließ. Ohne sich zu fragen, ob ihre Pläne mit dem nationalen Genius harmonierten oder nicht, ob sie eine naturgemäße Entwicklung aus der bestehenden Lage waren oder nicht, ob sie unter den gewollten Bedingungen einen Lehrkörper oder eine Studentenschaft zusammenbringen könnten oder nicht, schweißten sie die gesundesten Züge der französischen, englischen und deutschen medizinischen Ausbildung zu einem neuen Muster zusammen, womit sie, ohne an die Folgen zu denken, eher logisch als klug handelten. Allerdings hatten sich in Harvard, Pennsylvania und Ann Arbor schon

---

[1] W. H. WELCH: Papers and Addresses. Bd. III, S. 289. Baltimore: Johns Hopkins Press.

vorher deutliche Zeichen einer Besserung gezeigt. Doch war die Kluft keineswegs überbrückt, als zu Anfang der neunziger Jahre des vorigen Jahrhunderts die neue Einrichtung kurzerhand in Baltimore geschaffen wurde, und sie war nicht deswegen bedeutsam, weil es anderswo nichts Bedeutendes gab, sondern deswegen, weil hier zum erstenmal eine kleine Fakultät eine gesunde Universitätsidee verkörperte.

Trotzdem die moderne Idee der medizinischen Ausbildung schnelle Fortschritte machte, beschäftigten sich doch Diskussionen über die medizinische Ausbildung in den Vereinigten Staaten und Kanada vor erst zehn Jahren großenteils nur mit der Bloßstellung von Skandalen und der Eintrichterung allbekannter Wahrheiten. Dies Zeitalter ist eigentlich vorbei, obschon außerhalb der Zunft das Quacksalbertum noch in Blüte steht. Die medizinischen Fakultäten Amerikas — jetzt weniger zahlreich, trotzdem ihrer noch immer unnötig viele sind — sind fast alle der Form, und manchmal auch der Sache nach, Universitätsabteilungen. Der Qualität nach ist die Verschiedenheit jedoch noch ungemein groß. Ein paar an der Spitze haben sich glänzende Laboratorien und immer befriedigendere Krankenhäuser für die wichtigeren — aber auch nur die wichtigeren — klinischen Zweige verschafft; andere, die ehrgeizig und fortschrittlich sind, hindert teils Geldmangel, teils ein Mangel an klaren Ideen; die untersten, schwach an Personal, Arbeitsmöglichkeiten und Idealen, streben wenigstens danach, in bessere akademische Gesellschaft zu kommen. Der Wunsch, die wissenschaftliche Medizin zu kultivieren, hat sich weit verbreitet; an einigen Orten ist die Masse der Produktion groß und ihre Qualität hoch.

Was die Organisation der amerikanischen medizinischen Fakultäten angeht, so sind zwei Beamte, die oder deren Äquivalent in Europa mehr nebensächliche Bedeutung haben, nämlich der Universitätspräsident und der Fakultätsdekan, von großer Wichtigkeit. Da das europäische Unterrichtsministerium, das mit den Fakultäten zusammenarbeitet und sie unterstützt, fehlt, mußten die amerikanischen Universitäten sich ihre Führer selber schaffen. Die in Frage kommenden Beamten — der eine als das eigentliche Haupt der Universität, der andere das der medizinischen Fakultät und der Mittelsmann zwischen dem Präsidenten und den Bevollmächtigten — können zum Guten wie zum Bösen mächtig sein. Unter einem unfähigen Dekan oder einem Präsidenten ohne besonderes Interesse für die Medizin kann ein langer Stillstand eintreten oder die Lage kann sich wirklich verschlechtern; in solchen Fällen mag das Nichtvorhandensein zentraler oder Fakultätsleitung ernstlich fühlbar sein. Ein Präsident mit Intuition jedoch, besonders in der Zusammenarbeit mit einem Dekan, der die nötige wissenschaftliche Ausrüstung und das Vertrauen der fortschrittlichen Elemente der

Fakultät besitzt, kann eine alte Sachlage verwandeln oder ein neues anregendes Muster schaffen. ELIOT, Präsident der Harvard-Universität, brachte ersteres, GILMAN, Präsident der Johns-Hopkins-Universität, letzteres fertig. Die plötzlich vermehrten Hilfsmittel und die gründliche Erziehungsreorganisation, deren auffällige Beispiele der letzten paar Jahre die medizinischen Abteilungen von Yale und Iowa sind, sind nicht durch ein Wunder zustande gekommen; zum Teil sind sie zweifellos einer allgemeinen Vorwärtsbewegung zu verdanken, in nicht geringem Grade aber auch einer begeisterten lokalen Führerschaft, die sich fast ausnahmslos in dem Exekutivbeamten der Fakultät verkörpert. Auch könnte dies in keinem andern Land so schnell und so gründlich stattgefunden haben.

Die eben skizzierte Einrichtung ist nicht ohne Gefahr. Erstens ist es nicht leicht, in der medizinischen Fakultät jemanden zu finden, der gleichzeitig die Fähigkeit eines Leiters, eine feine Würdigung wissenschaftlicher Leistung und den nötigen Kontakt mit den führenden Wissenschaftlern besitzt. Einmal gefunden, sollten so hochbegabte Menschen der Routine des Verwaltungsbeamten, der der Amerikaner unglücklicherweise außerordentlich leicht zum Opfer fällt, nicht leichtherzig ausgeliefert werden. Andererseits würden unter den früheren und den jetzigen Bedingungen die amerikanischen Fakultäten ohne tüchtige und dauernde Führerschaft entweder stillstehen oder herunterkommen. In dem Maße, wie die Universitätsideale klarer, die Fakultäten einheitlicher, Unterstützungen angemessener, und die Vorbildung besser wird und eine richtige Auslese erfolgt, lassen sich vielleicht die exekutiven Pflichten des Dekans auf einen Sekretär abwälzen, dem die Unterhaltung der Maschinerie überlassen bleiben wird, die an sich hoffentlich sehr vereinfacht werden wird[1]; unter solchen Umständen kann der Dekan vielleicht der Wissenschaft erhalten bleiben, ohne das Prinzip wirksamer repräsentativer Führerschaft gänzlich aufzugeben.

Die Fakultätsorganisation ist in Amerika etwas verschieden, je nachdem man es mit Stellen an Laboratorien oder an Kliniken zu tun hat. Erstere kommen jetzt ganz allgemein so wie andere akademische Anstellungen zustande. Die betreffende Fakultät hält Umschau und empfiehlt dem Präsidenten und den Bevollmächtigten einige Namen, und diese nehmen, obgleich sie sich manchmal durch unabhängige Erkundigungen sichern, fast ausnahmslos diese Vorschläge an. Einmal angestellt, ist der Chef des Laboratoriums in der Organisation und

[1]) Viele Einzelheiten würden verschwinden, wenn sich die medizinische Fakultät klarmachen würde, daß sie Teil einer Universität und nicht einer höheren Schule ist; viele Dinge, die jetzt im Bureau der medizinischen Fakultät bearbeitet werden, ließen sich besser in den allgemeinen Universitätsbureaus bearbeiten.

Führung seiner Abteilung praktisch unabhängig; innerhalb von Grenzen, die wesentlich von seinem Budget gezogen werden. In der Theorie ist die Suche nach Professoren objektiv; jedoch neigt sich die Wage nicht selten zugunsten der am eigenen Institut Graduierten, teils weil die Institutsloyalität in Amerika unverständig stark ist, teils weil die Fakultäten, da die Studenten nicht wandern, ihre eigenen Graduierten am besten und von der günstigsten Seite kennen können. In diesen Fällen gibt der Korpsgeist dem Graduierten der eigenen Fakultät den Vorzug, anstatt ihn — bei im übrigen gleicher Sachlage — Leuten zu geben, die dadurch, daß sie anderswo ausgebildet sind, neue Ideen und Ansichten einführen könnten. So kann es geschehen, und es geschieht auch — je größer die Fakultät, desto häufiger sogar —, daß der Graduierte eines Colleges an seiner eigenen Universität Medizin studiert, Lehrer und Professor wird, praktisch ohne seine Alma mater verlassen zu haben — eine Art Karriere, die es in den germanischen Ländern nicht gibt[1]). Eine derartige Inzucht verengert den Horizont in unheilvoller Weise; das Genie allein kann sich daraus retten. Genau die entgegengesetzte Politik ist für die meisten Menschen das Richtige. Sie sollten verschiedenartige, keine einförmigen Ausbildungen durchmachen; sie sollten als Studenten wandern; man sollte Professuren nur denen übertragen, die sich die Sporen anderswo als zwischen Freunden und Kameraden, die sie leicht überschätzen werden, verdient haben. Jede Fakultät, die ja im besten Falle immer noch unvollkommen ist, sollte sich zu stärken suchen, indem sie etwas von der großen Außenwelt in sich hineinzieht.

In wenigen Instituten hat man den klinischen Leiter objektiv gewählt; wo man nämlich Krankenhäuser zu Lehrzwecken errichtet hat, hat man bei der Wahl klinischer Professoren Universitätsprinzipien befolgt. Die meisten amerikanischen Lehrkrankenhäuser haben, wie die Londoner Krankenhäuser, eine lange Geschichte als philanthropische Anstalten. Der Prozeß der Umwandlung einer philanthropischen Einrichtung in eine Universitätsklinik erfolgt notwendig allmählich, denn eine plötzliche völlige Umwandlung kann das lokale Interesse und die lokale Unterstützung gefährden. In Großbritannien, Kanada und den Vereinigten Staaten haben gewisse Krankenhäuser entweder

---

[1]) Genau wie in Amerika ein Johns-Hopkins- oder Harvardmann auf diese Weise bevorzugt werden kann, so hat in England ein Oxford- oder Cambridge- oder Guysmann an seinem eigenen Institut die „innere Linie". Im Gegensatz dazu — und wie das Resultat zeigt, ist es ein hochbedeutender Gegensatz — gibt es auf dem Kontinent nicht so etwas wie einen Berlin-, Tübingen-, Leiden- oder Stockholm„mann". Im Augenblick zeigen sich zwar in Deutschland partikularistische Bestrebungen als Folge des Krieges; aber das ist ein anderes und wahrscheinlich vorübergehendes Phänomen — immerhin ein schädliches, solange es andauert.

den Universitäten das Recht gegeben, den geeigneten Krankenhausposten mit der entsprechenden Universitätsstellung zu verbinden, oder sie haben eine gemischte Kommission geschaffen, um — gewöhnlich nur rein formell — die Universitätsernennungen vorzunehmen. Von außen gesehen werden Krankenhäuser auf diese Weise zu Universitätskliniken; in der Praxis aber müssen die Universitäten noch sehr behutsam vorgehen. Selten nur ist das Band stark genug, um eine Belastung auszuhalten; es ist sogar vorgekommen — wie neulich in Montreal[1]) —, daß die Krankenhausautoritäten im voraus gegen eine Aktion der Universität oder der gemischten Behörde Berufung eingelegt haben. Im allgemeinen kann man durchaus zufrieden sein, wenn die hauptsächlichen klinischen Abteilungen eine um die andere auf einer Universitätsbasis reorganisiert werden können. In einigen Fällen hat man schnell einen beträchtlichen Fortschritt erzielt; darauf ist eine zeitweilige Atempause nötig, bis der Prozeß der Reorganisation wieder weitergeführt werden kann. Inzwischen werden in anderen klinischen Abteilungen derselben Fakultät die lokalen Praktiken weiterbenutzt. Es ist jedoch schwer, den Korpsgeist in Instituten und in einem Orte auszurotten; sogar Kliniken unter Universitätskontrolle haben von Zeit zu Zeit eine sonderbare Art, die Würfel zugunsten lokaler Alumnen — sei es vom College oder von der Berufsschule — zu werfen. Der klinische Stab hat daher, obgleich er sehr arbeitseifrig sein kann, viele Merkmale eines Klubs an sich — und Rücksichtnahmen, wie sie für einen Klub passen, sind manchmal nicht ohne Gewicht selbst da, wo die Universität eigentlich freie Hand haben soll.

VII.

Die klinische Seite der akademischen medizinischen Fakultät stellt, wie aus dem Vorangehenden klar sein muß, ein eigentümliches Problem dar. Das Krankenhaus ist eine öffentliche Wohlfahrtseinrichtung; die Patienten sind seine Hauptsorge; sein Stab steht daher in einer persönlichen und einer Gemeinschaftsbeziehung, die in den philosophischen und naturwissenschaftlichen Fakultäten kein Gegenbild hat. Nichtsdestoweniger sind die klinische Lehre und Forschung ebenso wichtig und komplizierter als die Lehre und Forschung des Griechischen oder der Physik. Wir haben die Stellung eines Professors der Medizin in den großen Zentren — in Deutschland, Frankreich, Großbritannien und

[1]) Ähnliche Zwischenfälle kommen in Amsterdam vor, wo die Universität eine städtische Angelegenheit ist. Der Rat der Stadt muß die Ernennungen der Professoren durch die entsprechenden Fakultäten bestätigen. Der Rat hat jedoch schon Ernennungen der medizinischen Fakultät zurückgewiesen und Professoren eigener Wahl dafür eingesetzt.

Amerika — studiert. Professoren der Medizin und Chirurgie sind ohne Zweifel Menschen von ungewöhnlichem Wissen und ungewöhnlicher Erfahrung; daher werden ihre Dienste nicht nur in ernsten Lagen, sondern von den Bemittelten auch bei verhältnismäßig geringfügigen Anlässen gesucht. So entstehen soziale Beziehungen, die leicht dahin führen können, den Kliniker aus der akademischen Umgebung herauszuziehen. Wir haben beobachtet, wie dieser Prozeß seit mehr als hundert Jahren mit gelegentlichen Ausnahmen sachte den glänzenden klinischen Wissenschaftler in eine beachtliche soziale Persönlichkeit umgewandelt hat; wie in Deutschland während der letzten dreißig Jahre, trotz der festen akademischen Verankerung, die ich betont habe, der erfolgreiche Professor der klinischen Fächer hin und wieder seiner Klinik und seinem Laboratorium entfremdet wurde[1]); wie in Amerika der Mangel an Gelegenheit zur wissenschaftlichen Arbeit einerseits und soziale Komplikationen andererseits die Entwicklung von Schulen des klinischen Gedankens verhindert haben. Hin und wieder allerdings hat ein einzelner in einer großen amerikanischen Stadt, wie in London oder Paris, am Ideal festgehalten; viel häufiger aber hat ein vielversprechender Anfang in einer schließlichen Ergebung geendet. Inzwischen haben die vorklinischen wissenschaftlichen Laboratorien Männer ausgebildet, die zur Bildung klinischer Schulen geeignet sind. Man könnte die Lösung einem langsamen Entwicklungsprozeß überlassen — der offenbar in Amerika schon begonnen hat —, oder man könnte versuchen, den Entwicklungsprozeß abzukürzen, indem man summarisch die Bedingungen herstellt, die für die wissenschaftliche Entwicklung auf seiten der Kliniken nötig sind.

Die letztere Alternative wurde in der Form des sog. Vollbeschäftigungs- oder Universitätsplans (full time plan) angenommen — ein Experiment, dessen Geschichte jedoch nicht ganz so kurz ist, wie man gewöhnlich annimmt. Man weiß, daß sich LOUIS vor einem Jahrhundert von seiner Privatpraxis zurückzog, um seine Energien auf das Studium der Tuberkulose[2]), der Patientenbehandlung und der Studentenunterweisung zu konzentrieren. BILLROTH, der selbst von der Wichtigkeit einer Praxis überzeugt war, wies auf Kliniker hin, die sie freiwillig aufgegeben hatten[3]). Der große deutsche Physiologe LUDWIG hatte die Gewohnheit, seinen Schülern zu sagen, daß die Universitätskliniker von der Ablenkung,

---

[1]) In den letzten Jahren haben viele Universitätsprofessoren Privatkliniken eröffnet, die als Geschäftsunternehmungen von Oberinnen geleitet werden. Viele Universitätskliniken — z. B. die Charité in Berlin — besitzen Privatabteilungen. So richtet die „Praxis" der Kliniker schweren Schaden in ihren Pflichten als Professor an.

[2]) S. FABER: Nosography. S. 41. New York 1923.

[3]) Über seine Argumente auf der Gegenseite s. loc. cit., S. 263ff.

die eine Privatpraxis mit sich bringt, befreit werden müßten. Er wies selbst darauf hin, daß augenblicklich sein Vorschlag unausführbar sei, weil die Universitätskliniken nicht über das nötige klinische Material verfügten. Das war zu einer Zeit ein gültiger Einwand, wo nur die Allerärmsten ins Krankenhaus gingen, und auch sie nur, wenn sie nicht mehr anders konnten. Ein modernes Krankenhaus jedoch, mit einer bequem eingerichteten und schnell arbeitenden poliklinischen Abteilung, mit öffentlichen, halböffentlichen und privaten Betten, entspricht der sozialen Lage und den klinischen Bedürfnissen. Die Privatpraxis bietet kaum etwas anderes, und das gewöhnlich unter Bedingungen, die ihren wissenschaftlichen oder erziehlichen Wert beeinträchtigen. In Amerika wurde diese Sachlage zuerst dargestellt in einer Ansprache über Medicine and the Universities von Professor LEWELLYS F. BARKER im Jahre 1902 — und niemals sind die Argumente überzeugender dargelegt worden[1]). Als im Jahre 1909 das Krankenhaus des Rockefeller Institute for Medical Research eröffnet wurde, wurde ausdrücklich bestimmt, daß kein Mitglied des Stabes eine bezahlte Privatpraxis haben dürfe. Dann verschaffte 1913 die Johns Hopkins Medical School der Universität die Fonds, die sie befähigten, eine vollbeschäftigte Gruppe in der inneren Medizin, der Chirurgie und der Pädiatrie zu unterhalten[2]). Fast gleichzeitig (1915) gab der Medical Research Council, unabhängig

---

[1]) Veröffentlicht in American Medicine, 26. Juli 1902, und wieder abgedruckt in dem schon erwähnten Pearce's Volume. Eine spätere Diskussion derselben Autorität s. Some Tendencies in Medical Education in the United States. Journal of American Medical Association, 19. Aug. 1911, S. 613ff.

[2]) Der Zweck der Johns Hopkins Faculty of Medicine wurde wie folgt beschrieben: „Die medizinische Fakultät ist völlig von der Weisheit und Notwendigkeit überzeugt, über die volle Zeit und Arbeitskraft eines Stabes von Lehrern der hauptsächlichen klinischen Fächer zu gebieten, genau wie die Schule von Anfang an über die volle Zeit und Arbeitskraft der Lehrer der grundpflegenden Wissenschaften verfügt hat; wir sind überzeugt, daß die Zeit für den in Frage stehenden Schritt reif ist, und wir haben den Wunsch, diese Neuerung einzuführen. Die Abteilungen der inneren Medizin, Chirurgie und Pädiatrie sollen auf der Vollbeschäftigungsbasis organisiert werden, d. h. der Professor und sein Stab, bestehend aus beigeordneten Professoren, Mitarbeitern, Assistenten usw., sollen ihre Stellung unter der Bedingung haben, daß sie, während sie im Dienst der Universität und des Krankenhauses angestellt sind, keine Vergütungen für berufliche Dienstleistungen annehmen. Sie haben die Erlaubnis, jeden von der Menschlichkeit oder Wissenschaft geforderten Dienst zu leisten, aber man erwartet von ihnen, daß sie daraus keinen pekuniären Nutzen ziehen. Honorare, die das Krankenhaus von Privatpatienten, gleichviel ob innerhalb oder außerhalb des Krankenhauses für berufliche Dienstleistungen von Mitgliedern des vollbeschäftigten Stabes nimmt, und die jetzt direkt an den Arzt gezahlt werden, sollen zur Förderung der Ziele benutzt werden, um derentwillen diese Forderung gemacht wird."

von der amerikanischen Bewegung, THOMAS LEWIS das bescheidene Gehalt, auf Grund dessen er vollbeschäftigter Lehrer und Forscher am University College Hospital (London) wurde. Seit der Zeit sind, um vereinzelte Beispiele anzuführen, die Psychiatrie und Geburtshilfe an der Johns Hopkins genau auf die gleiche Basis gestellt worden; innere Medizin, Chirurgie, Geburtshilfe und Pädiatrie an der Yale- und der Washington-Universität (St. Louis); Psychiatrie und Pädiatrie an der Iowa State University; innere Medizin an der McGill University, Montreal[1]); Medizin und Chirurgie am University College, London und St. Bartholomew's; Medizin am St. Thomas' und dem London Hospital; Medizin in Cardiff in Wales und Geburtshilfe an der School of Medicine for Women, London. Eine weitere Ausdehnung des Prinzips ist an der Universität von Chikago, der Universität von Rochester und der Vanderbilt-Universität in Sicht. Über dreißig klinische Vollprofessoren im wahrsten Sinne des Wortes — viele mit zahlreichen vollbeschäftigten Assistenten —, lassen sich heute in den Vereinigten Staaten, Kanada und England aufzählen. In den Vereinigten Staaten werden die Mitglieder des vollbeschäftigten Stabes so honoriert, daß das Krankenhaus und die medizinische Fakultät über ihre volle Zeit zum Zwecke der Sorge für die Patienten, Belehrung der Studenten und Forschung gebietet. Dabei wird der Freiheit des Lehrers nicht die geringste Beschränkung auferlegt, innerhalb oder außerhalb des Krankenhauses Patienten zu besuchen und zu behandeln, um Erfahrungen zu sammeln oder zu helfen — eine Bestimmung von großer Bedeutung, die jedoch oft von Kritikern des Vollbeschäftigungssystems übersehen wird; man hat ihn einfach von der Notwendigkeit befreit, einen Teil seines Lebensunterhaltes durch private oder Konsultationspraxis zu verdienen —, d. h. er hat Zeit, sich dem zu widmen, was für ihn die wirksamste Arbeit ist, für seine Patienten zu sorgen, seine Schüler auszubilden und das Wissen zu vermehren[2]).

---

[1]) Es ist interessant und bedeutsam, daß der Vorschlag, eine Vollprofessur für Medizin an McGill zu schaffen, von Sir WILLIAM OSLER ausging, der seine Laufbahn als Professor der Medizin an McGill angefangen hatte; zu der Zeit (1919) war er Regius Professor der Medizin von Oxford.

[2]) Aus praktischen Gründen im Hinblick auf die Beziehungen zu den praktizierenden Kollegen, hat man es in den Vereinigten Staaten für richtig befunden, eine mäßige Vergütung zu fordern, falls ein Mitglied des vollbeschäftigten Lehrstabes einem zahlungsfähigen Privatpatienten einen Dienst leistet. Diese Vergütungen werden vom Krankenhaus festgesetzt und fließen in die Kasse der medizinischen Fakultät, wo ihre Identität verlorengeht. Sie sind wie die Kolleggelder. Dem vollbeschäftigten Kliniker ist ihre Höhe und Menge gleichgültig, und er weiß tatsächlich ebensowenig von ihnen wie von irgendeinem anderen Betrag in den Rechnungen der Fakultät. Daher hat sich weder auf seiten der Fakultät noch des Kranken-

Ein wichtiger Unterschied läßt sich jedoch zwischen der Vollbeschäftigungsorganisation in den Vereinigten Staaten und der britischen klinischen Einheit feststellen. Bei der ersteren hat der vollbeschäftigte Stab die volle Verfügung über alle Hilfsmittel der Klinik — Betten, poliklinische Laboratorien. Er ist groß, gut bezahlt und differenziert. Er besteht mindestens aus einem Professor als allgemeinem Chef, Extraordinarien, von denen jeder für eine Station und irgendeine Art von Laboratoriumsarbeit verantwortlich ist, und jüngeren Leuten — Assistenten, Praktikanten und Famulis —, die gewöhnlich den ganzen Dienst durchlaufen und auf diese Weise eine vielseitige Ausbildung erhalten. Der Professor oder Chef fügt dieser Gruppe nach eigenem Ermessen teilweise beschäftigte Leute hinzu und verschafft der Fakultät und dem Krankenhaus auf diese Weise entweder für die Patienten oder für den Unterricht oder die Forschung jeden weiteren gewünschten Typ von Tüchtigkeit oder Erfahrung, den er bekommen kann. Die Gruppe der teilweise Beschäftigten fehlt in einigen Kliniken, während sie in anderen eine wichtige Rolle spielt, je nach der Neigung des Chefs, den äußeren Umständen und den verfügbaren Kräften. Das System ist auf diese Weise biegsam, obgleich der Chef und seine unmittelbaren Helfer die eigentliche Leitung in Händen haben.

In London besteht die allgemeine Krankenhausorganisation auch weiterhin aus der Gruppe der konsultierenden Ärzte mit ein paar jungen und schnell wechselnden Assistenten. Man hat jedoch für den voll beschäftigten Professor, der ein paar, manchmal keine vollbeschäftigten Assistenten hat, eine Stelle reserviert[1]). Die zwei Typen — teilweise

---

hauses die Tendenz entwickelt, den vollbeschäftigten Kliniker auszubeuten und so, indirekt, seine Freiheit zu verkürzen, obgleich manchmal Leute, die von den Tatsachen nichts wußten, die gegenteilige Beschuldigung aufgestellt haben. Wie wenig erzieherischer oder wissenschaftlicher Wert in einer gewöhnlichen Konsultationspraxis steckt, zeigt sich in den bescheidenen Summen, die man aus dieser Quelle gezogen hat (s. S. 275). Man hatte anfangs behauptet, daß der Patient, da die Zahlung einer Forderung eine Art persönlichen Bandes zwischen dem Arzt und ihm herstellt, nur ungern dem Institut anstatt dem Individuum seine Zahlung leisten würde. Die Mayoklinik zeigt das Gegenteil, ebenso die Erfahrungen mit erstklassigen vollbeschäftigten Abteilungen. Die Sache ist die, daß kranke Leute gern gesund werden wollen und sich wahrscheinlich nicht wegen unwichtiger Einrichtungen herumstreiten werden, wenn sie nur geheilt werden. Die Verpflichtung, die der Patient durch die Zahlung einer Forderung an den vollbeschäftigten Kliniker, der sich für ihn interessiert, nicht auslöscht, kann sogar zu einem wirklichen Interesse an medizinischer Ausbildung und Forschung führen, gerade weil man sie des geschäftlichen oder beruflichen Motivs entkleidet hat.

[1]) Inzucht ist aus verschiedenen Gründen in den Einheiten unwahrscheinlich: 1. die Persönlichkeit, die am nächsten dran ist, hat vielleicht keine Neigung, eine vollbeschäftigte Stelle anzunehmen; 2. sie kann der

beschäftigte und vollbeschäftigte — bestehen so nebeneinander, jeder souverän in seinen eigenen Stationen. Ein ausgezeichneter Geist der Zusammenarbeit hat sich jedoch entwickelt, so daß das dem vollbeschäftigten Stab zur Verfügung stehende Material reichlicher ist als es den Anschein hat. Ob die augenblickliche Einrichtung sich als Keil erweisen wird oder ob die beiden Systeme auch weiterhin nebeneinander bestehen werden, muß man abwarten.

Die Einrichtung der klinischen Ausbildung in der Form der Vollbeschäftigung erfordert große Summen — Summen, die kaum zu bekommen wären, wenn ihre Empfänger gleichzeitig eine mehr oder weniger einträgliche Praxis hätten. Man darf aber das System der Vollbeschäftigung nicht in erster Linie als ein Mittel betrachten, eine bescheiden bezahlte Lehrtätigkeit von einer gut bezahlten Praxis zu trennen. Das ist doch schließlich ein negatives Verfahren und könnte steril sein. Vielmehr sehen wir darin die langsam erfolgte Anerkennung der Tatsache, daß der Kliniker danach strebt, Wissenschaftler zu sein; daß sich die Medizin, wie die anderen Wissenschaften, nicht erfolgreich weiterführen läßt, wenn ihre Anhänger ihre Zeit und Energie nicht mühevollen Studien und Experimenten, reichlicher Lektüre in vielen Sprachen, Diskussionen und ruhigem Nachdenken widmen können. Ein Teil der zahlreichen medizinischen Probleme, die nach einer Lösung drängen, müssen in den vorklinischen Laboratorien, andere am Krankenbett und den zugehörigen Laboratorien angegriffen werden. Keinesfalls können Bedingungen, die für Laboratoriumsfächer wesentlich sind, für die Medizin unwichtig sein, die viel schwieriger und komplizierter als eins von ihnen ist. Denn der Arzt hat es mit dem kompliziertesten Mechanismus — dem menschlichen Körper zu tun; er muß eine ungeheure und sich schnell vermehrende Wissensmenge beherrschen, in die aus tausend fremden und einheimischen Quellen ein dauernder Strom einmündet; muß sich — wenn er sich auch noch so sehr schont — menschlich ausgeben, wie kein Physiker, Astronom oder Philologe es braucht; muß eine kunstvolle und kostspielige Organisation leiten, die nur bei dauernder Sorge wirksam arbeitet; schließlich muß er lehren und irgendwie das Lehren anderer überwachen. Unter diesen Umständen reicht leider selbst eine Vollbeschäftigung für die Aufgaben zu menschlichen, erzieherischen und wissenschaftlichen Pflichten, wie sie eine medizinische Klinik stellt, herzlich schlecht aus[1]).

Universität nicht erwünscht sein; 3. der Chef ist verpflichtet, vollwertige Hilfskräfte aus weiterem Felde auszusuchen.

[1]) Der vollbeschäftigte Lehrer hat sich an den Universitäten vielleicht am stärksten in der juristischen Schule durchgesetzt, deren erster und vielleicht noch immer höchst entwickelter Typ die Harvard Law School ist.

Es ist klar, daß der vollbeschäftigte Kliniker, obgleich er tun kann was er will, sich fast ganz darauf beschränken wird, auf den Stationen oder in der Poliklinik zu arbeiten, wenn auch nur aus dem Grunde, daß er dort mehr zu tun findet als er leisten kann. Er könnte indessen einen Teil seiner Gelegenheiten versäumen, wenn er und seine unmittelbaren Mitarbeiter selbst die vollständige und alleinige Verantwortlichkeit für die laufende Führung der Klinik und der Poliklinik auf sich nähmen. Die meisten vollbeschäftigten Abteilungen umfassen daher, worauf schon hingewiesen wurde, auch noch eine Gruppe teilweise beschäftigter Männer, die alle teilnehmen an der Sorge für die Kranken und an der Lehre, je nach der Eignung eines jeden; in der Tat gibt es vom Standpunkt des Unterrichts und der Krankenhausleitung aus gewisse Dinge, die Schnelligkeit und Geschicklichkeit erfordern — Unterricht in physikalischer Diagnostik, Frakturen und Bauchchirurgie —, die besser von Leuten aus der aktiven Praxis als von Leuten, die sich intensiv mit Problemen beschäftigen, getan werden. Der Student empfängt so die Wohltat einer allgemeinen oder speziellen klinischen Erfahrung, ob sie nun groß oder klein ist; der Patient empfängt Hilfe, die außerhalb des Interessenfeldes aller Mitglieder der vollbeschäftigten Gruppe liegen kann; und Leute, die sich für die Forschung interessieren und doch kein rein akademisches Leben führen können oder wollen, können doch Mittel und Wege finden, der Wissenschaft ihren Beitrag zu liefern. Außerdem kann ein Übergehen von einer Gruppe zur anderen leicht stattfinden, je nachdem das Temperament oder sich entwickelnde Fähigkeiten es vorschreiben. So liegt in der Einrichtung der Vollbeschäftigung keine Gefahr der Beengung für den Kranken oder

---

Die Jurisprudenz stellt vielleicht etwas geringere Anforderungen als die innere Medizin; wie dem aber auch sei: Professor Ezra Ripley Thayer hat das Unzureichende der Vollbeschäftigung für einen juristischen Universitätsprofessor sehr überzeugend in einem Artikel dargestellt, abgedruckt in der Harvard Law Review, Januar 1912, S. 269—273. Ich zitiere ein paar Sätze, die sich ebensogut auf die Medizin wie auf das Recht anwenden lassen: „Nehmen wir an, der Lehrer sei ein Gelehrter . . . Erstens wird er überhaupt nicht so viel freie Zeit haben. Die bloße Vorbereitung für sein Kolleg wird schon eine große Sache sein. Jurisprudenz zu lehren erfordert, wenn es gut gemacht wird, eine Menge Zeit, Gedanken und Aufmerksamkeit, die ein Lehrer selten aufbringen kann. So wird die freie Zeit schon knapp. Wie wird man, was von ihr noch übrig ist, am besten verwenden? Zuerst und vor allen Dingen kommt der Versuch, den Lehrstoff zu meistern. Das ist ein ungeheures Unternehmen, und glücklich ist, wer im Laufe eines Lebens das Studium eines einzigen Faches vollenden kann. Wenn er es kann, werden ihm andere Fächer mehr Welten liefern, als er Zeit hat zu erobern. Und so ist seine freie Zeit schon verschwunden. Was bleibt, ist nur ein ewiger Kampf zu entscheiden, welches der vielen Dinge, die getan werden wollen, dem nächsten geopfert werden soll.“ (Gekürzt.)

Studenten, während sie dem vollbeschäftigten Arbeiter die strengen und einfachen Bedingungen, die für tiefer dringende und eifrige Forschung nötig sind, bewahrt. Da nun kein Mensch alles tun kann, so schließt jedes mögliche Verhalten einen Verlust ein; der vollbeschäftigte Lehrer jedoch hat wahrscheinlich, für jemanden in seiner Stellung, im ganzen den geringsten Verlust und den größten Gewinn.

Im vorhergehenden Kapitel versuchte ich zu zeigen, daß man die Medizin logisch für eine Wissenschaft halten kann. Das Vollbeschäftigungssystem stellt diese Ansicht auf eine sehr praktische Probe. Wird die Medizin für ihren Dienst ebenso hingebende, begeisterte und selbstvergessene Jünger gewinnen, wie sie für die Entwicklung anderer Wissenschaften absolut wesentlich gewesen sind? Oder werden die Internisten und Chirurgen Bedingungen stellen, die die Universität nicht schaffen oder aufrechterhalten kann? Es ist nicht nötig, die Frage in diesem Augenblick zu beantworten. Die Vollbeschäftigung hat einige neue Probleme geschaffen, während sie andere gelöst hat. Man kann jedoch, vorsichtig gesprochen, feststellen, daß ein ermutigender Anfang gemacht worden ist, obgleich man das Experiment nicht als abgeschlossen betrachten kann. Doch hängt von seinem Ausgang großenteils die Frage ab, ob man die Medizin und Chirurgie mit den konzentrierten Hilfsmitteln der modernen Wissenschaft, die in den vorklinischen wie anderen Wissenschaften so beachtliche Resultate zeitigen, angreifen wird oder nicht.

Der Ausdruck „Vollbeschäftigung" wird gewöhnlich außer auf das eben beschriebene strenge Schema noch auf gewisse modifizierte Organisationstypen angewendet. Man braucht ihn z. B., um klinische Lehrer zu charakterisieren, die, obgleich sie eine Praxis haben, ihre private oder akademische Arbeit bloß auf das Krankenhaus, in dem sie lehren, konzentrieren. Auf diese Weise vermeiden sie den Verlust an Zeit und Energie, der bei Hausbesuchen stattfindet; es folgt jedoch nicht notwendig, daß ihre Tätigkeit und Lebensweise die des eigentlichen Professors ist. In Toronto hat man folgende Zeiteinteilung getroffen: der Tag, etwa bis vier Uhr nachmittags, gehört der Universität, während die Zeit von vier bis sechs Uhr Privatkonsultationen vorbehalten wird — eine Einrichtung, die sich schwer aufrechterhalten läßt, besonders bei einem Chirurgen. Oder ein paar Betten im Privatpavillon können für jedes Mitglied des „vollbeschäftigten" Stabes reserviert sein. Schließlich kann ohne eine bestimmte Abgrenzung ein „Gentlemanabkommen" existieren des Inhalts, daß die Privat- und Konsultationspraxis so beschränkt wird, daß sie nicht mit den professoralen Verpflichtungen kollidiert —, wenn der Fall aber doch eintreten sollte, so ist nicht klar, wo die Grenze gezogen werden soll oder wie man eine Einigung erzwingen will.

In seiner strengen Form ist das Vollbeschäftigungssystem ausgesprochen kostspielig[1]): werden sich die Kosten durch eine bessere Sorge für die Patienten, eine bessere Belehrung der Studenten, eine erhöhte Produktivität des Stabes rechtfertigen lassen? Alles hängt von dem Typus der Persönlichkeit ab, den die Einrichtung der Vollbeschäftigung anzieht. Wenn die Medizin wahrhaft schon jetzt oder erst in Zukunft eine Wissenschaft ist, so sollte sie die höheren Typen des Intellekts anziehen, genau wie das Physik und Astronomie tun; sie sollte sich durch die Praxis nicht mehr stören lassen als sich die mathematische Physik durch die elektrische Industrie, die Geologie durch die Ölindustrie oder die Chemie durch die Farbindustrie stören läßt. Die oben beschriebenen Variationen sind entschieden weniger kostspielig; werden sie den Zweck ebensogut erfüllen? Das kann nur die Zeit entscheiden. Die Gefahr ist klar — nämlich, daß die Praxis die Überhand gewinnt. Die Unbestimmtheit des „Gentlemanabkommens" mag wenig bedeuten, solange es nur auf ein paar Personen ankommt — wie es gegenwärtig der Fall ist. Die Zukunft wird jedoch lehren, ob es wirksam bleiben wird, wenn verschiedene Abteilungen mit großer Personenzahl so organisiert werden oder ob es leicht von einem Institut auf das andere übertragen werden kann. Zweifellos wird jedoch das Vorhandensein von Instituten, welche der denkbar strengsten Formulierung anhängen, dazu neigen, diejenigen zu stärken, die weniger ausdrücklich definiert sind, und sie werden im Lauf der Zeit ein vergleichendes Urteil über die Verdienste der verschiedenen Organisationstypen ermöglichen. Es ist vielleicht wert zu beachten, daß der Vorwurf gegen das strenge Vollbeschäftigungssystem, daß nämlich jeder sich gegen eine vorgeschriebene Beschränkung auflehnt, auch für alle Abarten des Vollbeschäftigungssystems gilt; denn eine Beschränkung hört nicht auf eine Beschränkung zu sein, wenn aus dem „keine bezahlte Privatpraxis" durch ausdrückliche Vereinbarung mit der Universitätsbehörde „ein paar Betten" oder ein „Gentlemanabkommen" werden. Eine ausdrückliche Beschränkung der Betten oder ein Gentlemanabkommen ist ebenfalls eine Verkürzung der individuellen Freiheit, zu tun, was man will, obgleich darin psychologisch für manche Temperamente ein Unterschied liegen mag. Vielleicht jedoch würden Vorwürfe auf dieser Grundlage verstummen, wenn man das Vollbeschäftigungssystem nicht als eine Freiheitsverkürzung bezeichnete, sondern — was es von Rechts wegen auch ist — als einen dauernden und wirksamen Schutz gegen Ablenkungen im Interesse von Bedingungen, die für den Wissenschaftler zur Verfolgung seiner höchsten Ziele erwünscht sind; denn als solchen — als Schutz, nicht als Begrenzung — betrachten es

---

[1]) S. S. 260, 264, 274.

jetzt die Leiter der Kliniken mit Vollbeschäftigung in Amerika und England[1]).

Noch auf einen anderen Punkt sollte man Gewicht legen. Ich habe in diesem Kapitel verschiedene Typen der medizinischen Fakultät besprochen. Zweifellos ist es von größter Bedeutung, zu welchem allgemeinen Typ eine Universität gehört. Der Typ erkennt gewisse Arten der Tätigkeit und des Interesses an, ermutigt und belohnt sie; aber Tätigkeit und Begeisterung sind doch schließlich die wichtigsten Faktoren. Sie können trotz des vorherrschenden Typs hohe Ziele erreichen; kein Typ — der Universitäts-, Vollbeschäftigungstyp oder andere — wird ohne sie hohe Ziele erreichen. Eine Organisation ist insoweit wertvoll, als sie gute Arbeit erleichtert; sie ist schlimmer als wertlos, wenn sie kompliziert, kostspielig, formal und bureaukratisch wird. Die deutsche Organisation war im ganzen in ihrer besten Zeit ungemein wertvoll, weil sie biegsam und anreizend war; sie schuf günstige Arbeitsbedingungen; sie spornte die Mittelmäßigkeit an und bildete sie über ihr natürliches Niveau hinaus aus. Zur selben Zeit waren die französischen, englischen und amerikanischen Organisationen schlecht, weil sie einer produktiven Arbeit und einer ausgezeichneten Ausbildung Hindernisse in den Weg stellten. Auch eine Vollbeschäftigungsorganisation wird einen sterilen Kliniker nicht in einen idealen Universitätsprofessor verwandeln. Eine gesunde Organisation kann nur insoweit Erfolg haben, als sie tüchtige und begeisterte Arbeiter anzieht und sie zu wirksamer Arbeit befähigt. Überdies strafen in jedem Land Einzelmenschen den Typ Lügen. Es hat produktive Kliniker in den praktischen klinischen Fakultäten von Frankreich und England gegeben; es gibt unproduktive Kliniker in den Universitäten Deutschlands und der Vereinigten Staaten. Man hat das Vollbeschäftigungssystem erfunden, um die Lasten des Klinikers, seiner Mitarbeiter und seiner Studenten zu erleichtern und ihre Wirksamkeit zu erhöhen; aber es wird den un-

[1]) Manchmal wird betont, daß die Universität einen Professor der Medizin nicht anders behandeln sollte als einen Professor des Griechischen. Aber in Hinsicht auf die Geschichte, Erfahrung und vor allem die ganze Sachlage sind die zwei verschieden. Wenn der Professor des Griechischen demselben äußeren Druck ausgesetzt wäre wie der Professor der Medizin, wenn er ein ebenso großes Budget benötigte, wenn schließlich das Griechische als Lehrfach dieselbe Geschichte gehabt hätte wie die klinische Medizin, dann könnte die Universität, um sofort eine gänzlich neue Organisation und einen gänzlich neuen Geist zu schaffen, es vielleicht vorteilhaft finden, mit dem Professor des Griechischen zu einem definitiven Einvernehmen zu kommen; und die Professoren des Griechischen könnten das Einvernehmen suchen, gerade weil es der schnellste und sicherste Weg wäre, die neue Ordnung anzuerkennen und aufzustellen und dafür die nötige, früher nicht dagewesene Unterstützung zu erhalten.

fruchtbaren Kliniker nicht fruchtbar machen, und gleichzeitig werden wirklich entschlossene und fruchtbare Geister auch weiterhin bei bloß teilweiser oder ganz bescheidener Beschäftigung produzieren. Nichtsdestoweniger bleibt es wahr, daß Systeme, obgleich sie nie allein entscheidend sind, doch als solche wichtig sind, insofern als die Ideale, die sie verkörpern, und die Bedingungen, die sie herstellen, dazu beitragen, das Streben entweder zu fördern, zu unterdrücken oder zu zersplittern.

III. Allgemeine Erziehung.

I.

Die medizinische Ausbildung läßt sich nicht losgelöst von der allgemeinen Ausbildung beschreiben oder besprechen. Die Reife, vorherige Ausbildung und geistige Fähigkeiten der Studentenschaft bestimmen im voraus den Umfang, die Qualität, die Methoden, Ziele und das Resultat des von der medizinischen Fakultät gegebenen Unterrichts.

Die Erziehung in der Elementar- und höheren Schule muß natürlich von dem Standpunkt aus betrachtet werden, daß der Schüler ein menschliches Wesen, nicht daß er ein zukünftiger Doktor, Künstler oder Ingenieur ist. Soweit wie möglich in das Jünglingsalter hinein haben alle Kinder sicherlich den Anspruch auf eine ungehinderte Entwicklung ihrer Fähigkeiten, damit sie, soweit es ihr Fassungsvermögen erlaubt und ohne Rücksicht auf soziale und wirtschaftliche Zufälligkeiten an dem Genuß der kulturellen Erbschaft der Menschheit teilnehmen können. Das ist das Beste für sie als Menschen; auf die Dauer ist es auch das Beste für sie, um künftig ihr Brot zu verdienen. Der soziale Verlust ist beklagenswerter als der eigene Verlust des Individuums, wenn sich die Entwicklung eines tüchtigen Jünglings aus keinem andern Grunde zerschlägt, als daß er „von der falschen Sorte" herstammt. Andererseits beschwört man auch einen ernstlichen allgemeinen sozialen Verlust herauf, wenn die besseren Möglichkeiten auf die Dummen und Faulen verschwendet werden aus keinem anderen Grunde, als daß sie „von der rechten Sorte" sind. Die höhere Erziehung muß ihrem Zweck nach breit und leicht zugänglich sein, und, wenn sie wirklich wirksam sein will, offen auf der Basis der Befähigung und ernsten Strebens sich aufbauen.

Bis jetzt hat noch keine Nation ihr Erziehungssystem völlig auf diese Art organisiert. In vielen europäischen Ländern machen sogar die Volksschulen einen Unterschied zwischen Kindern, die wahrscheinlich eine ziemlich gute Gelegenheit zu freier Entwicklung haben werden, und solchen, die sie nicht haben werden; letztere betreten eine Sackgasse der Erziehung, aus der sie sich ins Geschäft, die Fabrik oder aufs Land retten; erstere folgen dem Hauptweg in die Universitäten und die höheren technischen Schulen; nur ab und zu durchbrechen kluge Schüler den Zaun, der die beiden Wege trennt. Die amerikanische Theorie ist gesünder. Dieselbe Qualität der Erziehung — Volksschule und höhere Schule — steht unter den gleichen Bedingungen allen Schülern gleicherweise offen, obgleich die Opfer, die die Eltern bringen, sehr ungleich bleiben, und die Erziehungsmöglichkeiten, wie wir sehen werden, keineswegs im ganzen Lande gleichartig sind.

Es sind jedoch in Europa Anzeichen einer Bewegung vorhanden, die mit der Sitte, die Erziehungsmöglichkeiten mehr oder weniger nach sozialen oder ökonomischen Verschiedenheiten zu beschränken oder zu begrenzen, brechen will. Das erste deutsche Schulgesetz, das nach der Revolution angenommen wurde, befahl die Aufhebung der Privatvorschulen, die es bis dahin für die Vornehmen und Wohlhabenden gegeben hatte, und zwar bis spätestens 1930, und machte die Erziehung aller Kinder bis zum zehnten Jahr gemeinschaftlich. In Schweden ist das Schulgeld der höheren Schulen so geringfügig, daß Bauern- und Handwerkerkinder aufs Gymnasium und dann auf die Universität gehen, die, ebenso wie in Dänemark, frei ist. In Holland hat die ihrem Charakter nach relativ populäre Bürgerschule kürzlich vor dem Gesetz dieselben Rechte gewonnen wie das mehr konservative und aristokratische Gymnasium; während in England die Arbeiterpartei und die fortschrittlichen Liberalen eine freie und allgemeine höhere Erziehung zum Hauptpunkt ihres Erziehungsprogramms gemacht haben.

Die wichtigsten Erziehungsreformen der letzten fünfzig Jahre bestehen in der Vergrößerung des Umfanges, in der Anpassung an individuelle und soziale Bedürfnisse, in der Entwicklung der Sinnes- und Körperausbildung auf Kosten rein formaler Studien und in der nachdrücklichen Betonung induktiven Denkens. Ob man nun die Bewertung, das Vergnügen oder den Nutzen betrachtet, so war die Erziehung unter der Buchtradition zu sehr intellektualisiert und kümmerte sich viel zu wenig um den Körper und die Sinne. Sinneswahrnehmung, Experiment und Logik spielen eine bedeutende und sich immer steigernde Rolle in der allgemeinen Erziehung — und zwar vom ersten Anfang im Kindergarten oder der Elementarschule an; sie spielen sogar eine noch größere Rolle in der Ausbildung derer, die zu wissenschaftlichen Studien neigen. Ihre allgemeine Bedeutung für das Individuum und die Gesellschaft sichert ihnen einen Platz in der Erziehung aller Kinder; ihre spezielle Bedeutung für die, die eine wissenschaftliche Laufbahn einschlagen wollen, rechtfertigt eine verstärkte Betonung, während der Schüler die höhere Schule durchläuft.

Die moderne Erziehungstheorie aber begünstigt keine bloße Sinnesausbildung oder ein bloß induktives Denken. Es ist durchaus praktisch, abgewogene Rationen von Literatur, Geschichte, Musik und Kunst ebenso wie von Mathematik, Naturwissenschaft und Sport auszudenken. Der Lehrplan der Elementarschule hat jetzt überall diesen Charakter; aber der Geist des Unterrichts und der Inhalt der Lehrbücher ist im allgemeinen noch übertrieben formal und abstrakt. Obgleich die Lehrfächer bereichert worden sind, ist die Schule doch noch eine Ausnahme, wo das Kind wirklich ein normales, gesundes Leben führt, wo seine Interessen geweckt, seine Begeisterung angefeuert, seine Denkkräfte geweckt und erzogen werden.

Was die höhere Erziehung betrifft, so stellen alle Länder jetzt mindestens zwei allgemeine Schultypen auf — den humanistischen und den naturwissenschaftlichen —, denen einige Fächer gemeinsam sind. In beiden Fällen bleibt die allgemeine Erziehung — nicht die spezialisierte und nicht die berufliche Erziehung — als Ziel bestehen. Man muß allgemein anerkennen, daß sich allgemeine Erziehung durchaus mit der Anerkennung individueller Verschiedenheiten vereinbaren läßt. Die Zeit ist vorüber, wo die höhere Schule ein einziges Ziel aufstellen konnte, das sich nur auf einem einzigen, von allen gleichmäßig begangenen Weg erreichen ließ. Während der Pubertät und manchmal früher enthüllen sich gewöhnlich bleibende und bedeutsame Neigungen. In der Tat ist es Aufgabe der Schule, und besonders der höheren Schule, die natürlichen Neigungen zu entdecken und sie sicher auf einen fruchtbringenden Zweck hinzuleiten. Für den Studenten der Medizin, für den wir uns besonders interessieren, sind diese Anzeichen von ungeheurer Bedeutung. Sie dürfen nicht zu verfrühter Spezialisierung führen; ein kurzsichtiges Streben, sofort Resultate zu erzielen, ist zu mißbilligen. Andererseits aber dürfen diese Zeichen nicht übersehen oder unterdrückt werden. Im Gegenteil, sie erfordern immer größere Berücksichtigung und Gelegenheit zur Auswirkung.

II.

Die medizinische Fakultät ist auf dem europäischen Festland, dem Namen und der Sache nach, ein Teil der Universität[1]) — einer staatlichen Einrichtung —, zu der nur ein einziger Weg führt: die staatlich regulierte und staatlich kontrollierte höhere Schule[2]). Diese höhere

[1]) Die medizinische Fakultät in Stockholm, das Karolinska Institutet, ist, obgleich es allein steht, nur scheinbar eine Ausnahme; man muß es als erste Fakultät einer Universität betrachten, die noch vervollständigt werden soll. Es hat nichts mit den unabhängigen oder privaten Fachschulen von England und Amerika gemein.

[2]) Es gibt Privatschulen, aber sie richten sich nach den staatlichen Vorschriften.

Schule stand auf dem Kontinent ursprünglich unter der Oberaufsicht der Kirche. Der Priester, Prediger oder Geistliche war der Lehrer; alte Sprachen, Mathematik und Philosophie bildeten den Lehrstoff. Moderne Interessen, d. h. die Naturwissenschaft und lebende Sprachen, begannen ihre Bedeutung erfolgreich während des letzten Drittels des neunzehnten Jahrhunderts zu behaupten. Allmählich erkämpften sie sich ihren Weg in die höhere Schule; schließlich stellte man neue Typen der höheren Schule auf, die zuerst untergeordnet, dann gleichberechtigt waren. Zu welchem Typ aber auch die europäischen höheren Schulen gehören, zum humanistischen oder modernen —, sie haben alle gewisse gemeinsame Kennzeichen: sie sind gewöhnlich Standesschulen[1]), ihrer Zahl nach beschränkt, ihrem Ziel nach vorherrschend intellektuell, dem Verfahren nach disziplinar, und ungefähr gleichartig mit Bezug auf die Arbeitsmöglichkeiten und die Güte ihres Lehrkörpers. Die europäischen Völker sind in ihrer sozialen Haltung sehr verschieden: Deutschland und Frankreich sind Mittelstandsaristokratien, wie man auch ihre Regierungsform nennen und was für individuelle Ausnahmen man auch anführen mag; die Schweiz, Dänemark, Schweden und Schottland sind in verschiedenem Grade demokratisch. Doch haben tiefwurzelnde soziale und politische Unterschiede in Europa bis jetzt die Haltung der breiten Massen gegenüber der höheren Schule noch nicht ernstlich beeinflußt. Obgleich diese Schulen häufig kritisiert werden, weil ihr Lehrplan zu eng, ihre Methoden zu mechanisch, ihre Haltung zu ablehnend ist, so hat man doch von ihnen noch nicht verlangt, ihren intellektuellen Standard aufzugeben oder ihre intellektuellen Ziele zu ändern, damit sie etwas gänzlich anderes für diejenigen tun können, die sich in ihnen nicht halten können oder wollen. Andere Formen von Erziehungsmöglichkeiten werden jetzt geschaffen und finden Anwendung bei Knaben und Mädchen, die intellektuell oder sozial benachteiligt oder ohne Ehrgeiz sind. Aber das Lycée und das Gymnasium[2]) erhalten in allen europäischen Ländern ihre intellektuelle und soziale Besonderheit und bleiben, trotz der wachsenden demokratischen und sozialen Einstellung die Pforte zur Universität. Das demokratische Skandinavien und die demokratische Schweiz gehen in dieser Sache Hand in Hand mit Frankreich und

[1]) Es wird Schulgeld genommen — manchmal viel, im Vergleich zum Einkommen einer Durchschnittsfamilie. In Deutschland unterstützen Stipendien ungefähr 10 vH der Schüler; in England sorgen Stipendien, Freiplätze und Zuschüsse und in Schottland Freistellen und Stipendien für ungefähr 30 vH. In Skandinavien ist das Schulgeld praktisch belanglos.

[2]) Ich brauche den Ausdruck „Gymnasium" für alle Schulen mit gymnasialem Rang — in Deutschland z. B. das Gymnasium, das Realgymnasium und die Oberrealschule.

Deutschland[1]). Knaben von weniger als durchschnittlicher Befähigung und durchschnittlichem Lerneifer sind natürlich in den europäischen höheren Schulen zu finden, aber ihr Weg wird steiniger und steiniger, je weiter sie kommen; und die Sterblichkeit unter ihnen ist groß[2]).

III.

Drei höhere Schultypen lassen jetzt den deutschen Studenten zur Universität zu — das klassische Gymnasium, das auf Latein und Griechisch den größten Nachdruck legt, das Realgymnasium, mit Betonung von Latein, modernen Sprachen und bis zu einem gewissen Grade von Naturwissenschaften, und die Oberrealschule, die auf moderne Sprachen, Mathematik und Naturwissenschaften den größten Nachdruck legt. Diese Schulen sind hinsichtlich der Arbeitsmöglichkeiten, der Ausstattung und der Güte des Unterrichts praktisch durch ganz Deutschland und Österreich gleich. Gebäude und Ausstattung sind einfach, solid und dem Typ der Belehrung angepaßt. Die Lehrer sind Akademiker — tüchtige Gelehrte, unter der Aufsicht eines erfahrenen Direktors. Der Lehrplan setzt die Fächer und Stunden fest, doch bleibt dem Lehrer innerhalb dieser allgemeinen Organisation große Freiheit.

Die Schüler kommen mit neun oder zehn Jahren aufs Gymnasium, nachdem sie drei Jahre auf einer Vorschule gewesen sind; der Kursus des Gymnasiums dauert neun Jahre. Obgleich es allen drei oben erwähnten Typen gemeinsame Fächer gibt — Religion, Geschichte und Deutsch z. B. —, waren diese doch mehrere Jahrzehntelang durchaus voneinander unterschieden; seit kurzem ermöglicht es das Reformgymnasium mit einem allgemeinen mehrjährigen Kurs dem Schüler, seine Wahl aufzuschieben. Zwischen 1890 und 1911 fiel der Besuch der klassischen Gymnasien von 72 auf 52 vH des Gesamtbesuches; der Besuch der Oberrealschulen stieg von 4 auf 25 vH. Die Kompromiß-

[1]) In der Schweiz können Studenten, die nicht regulär von einem kantonalen Gymnasium kommen (dem gewöhnlichen Weg zur Universität), das bündnerische Maturitätsexamen machen. Es sind das gewöhnlich entweder Ausländer oder Leute, die ihren regulären Studiengang aus dem einen oder anderen Grunde unterbrochen haben. In den fünf Jahren zwischen 1918 und 1922 haben 477 solche Kandidaten bestanden, wovon 123 Ausländer waren. Die deutsche Revolution hat ähnliche Bestimmungen zum Besten derer gezeitigt, die nicht die gewöhnliche gymnasiale Ausbildung genossen haben. Die Deutschen, die sich über die Notwendigkeit eines demokratischeren Verfahrens klar waren, waren sich gleichzeitig der Gefahr, die im Niederlegen aller Schranken liegt, bewußt. Daher ist das angenommene System sorgfältig gesichert: der Anwärter muß ein Examen vor Universitätslehrern bestehen.

[2]) Im preußischen Gymnasium anscheinend ungefähr ein Drittel.

schule (das Realgymnasium) hielt sich kaum auf ihrer anfänglichen Höhe (1890: 24 vH; 1911: 23 vH[1]).

Wenn der Schüler einmal seine Schule gewählt hat, sind seine späteren Möglichkeiten zur Wahl einer anderen Schule von geringerer Bedeutung. Im allgemeinen kann man also sagen, daß ein deutscher Junge, der auf die Universität gehen und Medizin studieren will, eine der drei höheren Schulformen, die alle gleich lang und gleich anspruchsvoll sind, wählen kann. Wenn er sich in einer höheren Schule von relativ hohem Niveau an Fleiß und Leistung nicht halten kann, ist ihm die medizinische Laufbahn verschlossen; oder, um es anders auszudrücken, das Studium der Medizin beschränkt sich auf die ziemlich gleichartige Gruppe derer, die eine strenge neunjährige Schulbildung überlebt haben. Wenn der Schüler die Oberrealschule, die ganz ohne Latein ist, wählt, muß er sich irgendwie eine lateinische Ausbildung verschaffen, bevor er sich bei der medizinischen Fakultät immatrikulieren lassen kann. Zur Erleichterung für Kriegsteilnehmer hat man diese Forderung zeitweise aufgehoben. Kürzlich hat die Regierung bei den Fakultäten angefragt, ob die Lateinforderung in voller Kraft wieder eingeführt werden sollte. Eine überwältigende Mehrheit war dafür. Die tierärztlichen Hochschulen sogar, die bis dahin kein Latein forderten, haben das Fehlen des Lateinischen in ihrer Ausbildung als Mangel bezeichnet, weil ihre Studenten die Termini technici nicht verstehen können, und einige von ihnen haben sogar eine entsprechende Forderung des Griechischen empfohlen.

IV.

Das französische Lycée[2]) ist das Äquivalent des deutschen Gymnasiums. Das Lycée ist eine im wesentlichen gleichförmige Einrichtung, die überall von Lehrern mit akademischer Bildung und akademischen Idealen geleitet wird. Es unterscheidet sich vom Gymnasium wesentlich in dem größeren Detail, mit dem der Lehrplan ausgearbeitet wird; die Ausführung strenger Vorschriften, die beim Ministerium niedergelegt sind, wird von einem Stab von Inspektoren, die auf den Buchstaben des Gesetzes pochen, erzwungen. Aber die Unterschiede gehen weiter: moderne Fächer sind in Frankreich später in den Lehrplan eingefügt worden als anderswo auf dem Kontinent und, wie wir in kurzem sehen werden, ist ihre Stellung weniger sicher; überdies besteht

---

[1]) Die Hundertteile von 1917 sind wie folgt: Gymnasium 47 vH; Realgymnasium 30 vH; Oberrealschule 23 vH.

[2]) Für unsere Zwecke brauchen wir das Lycée und das Collège nicht zu unterscheiden. Das Lycée wird vom Staat, das Collège von der Gemeinde, der Stadt oder auch einer privaten Organisation unter staatlicher Aufsicht geleitet.

der französische Lehrer in einem noch nie dagewesenen Maß auf Präzision in der Sprache, Genauigkeit im Ausdruck und eleganter Form — Qualitäten, die fast ebenso auffallend in den Äußerungen eines Studenten bei einem mündlichen Wettbewerb wie in einer ausgearbeiteten Ansprache eines Professors bei einer formellen Gelegenheit erscheinen.

Nach einem bitteren Kampf erreichten die Franzosen im Jahre 1902 eine etwas radikalere Lösung des Streites zwischen den Klassikern und der modernen Wissenschaft, als man in Deutschland errang, wo zwischen dem klassischen Gymnasium mit Latein und Griechisch und der Oberrealschule ohne beides das Realgymnasium, in der Mitte stehend, Latein, moderne Sprachen und Naturwissenschaften enthält. Die zwei Bakkalaureatsgrade, den klassischen und den naturwissenschaftlichen, ersetzten die Franzosen im Jahre 1902 durch einen einzigen Grad in Anerkennung des gleichen kulturellen und erziehlichen Wertes der zwei gesonderten höheren Schulen, der humanistischen und der naturwissenschaftlichen. Der Erlaß, der die Reform verkörpert, umriß einen elfjährigen Studiengang — vier Jahre Elementarschule, darauf sieben Jahre höhere Schule, die sich wieder in zwei aufeinanderfolgende Zyklen von vier respektive drei Jahren teilte. Der erste, vierjährige Zyklus gab den Schülern die Wahl zwischen einem klassischen Kurs und einem Kurs, der sich auf Französisch und modernen Sprachen aufbaute. Der zweite Zyklus, der die letzten drei Jahre umfaßte, bot vier Kurse — Latein und Griechisch, Latein und moderne Sprachen, Latein und Naturwissenschaften, und endlich Naturwissenschaften und moderne Sprachen. Auf diese Weise konnte der Student in Frankreich wie in anderen europäischen Ländern auf die Universität gehen und das Studium der Medizin aufnehmen auf der Basis einer hauptsächlich klassischen oder einer hauptsächlich modernen Erziehung oder aber eines beide umfassenden Kompromisses.

Januar 1921 riet M. Léon Bérard, Minister des öffentlichen Unterrichts, dem Conseil Supérieur de l'Instruction Publique[1]) dringend eine Abänderung der 1902 angenommenen Einrichtung, und zwar in dem Sinne, daß vier Jahre Latein und zwei Jahre Griechisch von allen Studenten verlangt werden sollten. Der Conseil, der die Reformen von 1902 nicht uneingeschränkt billigte, lehnte es ab, M. Bérards vorgeschlagene Neuordnung zu bestätigen. Trotzdem machte ein Erlaß des Präsidenten M. Bérards Reformen zum Gesetz. So, wie die Sachen jetzt stehen[2]), wird jeder höhere Schüler Frank-

---

[1]) Eine beratende Körperschaft, die aus fünf Akademikern, neun Erziehern (im weitesten Sinn), achtzehn Professoren als Vertretern der Hochschule, zehn Vertretern der höheren Schulen, sechs Volksschullehrern und vier Privatschullehrern besteht.

[2]) Juli 1924.

reichs, der am 1. Oktober 1923 anfängt, mindestens vier Jahre Latein und zwei Jahre Griechisch haben, während alle Schüler den ganzen Kurs hindurch dieselbe naturwissenschaftliche Ausbildung bekommen werden; Schüler, die Latein und Griechisch am Ende der jeweils geforderten Zeit aufgeben, haben statt dessen Französisch und eine andere moderne Sprache zu nehmen[1]). Zugunsten dieses Schritts, durch den in der höheren Erziehung in Frankreich die Grenzen der Wahl so eng gesteckt sind wie nirgends in der westlichen Welt, wird mit Recht angeführt, daß die französische Kultur ausgesprochen gräko-romanisch ist; andererseits wird eine solche Festlegung, die wie diese in einem politisch demokratischen, wenn auch noch nicht sozialdemokratischen Lande erfolgte, in einem Zeitalter industriellen, wissenschaftlichen und sozialen Fortschritts kaum lange unkritisiert bleiben.

Im französischen Unterricht werden zwei Dinge stark betont — Leichtigkeit des mündlichen und schriftlichen Ausdrucks und eine ernste Beschäftigung mit spezifischen Aufgaben. Der französische Schüler lernt sich mit etwas beschäftigen, zu sprechen und zu schreiben. So beschäftigt sich das Lycée wie das Gymnasium mit der Ausbildung und Schulung der tüchtigen und fleißigen Geister, obgleich — das sei auch gesagt — der Bereich der Möglichkeiten groß genug ist, um Spielraum für die Entfaltung anderer geistiger Fähigkeiten zu gewähren. Versetzung von einer Klasse zur anderen geht mit mehr oder weniger Milde vor sich; das Bakkalaureatsexamen aber ist unnachsichtig und daher von ausgesprochener und ganz einzigartiger Bedeutung. In einer Zeitspanne von sieben Jahren (1902 bis 1908 einschließlich) fielen 46 vH der Bakkalaureatskandidaten durch[2]). Da nur diejenigen, die es bestehen, zur Universität zugelassen werden, so ist klar, daß die französischen Medizinstudenten intellektuell eine sehr ausgewählte und wohlvorbereitete Gruppe darstellen.

---

[1]) Einen ausführlichen Bericht über die Kontroverse gibt M. Leon Bérards: Pour la Réforme Classique de l'Enseignement Secondaire. Paris 1923. Eine gemäßigte kritische Besprechung siehe bei A. A. Méras: The Eternal Controversy in French Secondary Education. Teachers College Record. November 1923. Die Kontroverse ist noch nicht geschlossen; während dieses Buch in Druck geht, wird ein Wechsel im Ministerium von der Ankündigung begleitet, daß M. Bérards Erlaß möglicherweise in der Richtung der Reform von 1902 modifiziert werden wird.

[2]) F. E. Farrington: French Secondary Schools. S. 46. New York 1910. Man muß jedoch im Auge behalten, daß die Schüler das Examen ein zweites und drittes Mal versuchen dürfen.

V.

Zwischen dem französischen und deutschen System einerseits und dem anderer kontinentaler Länder andererseits bestehen Organisationsverschiedenheiten, sie sind jedoch vom Standpunkt unserer gegenwärtigen Untersuchung aus von untergeordneter Bedeutung; denn überall auf dem Kontinent ist die höhere Schule ein auswählendes Institut, keineswegs starr, aber immer streng; die Lehrer sind wissenschaftlich gebildet und hoch geachtet, die Erziehung wird ernst genommen, und der Erfolg in der Schule ist der Paß zu sozialer Anerkennung und zur beruflichen und offiziellen Stellung. Der Ton des sozialen Lebens in der Schweiz, Holland und Skandinavien ist ausgemacht demokratischer als in Frankreich und Deutschland; und die Gebühren für die höhere Schule sind niedriger. Trotzdem ist der intellektuelle Standard hier nicht niedriger. Es ist ebenfalls interessant zu bemerken, daß die wachsende Popularität der modernen Studien die Forderungen an den Schüler nicht verringert hat. Der kontinentale Lehrer der modernen Fächer verlangt ebensoviel wie sein Bruder, der die klassischen Fächer lehrt.

Der demokratischere Anstrich der schwedischen Gesellschaft zeigt sich in der gemeinsamen Grundschule — einem fünfjährigen Kursus, der hauptsächlich moderne Sprachen, Grundzüge der Naturwissenschaften, Geographie und Mathematik gibt. Mit dem sechsten Schuljahr stehen dem späteren Universitätsstudenten drei Wege offen, von denen zwei — das lateinische Gymnasium und Realgymnasium, die beide vier Jahre dauern — für den Studenten der Medizin in Betracht kommen. Ersteres legt das Hauptgewicht auf Latein — Griechisch ist wahlfrei —, ohne jedoch Französisch, Deutsch, Englisch oder die Naturwissenschaften auszulassen; letzteres hat weder Latein noch Griechisch und dafür mehr Stunden für Mathematik, moderne Sprachen und Naturwissenschaften. Auf diese Weise kann der Schwede auf die Universität gehen und Medizin studieren, ohne Latein zu können.

Für unsere Zwecke läßt sich Dänemark zu Schweden stellen. Die Volksschulen liefern eine gemeinsame Grundlage bis zum elften Lebensjahr, und sie selber gehen bis zum vierzehnten. Mit elf jedoch kommen die Schüler, die ins Geschäft oder auf die Universität wollen, auf die Mittelschule mit ihrem vierjährigen Kursus, an deren Schluß der spätere Universitätsstudent das dreijährige Gymnasium betritt. Differenzierung an zwei Stellen, gelehrter Unterricht und lange Tradition, die ernster Arbeit günstig ist, bringen im demokratischen Dänemark im wesentlichen einen Typ hervor, der dem Westeuropas gleichwertig ist. Bis zum Ende der Mittelschule haben alle Schüler praktisch einen einzigen Lehrgang; innerhalb des dreijährigen Gymnasiums gibt es drei Kurse — den klassischen, der auf Latein und Griechisch starkes Gewicht legt und die Naturwissenschaften überhaupt beiseite läßt; den neusprachlichen mit Latein (nur wenig reduziert) und den Anfangsgründen der Naturwissenschaft; den mathematisch-naturwissenschaftlichen, ohne Griechisch oder Latein, aber schwer belastet mit den Fächern, die dem Kurs den Namen geben. Hinsichtlich der Qualität des Unterrichts und der Strenge der Anforderungen an den Schüler besteht überhaupt kein Unterschied. Wie in Deutschland muß sich der Student der Medizin, der von dem mathematisch-naturwissenschaftlichen Kurs kommt, auf eigene Faust einiges Latein aneignen.

In Holland ist die höhere Bürgerschule ohne Griechisch und Latein viel populärer als das Gymnasium, das die konservativste höhere Schule in Westeuropa ist[1]), teilweise vielleicht, weil der gymnasiale Kursus sechs, der der Bürgerschule dagegen nur fünf Jahre dauert. Die Universität läßt die Absolventen beider Schulen zu; bis 1920 jedoch konnte der Bürgerschulstudent den medizinischen Doktorgrad nicht erwerben, wenn er nicht Latein nachlernte. Er konnte Arzt werden, selbst Professor in der Fakultät, aber technisch nicht „Doktor". Eine neuerliche Verfügung hat dies beseitigt. Der holländische Student kann also wie der schwedische, im Gegensatz zum deutschen und dänischen, seine medizinische Ausbildung an der Universität ohne Latein beenden.

Sie alle werden gleicherweise ohne Formalität zur Universität auf Grund des Abgangszeugnisses der höheren Schule zugelassen; ja, mehr noch, diese Zeugnisse werden in ganz Westeuropa als vollwertig anerkannt. Die Universitäten aller Länder, die selbst unter Staatskontrolle stehen, wissen, daß die Abiturienten der unter Staatskontrolle stehenden höheren Schulen des Kontinents eine vollwertige und homogene Studentenschaft bilden; und da das gegenseitig anerkannt wird, kann ein schwedischer oder dänischer Gymnasiast eine deutsche oder Schweizer Universität beziehen und umgekehrt[2]).

VI.

Ein ausgemacht anderes Bild bieten sowohl Großbritannien wie Amerika. Die Einförmigkeit, Bestimmtheit und Qualität der höheren Schulbildung in ganz Westeuropa, die immer unter Staatskontrolle steht und meist vom Staat unterstützt wird, bildet einen scharfen

---

[1]) Im Jahr 1920 gab es 3526 Schüler in den öffentlichen Gymnasien und vielleicht noch 2000 in Privatgymnasien gegen 16453 in öffentlichen und privaten Bürgerschulen.

[2]) In Schweden können Ausländer jedoch den medizinischen Grad, der sie zur Praxis berechtigt, nicht ohne Regierungserlaubnis, die praktisch nicht zu erreichen ist, erwerben.

Gegensatz zu der Ungleichmäßigkeit Großbritanniens und der Lässigkeit, die für Amerika so sehr charakteristisch ist.

Drei höhere Schultypen lassen sich in England unterscheiden: 1. ein Typ, der sich aus den historischen Public Schools und einer sehr viel größeren Zahl privater Grammar Schools zusammensetzt — alles in allem gegenwärtig beträchtlich über hundert; 2. höhere Schulen verschiedenen Ursprungs — einige religiös, einige städtisch, andere fachlich —, die unter dem dauernden Druck einer Reihe von parlamentarischen und administrativen Erlassen ab 1902 allmählich in ein nationales System der höheren Schulbildung umgeschmolzen werden; 3. Privatschulen, die in allen Graden von Güte vertreten sind, von geringen bis zu guten und in einigen Fällen sogar ausgezeichneten. Diese rohe Einteilung zeigt, daß mit dem Überqueren des Kanals die höhere Schulerziehung nicht länger einen annähernd gleichförmigen Erziehungsprozeß und ein annähernd gleichförmiges Erziehungsresultat darstellt, obwohl verschiedene Kräfte — Regierungsinspektionen, Bewilligungen, allgemeine Examina, bestimmte Erfordernisse in der Lehrerbildung — langsam einen annehmbaren Grad der Ordnung zustande bringen. Die sog. Public Schools, die einen sehr großen Teil der sozial und ökonomisch bevorzugten Jugend der Nation erziehen, schützen sich vor der Einmengung des Staates wie der Universitäten[1]). Eifersüchtig kultivieren sie einen bestimmten moralischen, physischen, sozialen und intellektuellen Typ. Die Vorsteher sind gewöhnlich Geistliche — tüchtige Verwalter und ausgezeichnete Klassiker[2]) —, hervorragende Persönlichkeiten des öffentlichen, kirchlichen und Schullebens. Nicht selten führt die Leitung einer Public School später zu einem Bistum, einem Dekanat oder der Leitung eines College von Cambridge oder Oxford. Die Lehrer sind Cambridge- oder Oxfordleute, die sich in der Regel wissenschaftlich und, wenn sie doppeltes Glück haben, sportlich ausgezeichnet haben; viele — obwohl immer weniger — sind Geistliche der anglikanischen Kirche. Da nun die Erziehung in ihrem Leben einen Kreis durchläuft — Public School, Oxford oder Cambridge und zurück zu einer Public School —, ist die Lehrerschaft gewöhnlich in ihren Erziehungsansichten sehr konventionell. Doch sind fortschrittliche und störende Persönlichkeiten — der verstorbene Edward Bowen, der die „moderne Seite" in Harrow gründete, ist ein ausgezeichnetes Beispiel — nicht gänzlich unbekannt.

---

1) Vor kurzem haben einige Public Schools (z. B. Winchester) Regierungsinspektionen erbeten, um von der offiziellen Erfahrung zu profitieren, sie vermeiden aber jegliche Kontrolle durch Ablehnung einer Regierungsunterstützung.

2) Gelegentlich findet man auch einen Naturwissenschaftler als Vorsteher — z. B. Sanderson von Oundle.

Der Lehrgang der Public School hat dieselben Stadien durchlaufen wie der Lehrgang für höhere Schulen auf dem Kontinent. Bowen gründete die „moderne Seite“ in Harrow, indem er zu Beginn mit dem Leiter Dr. Butler die Frage erhob, ob sie der klassischen Seite qualitativ ebenbürtig sein sollte oder nicht; er verwirklichte die bejahende Entscheidung so erfolgreich, daß innerhalb kurzer Zeit, trotz der sozialen Bevorzugung der klassischen Seite, die nach einem halben Jahrhundert noch immer anhält, die „Modernen“ bei dem Wettbewerb um die ersehnten Universitätspreise ausgezeichnet abschnitten. Gegenwärtig bieten die Public Schools mit vielen Abweichungen im einzelnen drei sich überschneidende gleichwertige Kurse — einen klassischen, einen modernen und technischen —, die ihrem Gehalt nach den drei gymnasialen Typen auf dem Kontinent ähnlich sind. Das typische Produkt der englischen Public School ist vor allem der „Gentleman“ — ein gesunder, aber konventioneller Jüngling mit einem hohen Standard persönlichen Ehrgefühls und physischer Gewandheit, gewöhnlich mit einem ausgesprochenen Bewußtsein seiner eigenen sozialen und intellektuellen Überlegenheit und einem geringfügigen oder tüchtigen klassischen, mathematischen oder naturwissenschaftlichen Wissen, je nachdem man ihn zu einem Durchschnittsschüler („passman“) oder einem ausgezeichneten Schüler („classman“) erzogen hat. Die Lehrmethode, besonders die in den obersten Klassen, neigt dazu, die Tüchtigen auf eigene Verantwortung arbeiten zu lassen, so daß sie ein größeres Maß von Selbstvertrauen besitzen als der Schüler auf dem Festland oder, wie wir sehen werden, in Amerika. Andererseits hat der Abschluß des höheren Schulgangs für ihre Weiterbildung keine besondere Bedeutung. Gleichgültige Schüler werden geduldet, gedrillt und schließlich, wenn die Eltern es wünschen, zur Universität gebracht[1]), wo sie als Durchschnittsleute ein mehr angenehmes als fleißiges Leben führen. Die Gutbegabten und Ehrgeizigen werden tüchtig herangenommen; obgleich der Streber verachtet wird und die gute Sitte auch vom ernsten Schüler verlangt, sich dem konventionellen Verhalten anzupassen, ist die Schule stolz auf Konkurrenz in intellektueller Leistung. Tüchtige Schüler bleiben gewöhnlich ein oder zwei Jahre über die Zeit hinaus, wo sie in Oxford oder Cambridge eintreten dürften, in der Schule — teils weil das Leben angenehm ist, teils weil die Lehrer sie gern als heilsamen Einfluß auf die jüngeren Schüler zurückbehalten, teils weil sie der Schule sportlichen Ruf bringen, und teils, damit sie die Universität mit reiferem Wissen beziehen. Man spornt und reizt die Mitglieder

[1]) Die Universitätsausbildung wird noch nicht als geschäftliche, wenn auch als wichtige soziale Angelegenheit betrachtet. Daher ist der Vomhundertsatz der Absolventen höherer Schulen, die die Universität beziehen, weit unter dem der Vereinigten Staaten.

dieser Gruppe mit einer stetigen Folge von Preisen und Stipendien an; sie werden Ehrenleute, Preisleute, Fellows usw. an der Universität. Die Auswahl, die auf der Spitze ihren Höhepunkt erreicht, reicht auf diese Weise tief in die höhere Schule hinein. Die Abgangsschüler der englischen Public Schools sind so als Ganzes intellektuell weit weniger homogen als die Abiturienten der kontinentalen Gymnasien, aber die besten haben ein ausgezeichnetes, obgleich gewöhnlich nicht aggressives oder originales Wissen und fehlerlose Manieren.

Spätere Medizinstudenten, die nach Oxford und Cambridge gehen und gewöhnlich, wie wir sehen werden, auch in einer der medizinischen Wissenschaften graduieren, werden noch weiterer Sichtung unterworfen. Sie können ihre ersten Examina nach zwei Jahren machen; der Kandidat, der nach Auszeichnung strebt, darf sein endgültiges Examen nicht über drei Jahre hinaus aufschieben. Auf diese Weise stellen die Universitäten einen bestimmten Wettbewerb mit einer gewissen Zeitgrenze auf, um die besten Leute auszuwählen; nur die Sieger, die ein erstklassiges Examen machen, haben Gelegenheit zu einer wissenschaftlichen oder akademischen Laufbahn. Wer seine Arbeit solcher Konvention nicht anzupassen vermag, geht auf diese Weise der Wissenschaft und den Universitäten zweifellos verloren. Das System ist daher formal und starr, hat aber den großen Vorteil, daß ein wirklich ernsthaftes intellektuelles Studium an bestimmten Stellen, in England wie in Frankreich[1]), eine Gruppe außergewöhnlicher Männer aussucht, die das soziale System der Universitäten zusammenhält und fördert. Denn im Innersten besteht die alte englische Universität aus einer verhältnismäßig kleinen und eng zusammengeschlossenen Gruppe, zu der der Lehrer, die Fellows und die Ehrenstudenten gehören.

Das zusammenfassende höhere Schulsystem, das zuerst Matthew Arnold nach dem Muster des deutschen Gymnasiums seiner Zeit empfahl, ist in Großbritannien noch lange nicht verwirklicht, obgleich man sagen kann, daß die lange bestehenden chaotischen Zustände sich jetzt klären. Durch Geldbewilligungen haben die Behörden Schritt für Schritt eine Verbesserung der Schulverhältnisse erzwungen. Die besten höheren Schulen, die von den großen Stadtgemeinden unterhalten werden, erreichen ein ausgezeichnetes Niveau. Die Public Schools haben sogar bei einem kürzlich in Cambridge abgehaltenen Examen zwecks Verteilung von Stipendien — einst ein Monopol der Public Schools — weniger Stipendien gewonnen als die behördlich oder sonst staatlich unterstützten Grammar Schools; selbst einige der Trinitystipendien — das Blaue Band — gewannen diese letztgenannten[2]).

[1]) In Frankreich in Verbindung mit dem Internat, s. S. 211ff.

[2]) The Cambridge Review, 14. Januar 1921.

Andererseits sind diese Schulen noch lange nicht einheitlich. Sie zeigen immer noch eine bedauerliche Verschiedenheit in allen wesentlichen Dingen. Dasselbe läßt sich noch nachdrücklicher von den Privatschulen sagen: es gibt deren die verschiedensten Qualitäten, von wenig leistungsfähigen geschäftlichen oder religiösen Unternehmungen an bis zu gutgeführten, wenn auch manchmal etwas engherzigen Vorschulen. Weil so die Absolvierung einer höheren Schule immer noch ein unsicheres Bildungszeichen ist, halten die Universitäten eigene Eintrittsexamina ab, deren Niveau weit unter dem Abgangszeugnis oder Bakkalaureat des Kontinents liegt. Während Studenten in den Ehrengruppen der Universität sich an Reife mit dem kontinentalen Studenten vergleichen lassen, bedeutet der Eintrittsstandard für Durchschnittsstudenten wirklich nur eine ein- oder zweijährige Fortsetzung bloßer Mittelschularbeit auf der Universität.

VII.

Nichts in Amerika entspricht den englischen Schulen, die einen klaren Unterschied zwischen dem tüchtigen und dem gleichgültigen Schüler machen. Der erstere setzt seine Ausbildung für die Universität weit über das verhältnismäßig niedrige Mindestmaß weiter fort, auf dessen Grundlage letzterer seine rein oberflächliche Ausbildung erhält. Die vom Staat unterstützten und die privaten höheren Schulen der Vereinigten Staaten borgen von England ein paar äußerliche Kennzeichen; ihre Schüler stammen meist aus den ökonomisch und sozial bevorzugten Kreisen; die Lehrer heißen manchmal „master“ und der Vorsteher manchmal „headmaster“. Aber unter der Lehrerschaft dieser Schulen findet man gewöhnlich nicht den gutausgebildeten und feinen Gelehrtentyp, wie er in den englischen Public Schools und staatlich unterstützten Schulen so oft vorkommt. Fast überall in Amerika stellt der Lehrplan der Boarding school oder der Vorschule die gleichen Anforderungen an alle; eigentlich die ganze Schülerschaft durchläuft in der gleichen Zeitdauer denselben Ausbildungskursus; sein Anfang und Ende sind die Forderungen für den Eintritt ins College — sicherlich höher, wenn auch unsystematischer als der Standard für Durchschnittsstudenten von Oxford und Cambridge, aber weit unter dem Niveau der „Ehrengruppe“. Intellektueller und gelehrter Wetteifer ist sicherlich kein charakteristischer Zug der Mittelschulen Amerikas.

Alle Staaten haben es unternommen, für eine allgemeine freie höhere Schulbildung zu sorgen. Innerhalb der letzten zwei oder drei Jahrzehnte haben sich die vierjährigen höheren Schulen so rasch vermehrt, daß dem Namen und der Form nach wenigstens eine freie höhere Schulbildung mit vielen Fächern den amerikanischen Knaben und Mädchen allgemeinzugänglich ist. Es versteht sich von selbst, daß eine so plötzliche Entwicklung nicht tiefgehend sein konnte. Befriedigende Gebäude, Ausstattungen und eine mehr oder weniger geeignete Lehrerschaft — wovon eine beträchtliche, aber abnehmende Zahl Männer sind — sind in einigen großen Städten zu finden; aber weder bezüglich des Gehalts noch der Erziehungsmöglichkeiten noch der Würde ist die Stellung eines Oberlehrers oder Direktors einer höheren Schule in Amerika gewöhnlich anziehend. Auch begünstigt die innere Organisation der Schulen die Entwicklung tüchtiger und ehrgeiziger Schüler nicht. Der Lehrgang dauert für alle gleichmäßig vier Jahre; meistens erfüllen die Schüler dieselben Aufgaben während derselben Zeit; die Schule wie das allgemeine Leben bieten zu viele gesunde und ungesunde Zerstreuungen als Abwechslung für die dauernde geistige Anstrengung. Unter diesen Umständen bestimmt der Mittelmäßige und Gleichgültige nur zu häufig das Tempo und die Lehrmethode, mit dem Resultat, daß der amerikanische Junge, der außerhalb der Schule soviel Selbstvertrauen und Unabhängigkeit besitzt, geistig außerordentlich hilflos und unreif ist. Ein mitfühlender englischer Kritiker schrieb vor etwa fünfzehn Jahren: „Es ist ein Staatsverbrechen, nicht das leichte Bier zu trinken, sondern nach einem stärkeren als die meisten vertragen können, zu verlangen. Die tüchtigsten Schüler ... arbeiten nach demselben Prinzip wie der Dummkopf und Faulpelz und machen das nur gut, was sie schlecht machen[1]).“ Daß die Sachlage für einen Fremden im allgemeinen noch jetzt denselben Charakter trägt, läßt sich aus einer neuerlichen Bestätigung von HILLS Eindruck durch einen französischen Beobachter vermuten: „Die höhere Schulbildung scheint mir der schwächste Punkt des amerikanischen Erziehungssystems zu sein. Der Schüler, der mit achtzehn Jahren die Schule verläßt, hat keine genügende intellektuelle Ausbildung genossen ... Nach dem Verlassen der höheren Schule kommt er oft mit beträchtlichen Lücken selbst in Beherrschung der englischen Sprache zur Universität[2]).“ Diese ungünstigen Urteile über die höhere Schulbildung in den größeren Städten werden von unvoreingenommenen amerikanischen Schulmännern anerkannt.

In den kleinen Städten und ländlichen Distrikten ist die höhere Schule notwendigerweise noch dürftiger. Hunderte von höheren Schulen existieren in den kleinen Städten, Dörfern und ländlichen Distrikten, in denen ein paar schlechtvorbereitete und überarbeitete Lehrer versuchen, kleine Gruppen unausgewählter und schlechtunterrichteter Knaben und Mädchen durch ein sog. höheres Schulprogramm durchzubringen. Dennoch läßt man die Absolventen dieser neugegründeten höheren Schulen wie die Absolventen der solideren städtischen

---

[1]) G. BIRKBECK HILL: Harvard College by an Oxonian. New York 1906, S. 241.

[2]) CAULLERY, MAURICE: loc. cit., S. 66 und 138.

höheren Schulen zur Staatsuniversität und zu vielen staatlich unterstützten und privat geleiteten Colleges zu auf Grund von Zeugnissen, die eigentlich nur die irgendwie fertiggebrachte Anhäufung einer bestimmten Anzahl von „Anerkennungen“ oder „Arbeitseinheiten“ bezeugen und eher die verbrauchte Zeit als die Güte der Leistung nachweisen.

Die Wahrheit ist, daß man von der amerikanischen höheren Schule verschiedene, einander widerstrebende Dinge verlangt, mit dem Resultat, daß der niedrigere Standard den höheren gewöhnlich überwiegt. Wie ich schon sagte, sind in großen und kleinen Städten und auf dem Lande die höheren Schulen frei und allen zugänglich. Sie sollen zu ein und derselben Zeit die Begabteren ausbilden und soviel wie möglich für die weniger Begabten tun; und eine falsche Auffassung der Demokratie, die außer acht läßt, daß Differenzierung auf Grund des Talents nicht nur demokratisch, sondern die Rettung der Demokratie ist, schrickt vor jedem Schritt zurück, der die Tüchtigeren von den weniger Tüchtigen trennen würde. Man kommt nicht darum herum, daß Erziehung, intellektuell betrachtet, Auswahl, Anstrengung und Druck bedeutet, alles Dinge, von welchen Amerika nichts wissen will. Für das jetzige Vorgehen läßt sich jedoch sagen, daß Tausenden von Knaben und Mädchen eine geistig wenig anstrengende, aber sozial und physisch gesunde Lebensweise geboten wird, und daß sie wahrscheinlich mehr vom Leben haben und mehr für es mitnehmen, als es der Fall wäre, wenn zu hohe intellektuelle Anforderungen sie in früher Jugend gänzlich von der höheren Schule ausgeschlossen hätten. Man sollte hinzunehmen, daß die Verwirrung für den Augenblick durch die Vervielfältigung der der Schule auferlegten Verantwortlichkeiten noch größer wird; denn aus Gründen, die jetzt nicht erklärt zu werden brauchen, macht das amerikanische Heim die Tagesschule für einen immer wachsenden Teil der körperlichen und sozialen Ausbildung des Kindes verantwortlich.

Einige der höheren Schulen in Amerika haben trotzdem durch ihre Leistungen einen guten Ruf erworben; und ehrgeizige Schüler erreichen manchmal ein hohes Niveau. Das Resultat ist jedoch zu verschiedenartig, um sich in allgemeinen Ausdrücken charakterisieren zu lassen. Der Absolvent einer amerikanischen vierjährigen höheren Schule ist manchmal tüchtig, ernst, zu wissenschaftlicher Arbeit fähig; oder Tüchtigkeit, Ernst und wissenschaftliche Fähigkeit können ihm mangeln; oder er kann einem der unendlichen Zwischengrade zwischen diesen beiden Extremen angehören. Im allgemeinen werden diese Absolventen zum College zugelassen, nachdem sie eine gewisse Arbeits*menge* geleistet haben — die selbst oft genug bloß nominell ist —, und zwar unter viel zu geringer Berücksichtigung ihrer Qualität. Infolgedessen hat es das amerikanische College mit einer riesigen, unausgewählten Studentenschaft zu tun, deren einzelne Glieder an Tüchtigkeit, Erziehung und Kultur allzu verschieden sind[1]).

VIII.

Nachdem die Studenten auf dem Kontinent das Gymnasium oder Lycée absolviert haben, beginnen sie auf der Universität sofort ihr medizinisches Studium. Innerhalb vernünftiger Grenzen weisen sie daher eine homogene Ausbildung auf; sie sind, wie ich schon sagte, eine ausgewählte Gruppe, die einen strengen, langen höheren Schulunterricht überlebt hat. Was die Fächer betrifft, so können ihre Studien recht verschieden gewesen sein; einige haben eine moderne, andere — und zwar der größere Teil, wenn ihre Zahl auch jetzt zurückgeht — eine klassische Erziehung genossen; aber alle sind so ausgebildet worden, daß sie den Unterricht ernst nehmen, und alle verstehen zu arbeiten.

Mit dem englischen Studenten ist das etwas anderes. Er kann, wenn er in der sechsten Klasse[2]) einer Public School ein guter Schüler ist, seine höhere Schulbildung vollenden, ehe er zur Universität geht; und nachdem er auf der Universität ist, kann er auf dem Gebiet der Naturwissenschaften, im Zusammenhang mit seinem medizinischen Studium, einen akademischen Grad erringen. Die Studenten, die diesen mußevollen Weg gehen, sind verhältnismäßig wenige, jedoch sind sie unbestreitbar wichtig. Es gibt eine zweite Gruppe, die, nach Abschluß ihrer allgemeinen Bildung mit dem Verlassen der Schule, mit dem Eintritt in die Universität sofort ihr medizinisches Studium beginnt; der Zahl nach die größte Gruppe, fängt ihr medizinisches Studium an, indem sie das vom General Medical Council angenommene Minimumaufnahmeexamen besteht — ein Examen, das weit davon entfernt ist, von dem Studenten den Abschluß eines guten höheren Unterrichts zu verlangen[3]). Allerdings

---

[1]) An der Universität von Toronto sind die Immatrikulationserfordernisse für „Ehrenstudenten" strenger als für Durchschnittsstudenten, denn es wird mindestens ein Jahr mehr Vorarbeit verlangt.

[2]) d. h. oberste Klasse.

[3]) Allerdings wurde eine Universitätsimmatrikulation oder eine Aufnahmeprüfung am 1. Januar 1923 die Mindestforderung; doch liegt die Minimumimmatrikulation weit unter dem kontinentalen Standard der Universitätsreife. In Cambridge verlangt sie nicht notwendig eine moderne Sprache oder Naturwissenschaften; in Edinburg verlangt sie nicht notwendig eine moderne Sprache. Im Jahr 1922 waren von 1833 beim General Medical Council eingeschriebenen Medizinstudenten 1283 Immatrikulierte, 531 wiesen anerkannte Zeugnisse niederer Art und 19 einen philosophischen Grad vor; von dieser selben Zahl (1833) wollen einige sowohl einen philosophischen (naturwissenschaftlichen) Grad (B. A.) wie einen medizinischen erwerben — und so ihren Studiengang eher ausdehnen als ändern. So wollen in Glasgow von 1875 (auf Grund der Immatrikulation) eingetragenen

können die Studenten gebildeter sein, als man nach den Mindestansprüchen voraussetzen darf. Aber es ist noch immer wahr, daß die britische medizinische Studentenschaft eine heterogene Gruppe ist und, was die Sache noch schlimmer macht, es finden sich alle drei oben charakterisierten Studentenarten in eigentlich jeder medizinischen Fakultät. In Edinburg, den englischen Provinzuniversitäten und den Londoner Krankenhausschulen finden sich in den Laboratorien und Kliniken Seite an Seite Studenten, die vor Beginn ihres Medizinstudiums oder während desselben einen philosophischen Grad errangen; Studenten, die von der sechsten Klasse zur Medizin übergingen, und Studenten, die das vom General Medical Council angenommene Minimumexamen (nämlich Englisch, Latein, Mathematik und eine andere Sprache) bestanden haben. Daher ist die Studentenschaft der britischen medizinischen Fakultät im Vergleich zu der relativ homogenen Studentenschaft, wie sie für den Kontinent charakteristisch ist, eine ausgesprochen gemischte Gruppe. Die medizinische Fakultät ist daher gezwungen, ihren Unterricht einer verschiedenartigen und unausgewählten Studentenschaft zu erteilen. Wir werden bemerken, wie dies fast unlösbare Problem die medizinische Ausbildung in Großbritannien erschwert.

Der amerikanische Junge vollendet seine höhere Schulbildung nicht auf der höheren Schule, sondern auf dem College; weil der Zögling der höheren Schule beim Abgang oft so unreif und ungenügend ausgebildet ist, sind die meisten amerikanischen Colleges während der ersten zwei Jahre ihrer vierjährigen Ausbildung kaum mehr als höhere Mittelschulen, und noch dazu sehr bequeme. Wenn der amerikanische Junge sein zweites Collegejahr beendet hat, kann er mit seinem Medizinstudium beginnen[1]), ein immer größerer Prozentsatz jedoch bleibt noch zwei Jahre länger auf

---

Studenten vielleicht 20 einen philosophischen oder naturwissenschaftlichen Grad erreichen, während sie zugleich für die medizinische Qualifikation arbeiten. In Edinburg erlangte in einer Zeit von sechs Jahren (1910—1914 und 1922) 10 vH der Graduierten auch den Bakkalaureusgrad, der ein oder zwei Jahre mehr Studium als der medizinische Grad allein erfordert. In Oxford müssen alle Medizinstudenten einen Grad erwerben, der, obgleich man ihn den philosophischen Grad nennt, gewöhnlich aus vormedizinischen Fächern besteht; und in Cambridge tun es fast alle. Eine seltene Ausnahme ist es, den philosophischen Grad auf andere Weise zu gewinnen (z. B. in Mathematik) und dann zur Medizin oder einer der medizinischen Wissenschaften überzugehen. Mit anderen Worten: der Bakkalaureusgrad, den der Medizinstudent erringt, ist gewöhnlich kein Kulturgrad, was man im allgemeinen darunter versteht, sondern ein Wissenschaftsgrad, den der Student dadurch erringt, daß er mehr tut als der medizinische Lehrgang allein für die medizinischen Wissenschaften fordert.

[1]) Einige verlangen eine dreijährige Collegezeit oder den Bakkalaureusgrad.

dem College und fängt mit der Medizin erst an, wenn er einen philosophischen oder naturwissenschaftlichen Grad erworben hat. Äußerlich scheint so die Studentenschaft mehr oder weniger homogen; denn sie besteht aus Studenten, die mindestens zwei Jahre College hinter sich haben. Aber diese Einförmigkeit ist irreführend, denn die Colleges als Masse genommen sind immer noch, wie ich gezeigt habe, ungleichmäßig und milde in ihren Anforderungen, manchmal geradezu kindisch. Sie nehmen das ungleichmäßige Material, das sie von den höheren Schulen bekommen, an; sie stellen, wie die höheren Schulen, keine Ansprüche; sie schätzen einen guten Kerl höher als einen guten Schüler. Wie die höheren Schulen „lehren sie die Schüler" nur zu oft „faul zu sein". Tüchtige, fleißige Studenten können es manchmal weit bringen und tun es auch; aber die große Menge ist in ihren Fähigkeiten viel zu verschieden und mehr oder weniger fleißig, je nachdem es ihr paßt. Dasselbe habe ich von Oxford und Cambridge gesagt; Oxford und Cambridge jedoch schieben den gleichgültigen Studenten sanft, aber fest beiseite. Eine derartige Differenzierung gibt es in einem amerikanischen College nicht. Das amerikanische summa cum laude läßt die Studentenschaft wie die Öffentlichkeit kalt. Daher gibt das Diplom oder Zeugnis des Collegestudenten keine genaue Auskunft über seine Ausbildung, sein Wissen, seine Fähigkeiten und seinen Fleiß. Äußerlich stehen die medizinischen Fakultäten der Vereinigten Staaten etwa auf derselben Bildungsebene; in Wahrheit täuscht aber dieser Anschein, da die Arbeitsjahre und die Anerkennungen, die die Zeugnisse beglaubigen, eine unendlich verschiedene Bedeutung in bezug auf die Bildung haben. Jedoch nehmen die besten amerikanischen, anders wie die englischen medizinischen Fakultäten, die Zeugnisse nicht auf Treu und Glauben hin. Sie fragen nach dem Woher der Anerkennungen und sammeln durch erfahrungsmäßige Auswahl, soweit es ihnen möglich ist, eine etwas homogenere Studentenschaft, obgleich meiner Meinung nach die Studentenschaft selbst dann noch deutlich unter dem Niveau ist, das sie erreicht zu haben scheint. Tatsache ist jedenfalls, daß die medizinische Fakultät, solange die höhere Schule und das College ihre Arbeit nicht besser machen, keine homogene Gruppe mit passendem Niveau finden kann.

Um die Sachlage noch schwieriger zu gestalten, könnte die amerikanische medizinische Fakultät, die ihren erklärten Zulassungsstandard streng durchführen und ein wirklich großes Wissen auf dem Feld der allgemeinen Bildung fordern würde, leicht einen Teil des besten vorhandenen Materials ausschließen. Die höheren Schulen und Colleges, die notwendigerweise von vielen amerikanischen Jungen und Mädchen besucht werden, können ganz einfach keine genügende Ausbildung vermitteln. Das trifft, wie ich gezeigt habe, besonders für weniger dicht bevölkerte Gebiete zu. Unter diesen Umständen würden Intelligenz-

und Fleißprüfungen, wenn sie möglich wären, mehr Licht auf die Eignung des Studenten werfen als man jetzt aus seinen Zeugnissen und Diplomen ablesen kann. Jedenfalls muß die amerikanische Fakultät die Fähigkeiten des Studenten selbst abschätzen und ihn in die Geheimnisse ernsten und selbstvertrauenden intellektuellen Strebens einweihen[1]).

IX.

Die Art, in der der Student von der höheren Schule zur Universität übergeht, ist nicht ohne Bedeutung. Ich habe darauf hingewiesen, daß auf dem Kontinent Universität und höhere Schule unter Staatskontrolle stehen; sie gehören praktisch zu einem einzigen System. Der Student geht daher so natürlich von der höheren Schule zur Universität über, wie er von einer Klasse zur anderen in der höheren Schule kommt. Andererseits ist der Abschluß seiner höheren Schullaufbahn ein wichtiger Augenblick. Die Examina werden in Deutschland von und in der Schule in Gegenwart von Regierungsvertretern mit großer Feierlichkeit abgehalten. Sie sind eine ernste Sache, dauern mehrere Tage und bestehen gewöhnlich aus schriftlichen und mündlichen Prüfungen — letztere von ungemeiner Bedeutung. Der Staat will wissen, ob der Schüler die Fähigkeiten und die Bildung besitzt, die für ein höheres Studium nötig sind; die Examina gelten daher der allgemeinen Bildung und allgemeinen Fähigkeit des Schülers; sie prüfen sowohl seine Fähigkeiten wie sein Wissen. Die Examinatoren werden ausdrücklich gewarnt, solche Prüfungen, für die geschicktes „Pauken" etwas nützen könnte, zu vermeiden zugunsten von „allgemeiner Bildung", „dauernder wesentlicher Ausbildung" — genau das Gegenteil von dem, was — wie wir sehen werden — gewöhnlich in Großbritannien und ganz allgemein in den Vereinigten Staaten passiert, wo Examensfragen über winzige spezialisierte Abschnitte, für die das Pauken einen Sinn hat, im Schwange

[1]) Ich bin mir der Schwierigkeit und Gefahr, die in den Verallgemeinerungen liegen, auf die sich eine so kurze Zusammenfassung eines so großen Themas beschränken muß, wohl bewußt. Dennoch fühle ich mich bezüglich der objektiven Richtigkeit der oben angeführten Schlüsse ganz sicher. Sie ließen sich, wenn der Raum es erlaubte, durch Tatsachen und die Ansichten vieler Beobachter stützen. Ich erlaube mir, ein Zitat aus einer sehr wichtigen Quelle zu geben — es stammt, nebenbei, von einem Professor einer großen amerikanischen medizinischen Fakultät, der jahrelang in Europa studiert hat: „Es hat mich dauernd erstaunt, zu finden, daß es Leute mit erstklassigen Bildungsmöglichkeiten während ihrer Schul- und Collegejahre gibt, die dennoch so wenig elementares und genaues Wissen auf die medizinische Fakultät bringen. Ich wage zu glauben, daß das viel häufiger in den Vereinigten Staaten als in den europäischen Ländern passiert." — Eine Prüfung in den modernen Sprachen scheint die oben ausgesprochene Ansicht zu unterstützen. S. S. 86/87 und Anm. S. 87.

ist. Dieser Umstand allein würde, wenn alles übrige gleich wäre — was es nicht ist —, die Überlegenheit der kontinentalen höheren Schulbildung erklären.

Da die höheren Schulen in England und Amerika so ungleich sind, suchen die Colleges und Universitäten durch eigene Einrichtungen die Fähigkeiten der Kandidaten zu prüfen. Zu diesem Zweck existieren in England ein Dutzend Behörden; in den Vereinigten Staaten ist die Sachlage sehr verwirrt. Gewisse Colleges und Universitäten, besonders in den östlichen Staaten, halten ihre eigenen Examina ab oder, besser noch, sie nehmen die Examenvorschläge einer kooperativen Körperschaft, des College Entrance Examination Board, an. Examina dieser Art sind vom praktischen Standpunkt aus in Amerika als die besten anzusehen, dennoch erfüllen auch sie ihren Zweck öfters nur in unbefriedigender Weise, denn sie behindern den guten Lehrer, während sie es dem beschränkten oder faulen Kopf ermöglichen, den Zweck des Examens durch geschicktes Einpauken zu umgehen. So ermöglichen es Lehrer und Paukerei dem im Grunde ungebildeten Jungen, den Anforderungen, die über seine Bildung Ausweis geben sollen, gerecht zu werden; und in England besonders wirkt ein übermäßiger Wettbewerb um Auszeichnungen dahin, den Studenten mit der Meisterung dessen, was man schon weiß, zufriedenzustellen, anstatt ihn mit Eifer zu weiterem Forschen anzufeuern. In den südlichen, mittleren und westlichen Teilen der Vereinigten Staaten ist das Examen praktisch durch das Schulzeugnis ersetzt worden. So werden, wie ich gezeigt habe, die Studenten zum College — und nur zu oft zu Collegegraden — durch Beibringung von Zeit- und Massenbescheinigungen zugelassen — einer Art Buchführung, die mit Bildung überhaupt nichts zu tun hat. Und wirklich kann kein Examens-, Inspektions- oder Zeugnissystem eine schlechte Schule zu guter Arbeit zwingen. Die Schulen selbst müssen gut sein[1]).

X.

Strenge Kritiker des nationalen Erziehungssystems finden sich heutzutage in allen Ländern; aber gerade der Fremde wird, wenn er sich vielleicht auch der Mängel bewußt wird, die Vorzüge besonders schätzen. Benson z. B. hat völlig recht, wenn er dem typischen englischen Schuljungen vorwirft, daß er konventionell, unoriginell, ein Abklatsch sei[2]); die Kritiker des kontinentalen Systems sind im Recht, wenn sie die Disziplin des Gymnasiums als zu unbeugsam, seine Unterrichtsart zu formal und pedantisch, seinen sozialen Ton im ganzen bourgeois, wenn

[1]) „Perverse studet qui examinibus studet" war ein Lieblingsausspruch Wolfs. Zitiert von Matthew Arnold: Higher Schools and Universities in Germany. London 1882, S. 55.

[2]) S. The Upton Letters und From a College Window, passim.

nicht aristokratisch finden; und diese Fehler sind auch von nicht geringer Bedeutung. Es ist schon etwas, wenn man wie die Amerikaner antworten kann, daß außer ein paar privaten ausländischen Vorschulen die amerikanische höhere Schule danach strebt, in ihrer Disziplin vernünftig und kameradschaftlich, im Lehrplan biegsam, in der Methode nicht formal und in ihrem Geist demokratisch zu sein.

Die Sache hat jedoch noch eine andere Seite. Die wirksame Tätigkeit der modernen Gesellschaft hängt von dem Dienst gutausgebildeter Leute ab. Das vorliegende Buch hat es nur mit einem einzigen Gebiet, der Medizin, zu tun; aber was für die Medizin zutrifft, gilt auch für ein Dutzend anderer Gebiete. Jedes erfordert seine eigene technische Ausbildung; aber immer klarer wird es, daß die berufliche Ausbildung ernstlich durch den Mangel einer richtigen Grundlage leiden kann. Eine medizinische Ausbildung auf moderner Grundlage läßt sich nicht jedem mitteilen; sie läßt sich mit Erfolg nur Leuten von gutem, angeborenem Verstand, der zu ernster Arbeit ausgebildet ist, mitteilen. Die höhere Bildung hat viele Zwecke zu erfüllen; aber man kann nicht sagen, daß sie ihren besonderen Zweck, auf das Studium der Medizin vorzubereiten, wirklich erfüllt hat, wenn sie nicht eine geeignete Gruppe auswählt und sie angemessen ausbildet. Die kontinentale höhere Schule erfüllt diese Aufgabe wenigstens einigermaßen, was auch sonst ihre Fehler sein mögen; die Engländer erreichen sie mit einer kleinen, aber bestimmten Gruppe; die amerikanischen höheren Schulen und Colleges wählen nicht aus und verschieben eine ernsthafte Ausbildung nur zu oft, bis der Student die Berufsschule selbst erreicht. Wenn wir uns vorstellen, daß die verschiedenen Nationen ihre angehenden Mediziner in Gruppen zusammenordnen würden, so würde die festländische Gruppe nach Alter und geschulten Fähigkeiten am gleichförmigsten sein; die englische Gruppe, als Ganzes genommen, würde die größte Verschiedenheit nach Jahren und Reife darstellen; die amerikanische Gruppe würde die größten Unterschiede an Fähigkeiten, Disziplin, Wissen und Eignung bieten.

Es ist im Lauf eines kurzen Kapitels unmöglich, auch nur die wichtigsten Punkte eines so weiten Themas, wie das der höheren Schule in vielen Ländern, aufzuzeigen. Es ist klar, daß die höheren Schulen unter modernen Bedingungen noch außer der Ausbildung der Schüler zu speziellen Universitätsstudien wichtige Aufgaben zu erfüllen haben. Es ist jedoch völlig angemessen zu fragen — wie ich gefragt habe —, wie gut sie sich einer besonderen Aufgabe entledigen — in diesem Fall der Vorbereitung auf das Studium der Medizin.

Wenn wir die Sachlage noch einmal betrachten, müssen wir zu der Überzeugung kommen, daß die höhere Schulbildung in allen Ländern eine Revision und Neuanpassung nötig hat. Auf dem Festland ist die höhere Schule zu unbiegsam, zu formal; die Ausscheidung veralteten Lehrstoffs geht zu langsam vor sich; die Tradition ist zu stark; auf die Interessen und Fähigkeiten des normalen Kindes wird zu wenig Rücksicht genommen. In England und Amerika andererseits ist der Glaube an intellektuelle Qualität ungenügend. Der Festländer glaubt wirklich an Erziehung, im Sinne von Auswahl und Ausbildung; der englische Glaube an Erziehung als einer intellektuellen Disziplin und nicht einer sozialen Möglichkeit ist langsam im Wachsen; in Amerika jedoch, mit seinem kindlichen Glauben an die Bedeutung der Bildung, im Gegensatz zur Unbildung, schätzt man intellektuelle Unterscheidung und Auswahl viel zu wenig und viel zu niedrig auch die intellektuelle Führerschaft auf seiten der Institute, die der Wissenschaft ergeben sind. Die Welt braucht notwendig eine kritische vergleichende Studie der höheren Schulbildung mit besonderer Bezugnahme auf höhere berufliche Ausbildung als Grundlage für eine Neuordnung von Schule und Universität.

Aus allgemeinen Gründen jedoch ist eine tüchtige höhere Schule nirgends so wichtig wie in neubesiedelten Ländern; denn diese Länder müssen unter anderem ihre Schulen dazu bringen, die Mängel ihres kulturellen Hintergrundes auszugleichen. Der Krieg erschütterte Europa in seinen Grundfesten; er zerstörte Menschen, Geld und Regierungsformen; er machte soziale Kräfte frei, deren Folgen sich noch nicht absehen lassen; aber nichts beweist, daß er auch den Standard der Werte verschlechterte oder den Kulturgütern der Alten Welt schadete: ersterer sichert den Bildungsstandard, letztere ergänzen die Arbeit der Schulen in reichhaltiger Weise. Amerika besitzt bis jetzt weder einen bestimmten Bildungsstandard noch große kulturelle Hilfsquellen. Man braucht sich darüber nicht zu wundern und nicht zu beklagen; um so wichtiger ist es jedoch, diese Tatsache sich und anderen klarzumachen.

IV. Naturwissenschaft als Grundlage; moderne Sprachen.

I.

Vor allen Dingen sollte der Arzt ein gebildeter Mann sein; das erfordern seine Stellung im Gemeinwesen und seine Beziehungen zu seinen Patienten und ihrer Familie. Wie wir gesehen haben, achten die festländischen Nationen auf diesen Punkt. Man kann mit Sicherheit annehmen, daß der junge Mann, der das Bakkalaureat in Frankreich bestanden oder sein Abiturientenzeugnis in Deutschland, der Schweiz, Dänemark oder Schweden bekommen hat, im technischen Sinn des

Wortes eine passende Bildung hat. Und seine Schulausbildung ist ergänzt durch den Gewinn, den er aus der Kultur seiner Umgebung schöpft.

In Großbritannien liegt die Sache wesentlich anders. Der Preisträger aus der sechsten Klasse, der in Oxford, Cambridge, Edinburg oder London einen Ehrengrad erwerben will, ist nicht nur ein vielversprechender Student, sondern auch ein ausgezeichneter Kerl. Er stellt jedoch, wie wir gesehen haben, nur eine sehr kleine Minderheit — weniger als ein Zehntel — der Medizinstudenten Großbritanniens dar. Die übrigen bilden eine heterogene Masse, von denen wahrscheinlich nur wenige eine wirkliche Bildung erreichen werden. Nicht ganz unähnlich — wenn auch im allgemeinen schlechter — ist die Lage in Amerika, wo die jetzt geforderte höhere Schul- und Collegebildung den Anschein eines hohen, gleichförmigen Standards erweckt, der aber den Tatsachen nicht entspricht. Denn, wie ich zu zeigen versucht habe, die höheren Schulen und Colleges sind so unzureichend, der kulturelle Hintergrund und die häusliche Umgebung so dürftig und die Tradition bis jetzt noch so wenig wirksam, daß der Arzt nur gelegentlich gebildet ist. Die besten Schulen sind an kultureller Qualität ihres Schülermaterials den schlechteren Schulen einigermaßen überlegen; selbst sie jedoch erreichen das europäische Niveau nicht. Wer hieran zweifelt, mag sich überzeugen durch einen Vergleich der medizinischen und chirurgischen Literatur der verschiedenen Länder in bezug auf Ausdruckskraft, Hintergrund, Vertrautheit mit der Geschichte der Medizin und andere Kriteria, an denen man nicht nur technisches Können, sondern auch allgemeine Bildung zu erkennen vermag.

II.

Das spezielle Studium des Medizinstudenten beginnt überall mit Physik, Chemie und Biologie. Es ist heutzutage sicher überflüssig, die Bedeutung einer angemessenen Beherrschung der grundlegenden Naturwissenschaften zu betonen. Der Forscher — selbst der klinische Forscher — wird dauernd auf sie zurückgeführt; nicht nur braucht er ein gutes Fundament in den grundlegenden Naturwissenschaften, bevor er seine rein medizinische Ausbildung beginnt, sondern er muß sich auch von Zeit zu Zeit durch Kontakt und Studium über ihre Fortschritte auf dem laufenden erhalten. Der Praktiker befindet sich in einer schwierigen Lage; ohne klare, scharfe Kenntnisse der grundlegenden Naturwissenschaften kann er als Student seine medizinischen Fächer nicht verstehen und in der Praxis die laufende Literatur nicht lesen und sich nutzbar machen. Seine Chancen, sich mit ihnen während oder nach dem medizinischen Studium bekanntzumachen, sind gering. Er muß daher wohl vorbereitet sein, ehe er sein medizinisches Studium beginnt.

Der Nutzen, den Mathematik und Zeichnen leisten können, ist noch nicht so klar, wird es aber immer mehr. Studenten der Biologie, wozu auch die Medizin gehört — ich spreche immer von Universitätsstudenten, nie vom Handwerkertyp, der nach meinem Urteil überhaupt nicht in die Medizin gehört —, sollten, wenn sie mathematisch befähigt sind, mit einigem Wissen in der Trigonometrie und Differenzial- und Integralrechnung und der Fähigkeit, graphische Darstellungen zu machen und zu lesen, an ihr Medizinstudium herangehen. Außer der schon besprochenen Tatsache, daß die Wissenschaft mathematischer Form zustrebt, muß der Student der Medizin mehr und mehr imstande sein, Formeln, graphische Darstellungen, statistische Schemata und Skizzen zu verstehen und anzuwenden — teils als Grundlage weiterer Forschung, teils um die Methoden zu kontrollieren[1]), die er benutzt hat. Andererseits wäre es falsch, wenn man auf alle, die Medizin studieren wollen, ein strenges einförmiges Schema anwenden wollte; über wesentliche Züge hinaus, die natürlich da sein müssen, kann die Medizin verschiedene Typen von Fähigkeiten und Ausbildung gebrauchen; es ist daher besser, daß der Student, wenn er wirklich tüchtig ist, dort Fuß faßt, wo er stark ist, als daß er seine Jahre mit dem erfolglosen Versuch verbringt, sich da zu stärken, wo er eine angeborene Schwäche hat.

Es ist klar, daß der Erwerb einer komplizierten, zum medizinischen Studium nötigen Ausrüstung nicht verschoben werden kann, bis der Student das Medizinstudium selbst beginnt; das muß einen wesentlichen Teil seiner vormedizinischen Ausbildung ausmachen. So löst sich durch die Macht der Umstände das Dilemna für den Schüler der höheren Schulen aller Länder: Naturwissenschaft, Mathematik und Zeichnen müssen auf der höheren Schule oder auf dem College erworben werden — sonst kommt nie die richtige Gelegenheit wieder, sie überhaupt zu erwerben.

Was für Naturwissenschaft, Mathematik und Zeichnen? Wer, bewußt oder unbewußt, die medizinische Ausbildung als eine Art höheren Gewerbes betrachtet, ist für eine besondere Ausbildung: er möchte, daß der spätere Medizinstudent gerade die Art und Menge allgemeiner Naturwissenschaft gelernt haben sollte, die ihm als Arzt später nützen wird[2]). Wir werden später von Klinikern hören, die dieselbe enge „ad hoc"-Stellungnahme in bezug auf Anatomie und Physiologie haben. Diese kurzsichtige Ansicht ist sicherlich falsch. Eine solche Erfüllung des Buchstabens mit gleichzeitiger Vernachlässigung des Geistes muß enttäuschen: Studenten, die neben ihren spezifischen Kenntnissen keinen Sinn für

[1]) Feldman, W. W.: Biomathematics, mit einer Einleitung von Sir William M. Bayliss. London 1923, S. XII.

[2]) Z. B. Schwalbe: Zur Neuordnung des medizinischen Studiums. Leipzig 1918, S. 58.

wissenschaftliche Methode haben, der sich nur dort, wo man die Wissenschaft breit, frei und exakt betreibt, erringen läßt, werden in ihr medizinisches Studium sicherlich keine moderne Schulung, keinen modernen Blickpunkt und Geist hineintragen.

III.

Die deutschen Studenten bringen einen beträchtlich verschiedenen Grad wissenschaftlicher Ausbildung von der höheren Schule auf die Universität mit[1]). Der Abiturient des klassischen Gymnasiums hat neun Jahre lang wöchentlich zwei Stunden Naturwissenschaft gehabt. Der Unterricht ist hauptsächlich belehrend und theoretisch; und außerdem leidet er unter der ausgesprochenen Minderbewertung der Naturwissenschaften. Zweifellos beklagt ORTH die schwache Beobachtungsgabe der medizinischen Studenten und ihre mangelhafte Ausbildung in der induktiven Methode hauptsächlich mit Beziehung auf den Abiturienten des klassischen Gymnasiums. Andererseits ziehen ebenso hervorragende Mitglieder der medizinischen Fakultät auch weiterhin den klassisch gebildeten Medizinstudenten vor[2]).

Dem Realgymnasiasten geht es während seiner drei letzten Jahre besser, wo die Naturwissenschaften mit fünf Wochenstunden vertreten sind. In der Oberrealschule wird diese Zahl noch größer — bis zu sechs Stunden wöchentlich während vier Jahren. Die folgende Tabelle zeigt den vergleichsweisen Stand der Mathematik, Naturwissenschaft und Zeichnen in den drei Schulen:

Wöchentliche Lehrstunden in allen neun Klassen[3])

	Mathematik	Naturwissenschaften	Zeichnen
Klassisches Gymnasium	34	18	8
Realgymnasium	42	29	16
Oberrealschule	47	36	16

Verglichen mit dem klassischen Gymnasium gibt also die Oberrealschule ihren Schülern doppelt soviel Naturwissenschaften und Zeichnen und beträchtlich viel mehr Mathematik. Der klassische Schüler ist wenig über die Grundlagen der Trigonometrie hinausgekommen,

[1]) Ich benutze die preußischen Gymnasien als Beispiel; die Gymnasien der anderen Staaten sind ähnlich, doch nicht vollkommen identisch mit den preußischen Gymnasien.

[2]) S. z. B. WALDEYER: Lebenserinnerungen. Bonn 1921, S. 55.

[3]) In dieser wie in den folgenden Tabellen muß die Stundenzahl durch die Zahl der Klassen geteilt werden, um die Durchschnittszahl für jede Klasse zu erhalten.

während der Oberrealschüler sphärische Trigonometrie, analytische Geometrie und die Grundlagen der Differential- und Integralrechnung gehabt hat. Der klassische Schüler hat nur die „bedeutendsten" und „einfachsten" Phänomene der Zoologie, Mineralogie, Physik und Chemie studiert; der Oberrealschüler hat in der Physik experimentell und mathematisch gearbeitet und einen gründlichen Kursus in organischer und anorganischer Chemie gehabt.

Die Vorschriften für das Medizinstudium an der Universität nehmen von diesen beträchtlichen Unterschieden in der naturwissenschaftlichen Vorbildung keine Notiz. Ohne Rücksicht auf seine vorherige Ausbildung soll der Student ein Semester lang Vorlesungen mit Demonstrationen über Zoologie und Botanik und zwei Semester über Physik und Chemie hören; im letztgenannten Fach muß er auch an einem praktischen Kursus teilnehmen, und er muß eine Bescheinigung darüber vorzeigen, bevor er zu seinem ersten medizinischen Examen zugelassen wird. Der Oberrealschulabiturient macht denselben praktischen Kurs durch, obgleich er für ihn in der Hauptsache nur eine Wiederholung ist.

Diese Einrichtung ist sicherlich erfolglos und verschwenderisch. Der Oberrealschüler findet die Universitätsvorlesungen überflüssig, obgleich er reichlich Gelegenheit hat, sich anderweitig zu beschäftigen, wenn er will; der Gymnasiast hört — wenn er es tut! — zu viele Vorlesungen und arbeitet zu wenig im Laboratorium. Die Mischung mehrerer grundlegenden Naturwissenschaften mit den medizinischen Anfangsgründen in denselben Semestern überlädt und verwirrt den Studiengang. Außerdem sind die ersten Semester, in denen man die naturwissenschaftlichen Vorlesungen zu hören hat, gerade die, in denen der deutsche Student am wenigsten arbeitet; denn nachdem er von der strengen Aufsicht, die für das Gymnasium charakteristisch ist, befreit ist, verbummelt er seine ersten Semester leicht[1]). Wenn er vor dem Krieg seine Studentenzeit im Frühling begann, ging er sogar absichtlich in einen entzückenden Ort, wie Heidelberg oder Freiburg, wo das Bummeln äußerst anziehend ist. Die Sachlage illustriert die Schwierigkeit, Erziehungsprogramme dem wissenschaftlichen Fortschritt anzupassen; denn dies Programm geht auf die Zeit zurück, wo der Abiturient ohne Naturwissenschaften zur Universität kam und wo die grundlegenden Naturwissenschaften selbst nicht so wichtig waren wie heutzutage. Heute aber hat eine Abiturientengruppe naturwissenschaftlichen Unterricht gehabt, eine größere Gruppe aber keinen, und die Naturwissenschaften selbst bedürfen einer Neuordnung. Es ist klar, daß man eine Neuvertei-

---

[1]) Seit dem Kriege sollen die Studenten weder Zeit noch Geld zum Bummeln haben.

lung des Stoffes und seiner Wichtigkeit vornehmen müßte, wobei die ausgebildeten Gruppen vor den unausgebildeten einige Vorteile hätten und man, wie in Frankreich, Großbritannien und Amerika, die grundlegenden von den rein medizinischen Wissenschaften trennen müßte[1]).

IV.

Die Gelegenheit, die der französische Junge zu naturwissenschaftlichem Studium auf dem Lycée hat, ist im ganzen geringer als die des deutschen, und obgleich die Ausstattung oft ausgezeichnet ist, ist der Unterricht kaum so befriedigend. Die höhere Schule umfaßt, wie ich erklärt habe, sieben Jahre, die in zwei Zyklen zu je vier und drei Jahren eingeteilt sind. Unter der Anordnung von 1902 hatte der erste Zyklus eine bis zwei Wochenstunden Naturwissenschaften und zwei Wochenstunden Zeichnen. Der Unterschied zwischen dem klassischen und modernen Zweig setzte mit dem zweiten Zyklus ein, währenddessen der Schüler der modernen Abteilung drei Jahre lang fünf Wochenstunden auf Naturwissenschaften und weiterhin zwei Wochenstunden auf Zeichnen verwenden konnte.

Die offizielle Verordnung an die naturwissenschaftlichen Lehrer teilte ihnen mit, daß man von ihnen nicht erwartete, Berufsphysiker und -chemiker heranzubilden, sondern vielmehr „ihre Schüler mit den großen Naturgesetzen bekannt zu machen und ihnen das Verständnis dessen zu vermitteln, was in der Welt um sie herum vorgeht". Die Schüler sollten eher etwas wissen, als etwas selbst herausfinden. Ein symmetrisches Schema, vom Standpunkt der Belehrung aus entworfen, diente diesem Zweck besser als eine weniger schematische Behandlung, die vom Schüler erwartet, selbst etwas zu tun. Die Handhabung des Kursus harmonisierte natürlicherweise mit seinem didaktischen Zweck; denn der Chemieschüler z. B. fand, anstatt sich selbst zu helfen, seinen Apparat und seine Chemikalien, von einem tüchtigen Diener auf sein Pult gestellt, vor, der auch, nachdem der Schüler anweisungsgemäß sein „Experiment" ausgeführt hatte, die Reste wegräumte. Alles war so sorgfältig und ordentlich vorbereitet, daß der Schüler kaum in Gefahr kam, sich die Hände oder Kleider schmutzig zu machen. Wieweit sich die eben beschriebene Einrichtung durch M. BERARDs Reform ändern wird, ist nicht klar.

Der Medizinstudent muß jedoch außerdem noch ein vorbereitendes Jahr auf Physik, Chemie und Biologie verwenden. Anders wie der

---

[1]) Der deutsche Student löst das Problem auf eigene Hand, indem er schwänzt oder etwas anderes tut. Doch würde eine gute Organisation eine bessere Lösung sein.

entsprechende Unterricht in Deutschland ist der P. C. N. — Physik, Chemie, Naturgeschichte — in Frankreich vom medizinischen Kursus unabhängig und geht ihm voraus — wie es auch natürlich sein sollte. Überdies trägt dieser Unterricht schulmäßigen Charakter und ist viel praktischer als die Arbeit in den Lycées. Die drei Fächer werden gleichzeitig und systematisch gelehrt — morgens Vorlesungen, nachmittags drei Stunden lang Laboratoriumsübungen —, ein Nachmittag wöchentlich wird der Physik, einer der Zoologie, einer der Botanik und zwei werden der Chemie gewidmet. Die Klassen sind in Gruppen gegliedert, wobei die Mitglieder in einigen Fächern allein arbeiten, in anderen in kleinen Gruppen.

Der P.-C.-N.-Unterricht ist eine wirksame Übung in den Elementen der grundlegenden Naturwissenschaften. Sonderbarerweise haben der klassische und der moderne Student identische Kurse, trotz des Unterschieds in ihren Schulkursen. Es ist klar, daß der ganze Plan in Frankreich und Deutschland logisch und ökonomisch noch nicht organisiert ist. An Kritik fehlt es nicht. Die Leiter der Laboratorien beklagen sich, daß die Medizinstudenten zu wenig von den grundlegenden Naturwissenschaften wissen; die klinischen Lehrer beklagen sich, daß der von der naturwissenschaftlichen Fakultät gegebene Unterricht zu wenig Beziehung zu den spezifischen Bedürfnissen des Medizinstudenten hat. Grundsätzlich kann man mit dem Kliniker nicht sympathisieren; denn sicherlich muß der Medizinstudent, wie der Ingenieur, Chemie wissen — die Theorie und Praxis der Chemie als Wissenschaft und Logik —, und nicht die paar chemischen Reaktionen, die der Praktiker von Zeit zu Zeit vielleicht Gelegenheit hat anzuwenden. Aber wie wir gesehen haben, ist es kein Wunder, daß der französische Kliniker die Chemie in klinische Chemie zu verwandeln wünscht, denn der Kliniker beherrscht die medizinische Ausbildung in Frankreich; die Naturwissenschaften werden alle bloß als Helfer für die Klinik betrachtet; warum nicht Chemie und Physik ebenso wie Anatomie, Pharmakologie und Pathologie?

V.

In der Schweiz, Holland und Skandinavien sind die Bedingungen nicht wesentlich von denen in Deutschland verschieden. Der holländische Schüler z. B. kann nach dem Verlassen der Elementarschule entweder fünf Jahre lang in die höhere Bürgerschule oder sechs Jahre lang auf ein klassisches oder modernes Gymnasium gehen. Die folgende Tabelle zeigt die Anzahl der naturwissenschaftlichen Unterrichtsstunden, die er hat, je nachdem er die eine oder andere Schulart wählt:

Wöchentliche Unterrichtsstunden

Holland

Fach	Bürgerschule (5 Jahre)	Klassisches Gymnasium (6 Jahre)	Modernes Gymnasium (6 Jahre)
Mathematik	30	17	23
Naturwissenschaft	27	8	16
Zeichnen	11	—	—

Schweden

Fach	Auf die Realschule als Grundlage folgt entweder klassisches Gymnasium oder modernes Gymnasium		
	(5 Jahre)	(4 Jahre)	(4 Jahre)
Mathematik	23	18	25
Naturwissenschaften	14	13	26
Zeichnen	8	8	8

Der vollwertigen, normalisierten und vorwiegend belehrenden Ausbildung in Naturwissenschaften, Mathematik und Zeichnen, wie sie der Schüler höherer Anstalten auf dem Festland bekommt, folgen, wie ich gezeigt habe, demonstrierende wissenschaftliche Kurse an der Universität, die die Arbeit, besonders nach der theoretischen Seite hin, wiederholen und vertiefen — jedoch mit dem Unterschiede, daß auf der höheren Schule der Schüler lernen muß oder abgehen, während er auf der Universität soviel oder sowenig lernt, wie es ihm gefällt. Selbst die Examina sind, wie wir sehen werden, nicht streng; ein völliger Dummkopf kann nicht hoffen, sie zu bestehen; aber der erfahrene Pauker ist nicht unbekannt, und eine beredte Zunge und gewandte Feder verschaffen Leuten, deren Kenntnis der grundlegenden Naturwissenschaften keineswegs ausreicht, oft einen Universitätsgrad. Das im vorangehenden Kapitel beschriebene Staatsexamen ist das eigentliche Sieb.

Die englische Praxis bezüglich der grundlegenden Naturwissenschaften befindet sich in diesem Augenblick in einem Übergangsstadium. Bis jetzt gehörte das erste Jahr des medizinischen Studienganges den drei grundlegenden Naturwissenschaften, die auf elementarer Basis und ausgesprochenem Schuljungenniveau in einem mechanischen, langweiligen und nicht in einem anregenden wissenschaftlichen Geist gelehrt wurden. Die Arbeit war konkret, die Ausstattung aber mager und die Atmosphäre nicht erfreulich. Es läßt sich kaum etwas vorstellen, das weniger geeignet wäre, dem Studenten die Augen für die fundamentale Bedeutung dieser Studien für die Medizin zu öffnen, als der oberflächliche Charakter des physikalischen und chemischen Unterrichts für Mediziner.

Indes herrscht in Oxford, Cambridge und anderen Universitäten ein anderer Geist und eine andere Auffassung. Die Anforderungen tragen noch immer einen schulmäßigen Charakter — in solchem Grade sogar, daß gutvorbereitete Studenten, denen man auf der Schule einige Naturwissenschaft beigebracht hat, den Anforderungen in den Fächern durch ein Examen zu Beginn ihres Studiums Genüge leisten können; andere können die Arbeit innerhalb eines Jahres schaffen. Aber die Umgebung macht einen ungeheuren Unterschied. Studenten, die auch nur die Elemente der Physik und Chemie in Laboratorien verfolgen, wo RUTHERFORD, HOPKINS und ihre Jünger arbeiten und den elementaren Unterricht erteilen, lernen nicht nur etwas, sondern nehmen auch etwas auf, was nicht im bloßen Lehrplan enthalten ist. Und man muß sich immer daran erinnern, daß diese Umstände eine längere und individuelle Arbeit eines Studenten, der sich dafür interessiert, begünstigen.

Die neuen Vorschriften des General Medical Council verlegen zwei grundlegende Naturwissenschaften — Physik und Chemie[1]) — in den vormedizinischen Lehrgang zurück. Sie sollen einen Teil des höheren Schulunterrichts bilden; damit werden sie allen schon beschriebenen Nachteilen unterworfen sein. Die Grammar Schools der großen städtischen Gemeinwesen und die modernen Abteilungen einiger Public Schools und Colleges werden einen ausgezeichneten grundlegenden Unterricht erteilen; besonders Schüler aus der sechsten Klasse, die sich auf Naturwissenschaften konzentriert haben, können sich nicht nur eine große Wissensmenge aneignen, sondern können mehr oder minder unabhängige Arbeiter werden, ohne das Gängelband des bloßen Schuljungen. In den meisten der zweihundert Schulen jedoch, die vom Board of Education „anerkannt“ sind, werden die Arbeitsmöglichkeiten ausgesprochen elementar sein. Zwischen diesen letzteren und dem oberflächlichen, bisher zum medizinischen Studium gehörigen Unterricht, wird man augenblicklich wenig Wahl haben. Was später geschehen wird, ist schwer vorauszusagen. Die medizinische Fakultät könnte die Fächer niemals über einen routinemäßigen Betrieb hinaus entwickeln. Mit der Verbesserung der höheren Schulbildung mag sich auch der naturwissenschaftliche Unterricht verbessern. In der Zwischenzeit schlagen nicht wenige medizinische Fakultäten vor, für den Augenblick jedenfalls, die Fächer gänzlich oder teilweise im medizinischen Lehrplan zu behalten — wie man das auch auf dem Kontinent tut.

In Amerika ist, scheinbar, das Niveau hier ziemlich hoch. Die höhere Schule bietet immer etwas Naturwissenschaften, und die besten städtischen höheren Schulen bieten einen ausgezeichneten Unterricht in Naturwissenschaft und Handfertigkeit. Es ist sicher keine Über-

[1]) Nicht Zoologie.

treibung, zu sagen, daß eine amerikanische Schule ersten Ranges die Forderungen des General Medical Council weit übertrifft. In kleineren städtischen und ländlichen höheren Schulen ist der naturwissenschaftliche Unterricht oft verwirrt und anspruchsvoll: der Stundenplan bietet vielleicht viel; aber die Vorbereitung der Lehrer ist unregelmäßig, und die Arbeitsmöglichkeiten durchlaufen die ganze Skala von gut bis elend. Ohne jedoch auf die höhere Schule Rücksicht zu nehmen, wo die Naturwissenschaften entweder sehr gut oder praktisch so gut wie gar nicht vertreten sein können, verlangen fast alle medizinischen Fakultäten jetzt zwei Jahre Collegearbeit, wovon eins der Physik und Biologie, anderthalb der Chemie gehören müssen. Laboratoriumsstudien sowie Unterricht aus Büchern werden gefordert.

Unglücklicherweise sind in Hinsicht auf die Naturwissenschaften, wie in anderer Hinsicht die Colleges, wie die höheren Schulen, unendlich verschieden; und da die geringeren höheren Schulen ihre Schüler zum großen Teil auf die geringeren Colleges schicken, ist das Resultat hochgradig ungleich. Die Sachlage ist noch aus einem anderen, schon erwähnten, Grunde unbefriedigend. Selbst gute amerikanische Colleges behalten viel zu oft den Organisationstyp bei, der in den Elementarschulen vorherrscht. Die Fächer werden nach Klassen, Stunden und Einheiten so starr angeordnet, daß alle Schüler — ob gut, schlecht oder gleichgültig — dieselbe Last tragen. Der Tüchtige und der Dumme, der Fleißige und der Faule, der Glänzende und der Langsame — alle haben gleichmäßig „ihre fünfzehn Wochenstunden“ in jedem Collegejahr. So stellen vom Standpunkt wissenschaftlicher Ausbildung und Kenntnis aus die amerikanischen zweijährigen Collegeleute weit getrennte Extreme an Wissen und Ausbildung dar, obgleich die besten unter ihnen unter Bedingungen gearbeitet haben können, die der Initiative ebenso günstig sind wie in den deutschen und englischen Universitäten und in der sechsten Klasse der englischen Grammar und Public Schools. Man muß sich jedoch klarmachen, daß die medizinischen Fakultäten, insofern sie eine gewisse Auswahl treffen, in die Anfangsklasse keine so heterogene Gruppe, wie es nach den allgemeinen Zuständen aussieht, zulassen; denn jede Fakultät holt sich ihre Studenten von höheren Schulen und Colleges, die ihre Behörden mehr oder weniger gut kennen; daher können die besten medizinischen Fakultäten eine ziemlich homogene Gruppe bekommen, obgleich sie — ich wiederhole meine Vermutung — entschieden weniger homogen ist, als die Autoritäten glauben. Auf diese Weise ist in den besten medizinischen Fakultäten im ersten Jahre des medizinischen Lehrganges die Zahl der Studenten, die fähig sind, genau zu arbeiten oder einer graphischen Darstellung auf dem Gebiet der allgemeinen Physik und Chemie zu folgen, noch immer kläglich klein, wenn auch größer als vor zehn Jahren.

Es ist die alte Geschichte, die man gewöhnlich in der amerikanischen Erziehung antrifft: man opfert die Qualität und beschäftigt sich allzusehr mit der Quantität[1]).

VI.

Der vorangehende Bericht läßt es deutlich werden, daß die Lage der grundlegenden Naturwissenschaften in einigen Ländern günstiger und in anderen weniger günstig ist. Wie gut man die Arbeit aber auch hier und da geplant hat, die Ausführung bleibt viel zu häufig hinter der Idee zurück. Ein klareres Verständnis dessen, was zur höheren Schule und was zur medizinischen Fakultät gehört, muß eine besser berechnete Zeiteinteilung herbeiführen. Der praktische wie der theoretische Unterricht muß bereichert werden; vor allem müssen in Amerika größere und freiere Gelegenheiten zu freiwilliger Arbeit zum Besten der Tüchtigen und Fleißigen geschaffen werden. Gewiß ist es schon jetzt für den interessierten Studenten nicht unmöglich, von der gleitenden Plattform, die alle Studenten gleichzeitig an das gesteckte Ziel führt, herunterzutreten, um bei einer besonders anziehenden Stelle zu verweilen. Aber man tut es nicht. Solche Präzedenzfälle müssen geschaffen werden. Ist es zuviel, zu hoffen, daß in nicht allzu ferner Zeit es nicht der unbegabte, sondern der begabte Student sein wird, der zur Medizin auf dem langsameren Wege kommt?

VII.

Die wissenschaftliche medizinische Literatur erscheint in allen westeuropäischen Sprachen, ist aber meistens nur denen leicht und schnell zugänglich, die mit Englisch, Deutsch und Französisch vertraut sind. Die Notwendigkeit, moderne fremde Sprachen zu kennen, beschränkt sich nicht auf den fortgeschrittenen Forscher; selbst der Medizinstudent muß von Zeit zu Zeit fremde Autoren im Original zu Rate ziehen oder ein Thema in fremden Zeitschriften verfolgen.

Auf dem Kontinent begünstigt die Sachlage den Erwerb fremder Sprachen — besonders in den kleineren Ländern, wo Geschäft, Studium und Vergnügen Personen verschiedener Nationalitäten in häufige Berührung mit der eingeborenen Bevölkerung bringen. Der gebildete Schwede, Schweizer, Holländer und Däne liest immer und spricht häufig, wenn auch mehr oder minder stockend, Französisch, Deutsch

[1]) Diese Ansicht wird unterstützt durch die Ausführungen, die ganz unabhängig von zehn oder zwölf Physiologen und Biochemikern an den drei oder vier führenden amerikanischen medizinischen Fakultäten gemacht worden sind.

und Englisch[1]). Der allgemeine Gebrauch des Französischen als Diplomatensprache hat die Franzosen vielleicht bis zu einem gewissen Grade von der Notwendigkeit, andere Sprachen zu können, befreit. Daher lesen gebildete Franzosen gewöhnlich weder Deutsch noch Englisch und sprechen es noch seltener. In Deutschland können eigentlich alle Gebildeten Französisch und Englisch lesen; Französisch sprechen ist allgemein und Englisch sprechen keineswegs selten. In Großbritannien wird Französisch gelesen, manchmal gesprochen, Deutsch weniger häufig gelesen und ganz selten gesprochen. Amerika sticht dagegen traurig ab. Die Wissenschaftler müssen im Lauf der Zeit die Fähigkeit erwerben, wissenschaftliche Artikel auf Französisch und Deutsch zu lesen; doch trifft man selten Leute, die diese Sprachen im Lesen und Schreiben einigermaßen meistern. Selbst in Montreal, wo sowohl Französisch wie Englisch gesprochen wird, können nur wenige McGill-Studenten beides, und die Fakultäten tun nichts, um dem allgemeinen Vorurteil entgegenzuarbeiten. Vor einer Generation ging der ehrgeizige Student der Vereinigten Staaten zu langen Studienaufenthalten ins Ausland; so eignete sich eine kleine Gruppe tatsächlich ein oder zwei fremde Sprachen an. Aber bei den verbesserten Bildungsmöglichkeiten daheim gehen jetzt weniger Studenten für lange Zeit ins Ausland. Es ist heutzutage nicht ungewöhnlich, vielversprechende junge Wissenschaftler, die bedeutende klinische und Laboratoriumsposten einnehmen oder in kurzem einnehmen werden, zu finden, die nicht nur niemals außerhalb der Vereinigten Staaten, manchmal sogar nicht einmal außerhalb eines einzigen Instituts der Vereinigten Staaten gearbeitet haben, sondern die wahrhaftig auch keine Sprache außer ihrer eigenen können — etwas, was in Deutschland oder den nördlich und westlich angrenzenden Ländern nicht möglich wäre. Infolgedessen ist wahrscheinlich die Zahl der eingeborenen Amerikaner, die fließend Deutsch oder Französisch sprechen, zurückgegangen, obgleich die Zahl derer, die mit Mühe einen Artikel in ihrem eigenen Fach entziffern können, zweifellos gestiegen ist. Das ist jedoch ein trauriger Ersatz für die persönlichen Freundschaften, den anregenden Verkehr und die tiefere Einsicht, die diejenigen bekommen, die eine fremde Sprache dadurch meistern, daß sie in dem Land, wo sie gesprochen wird, leben und arbeiten — wie die Männer der vorigen Generation es taten, die die amerikanische Medizin begründeten. Auf diese Weise stehen viele von denen, die jetzt die Führer der nächsten Generation ausbilden, kulturell tiefer als ihre Zeitgenossen auf dem Kontinent.

[1]) In den kleineren Ländern sind die allgemein benutzten Lehrbücher selten in der Muttersprache; es würde sich nicht lohnen, sie auf Dänisch, Schwedisch oder Holländisch zu drucken. Daher benutzen die Studenten französische, deutsche und englische Lehrbücher.

Wenn man nicht energische Gegenmaßregeln ergreift, wird sich ein neuer Provinzialismus in Amerika entwickeln, zu einer Zeit, wo sich das allgemeine Niveau des medizinischen Unterrichts und der medizinischen Forschung ausgesprochen gehoben hat — und vielleicht sogar unbewußt aus eben diesem Grunde.

Und dabei erkennen die festländischen höheren Schulen und Colleges überall die Bedeutung fremder Sprachen an, nicht nur, indem sie ihnen in den neueren Stundenplänen eine größere Zeit einräumen, sondern auch indem sie zu praktischeren Unterrichtsmethoden greifen. Vor dreißig Jahren lehrte man Deutsch, Französisch und Englisch etwa so wie man Latein und Griechisch lehrte und noch lehrt, nämlich durch formale Grammatik und ausgewählte literarische Proben. Die Schüler höherer Anstalten waren schließlich imstande, eine Stelle aus La Fontaine, Schiller oder Addison zu konstruieren, aber sie konnten nicht fragen, wieviel Uhr es ist und wo der Weg zum Bahnhof geht. Die direkte Methode hat dies Verfahren jetzt ganz allgemein in praktischer Richtung modifiziert. Man fängt früher an mit den Sprachen — ehe man an die Grammatik gehen kann; Sprechen und Verständnis des gesprochenen Wortes werden stark betont, und Zeitungen und Unterhaltungen über alltägliche Themen werden bis zu einem gewissen Grad neben den Klassikern nutzbar gemacht.

Die praktische wie kulturelle Bedeutung, die man den Fremdsprachen auf dem Kontinent zuschreibt, läßt sich aus ihrer Vorrangstellung in den Schulprogrammen ersehen. In Schweden werden Deutsch und Englisch durch alle neun Jahre der Realschule und des Gymnasiums gelehrt; Französisch ist gewöhnlich auf die letzten vier Jahre beschränkt; in Frankreich beginnen die Fremdsprachen[1]) jetzt in der Vorschule und gehen durch alle sieben Jahre der zwei Zyklen, in die sich das Lycée teilt, hindurch; in Deutschland kann man mit Französisch oder Englisch in den Vorschulen anfangen; im klassischen Gymnasium wird Französisch sieben Jahre gelehrt; im Realgymnasium Französisch sieben und Englisch sechs Jahre. Die Unterrichtsstunden sind auf dem Kontinent gewöhnlich eine Stunde lang; die Lehrer verstehen, obgleich in dem Land, wo sie leben, geboren, gewöhnlich etwas von der Sache, weil sie sich durch Studium im Ausland eine fließende Beherrschung der Sprachen, die sie lehren, angeeignet haben; die Muttersprache wird mehr und mehr aus dem Klassenzimmer verbannt, die Arbeit wird ernsthaft betrieben und die Schüler arbeiten eifrig.

In Nordeuropa kann daher der Medizinstudent außer seiner eignen zwei, moderne Sprachen lesen und manchmal sprechen. Unglücklicher-

---

[1]) Im Süden herrschen Italienisch und Spanisch vor — an einigen Orten auf Kosten von Englisch und Deutsch.

weise sind augenblicklich die Valutaschwierigkeiten und die ökonomische Depression in ganz Europa ein ernstliches Hindernis für den Ankauf fremder Bücher und das Zirkulieren fremder Zeitschriften.

In England und den Vereinigten Staaten ist die Lage so unregelmäßig und verwirrt, daß es unmöglich ist, ein allgemeines Bild zu geben. Ein paar höhere Schulen sind gut; und gelegentlich findet man tüchtige Lehrer. Aber bis jetzt hat man im allgemeinen noch keine Standards festgesetzt. Der Lehrer ist oft kein ausgebildeter Lehrer, sondern durch Zufall kam er in sein Amt: — etwa ein einigermaßen gebildeter Ausländer, der sich dem Lehrberuf zuwendet, weil er nichts anderes gefunden hat. Manchmal ist es ein geborener Engländer oder Amerikaner, der all sein Wissen über fremde Sprachen von der Schule oder vom College hat; oft lehrt dieselbe Person Französisch und Deutsch und versteht von beiden nicht viel. Gewöhnlich wird noch immer auf Englisch erklärt, gefragt und geantwortet. Der Unterricht ist „erfolgreich", wenn der Schüler ein schriftliches Examen bestehen kann, zu dem die Übersetzung einer kurzen Stelle aus einem deutschen oder französischen Klassiker ins Englische und die schriftliche Beantwortung einer Art von grammatischen Fragen gehört, wie man sie bei Examen in Latein und Griechisch hat. Die Qualität des College- oder Universitätslehrers ist höher; aber das Spiel ist für ihn verloren, ehe er daran teilnimmt, und außerdem ist die ihm zur Verfügung stehende Zeit — ein oder zwei Jahre — ungenügend. Es muß gesagt werden, daß weder die öffentliche Meinung noch der Erzieher in Großbritannien oder Amerika bis jetzt die große praktische und kulturelle Bedeutung der Fremdsprachen oder die Tatsache, daß man sie nur lernen kann, wenn man früh anfängt und vollwertigen Unterricht hat, genügend würdigt.

Das Resultat, soweit die medizinischen Fakultäten in Betracht kommen, mag kurz zusammengefaßt werden:

In Großbritannien brauchen die Studenten, die ihr Medizinstudium auf Grund der vom General Medical Council formulierten Erfordernisse beginnen, weder Deutsch noch Französisch; es ist tatsächlich möglich, an den großen Universitäten — Cambridge, Oxford oder Edinburg — das Medizinstudium zu beginnen, ohne eine moderne Fremdsprache lesen zu können. Von den anderen Medizinstudenten in England und Schottland gibt es heute kaum 10%, die einen philosophischen oder wissenschaftlichen Grad erhalten wollen und etwas von der einen oder anderen Fremdsprache oder von zweien etwas verstehen.

In den Vereinigten Staaten und Kanada gibt es jetzt etwa neunzig medizinische Fakultäten. Etwa zwanzig machen überhaupt keine ausgesprochene Forderung in Fremdsprachen; fast fünfzig machen eine — eine „Lese"forderung in einer Sprache; acht scheinen eine einigermaßen gründliche Ausbildung in einer Sprache zu fordern, ein paar stellen diese Forderung für zwei Sprachen. Aber die Tatsachen sind viel weniger befriedigend als die Zahlen. Denn die medizinischen Fakultäten, die eine oder zwei moderne Sprachen verlangen, verlangen keine wirkliche Prüfung darin; und das Prüfungszeugnis, das sie gewöhnlich annehmen, garantiert nicht den Grad des Könnens, den man dem Kandidaten zuschreiben möchte. Ein großer Teil der Kandidaten, die zum Medizinstudium auf Grund der Fähigkeit, eine moderne Sprache lesen zu können, zugelassen werden, kann den Sinn eines einfachen französischen oder deutschen Stückes nicht herauskriegen. Die Forderung wird nicht erzwungen, und keine Universität hat bis jetzt diese Tatsache offen zugegeben und sich mit ihr auseinandergesetzt[1]). Der Unterschied zwischen den Fakultäten, die überhaupt kein Französisch und Deutsch fordern, und denen, die eins oder beides fordern, ist daher viel geringer, als es nach den Lehrplänen scheint. Die Lage ist etwas besser als in Großbritannien, aber ausgesprochen ungünstiger als in den meisten kontinentalen Ländern.

Zum Schluß mag es richtig sein, ein Wort über die Muttersprache zu sagen. Jede Nation gibt im Lehrplan der Volks- und höheren Schule ihrer eigenen Sprache die erste Stelle. Aber keine Nation bringt es wie die französische fertig, ihre Kinder so fließend und elegant, mündlich wie schriftlich, sich ausdrücken zu lehren. Etwas kann man hierbei vielleicht der natürlichen Begabung zuschreiben; etwas den innewohnenden Qualitäten der Sprache; aber ungleich bedeutsamer als beides ist der Druck der öffentlichen Meinung. Man hat einen hohen Standard geschaffen; gewissenhaft und bewußt strengt man sich ernstlich an; ausgezeichnete, an Schwierigkeit allmählich zunehmende Texte sind allgemein in Gebrauch; und der Franzose, der seine eigene Sprache nicht klar, schnell und angenehm sprechen und schreiben kann, ist hoffnungslos behindert. Es mag vorkommen, daß man auf diese Weise gelegentlich etwas einbüßt — daß man den weniger Sprachbegabten, der dafür andere Talente besitzt, zurücksetzt. Im allgemeinen ist jedoch die Wirkung die, das Streben anzustacheln, mit dem Resultat, daß die Fähigkeit des Franzosen, seine Meinung klar und graziös auszudrücken, einzigartig ist.

---

[1]) Als Grundlage dieser Feststellung diente ein einfaches französisches und englisches Examen, das durch die Liebenswürdigkeit mehrerer Universitätsbehörden abgehalten wurde. Ungefähr 50% bestanden im Französischen, ungefähr 25% im Deutschen. Diese Zahlen bezeugen, was ich im Text mit Bezug auf die Qualität der höheren Schul- und Collegebildung und die Heterogenität selbst ausgewählter Studenten gesagt habe. Es ist grundlos, anzunehmen, daß andere Fächer als die modernen Sprachen besser gelehrt werden.

Es wäre jedoch falsch, die Ausdruckskunst des Franzosen rein als sprachliche Fertigkeit zu bezeichnen. Sie hat tatsächlich eine tiefere Bedeutung. Es ist Aufgabe des Lycée, seine Schüler in „Philosophie“ auszubilden — nicht im Technischen der Logik und Metaphysik, sondern in der Fähigkeit zu generalisieren und in Wechselbeziehung zu bringen. Die Klarheit und Fertigkeit des französischen Jünglings, der gerade sein Bakkalaureat gemacht hat, ist so das hart verdiente Resultat jahrelanger Ausbildung, nicht nur Tatsachen zu behalten, sondern sie zusammenzufügen und ihre Bedeutung herauszuschälen. Gewiß steckt etwas Künstliches und Nachahmendes in dem Verfahren; aber es hinterläßt seinen Stempel in einem bestimmten und unübertroffenen Stil der Konzeption, des Ausdrucks und der Darstellung[1]). Andere kontinentale Nationen, besonders die Deutschen, haben weniger erfolgreich einen einigermaßen ähnlichen Versuch gemacht, den Jüngling in der Kunst philosophischer Diskussion zu unterrichten, aber die Sprache und das nationale Temperament eignen sich zu dieser Bestrebung viel weniger gut. Der deutsche Student, wie der deutsche Professor, kann sich wohl kraftvoll, in der Regel jedoch nicht mit Grazie oder Klarheit ausdrücken.

In dieser Hinsicht bietet Amerika wieder einen sehr ärmlichen Anblick[2]). Seine Schulen und Colleges haben bis jetzt die Kunst der Anordnung und des Ausdrucks noch nicht mit Erfolg gelehrt. Der Schüler und manchmal sogar seine Lehrer sind nur allzuoft plump, unwirksam und unelegant im Gebrauch ihrer Muttersprache. Die Ursachen sind nicht schwer zu finden. Vor dreißig oder weniger Jahren sprachen die Familien, aus denen viele der Strebsamsten stammten, eine andere Sprache, nicht selten einen Dialekt oder einen Jargon. Die Schwierigkeiten sind daher ungeheuer groß; nur eine ungewöhnliche Lehrgeschicklichkeit und ein strenger Druck, der sich darauf gründen müßte, daß die Bedeutung dieser Sache auch allgemein anerkannt wird, können auf Erfolg hoffen lassen. Aber gerade daran fehlt es. Die Lehrer des Englischen sind selten gut ausgebildet; und die Notwendigkeit, eifrig zu arbeiten, um einen korrekten englischen Stil und eine korrekte englische Redeweise zu erwerben, wird im allgemeinen nicht anerkannt. Der

---

[1]) Der fließende Ausdruck wird noch weiter durch die Anwendung mündlicher Examina auf jeder Stufe der Schülerlaufbahn entwickelt. Seine ganze Zukunft hängt von seiner Fähigkeit ab, klar zu sprechen und zu schreiben.

[2]) Eine Fakultätskommission einer starken Universität, die ihre Studenten, da sie mehr Anwärter für die medizinische Fakultät hat als sie zulassen kann, auswählt und den Anspruch auf eine relativ homogene Studentenschaft mit vergleichsweise hohem Niveau erhebt, beklagt in ihrem Bericht die Unfähigkeit vieler Studenten, ein gutes Englisch zu sprechen oder zu schreiben.

Fortschritt des Schülers wird daher durch Mängel im Gebrauch des Englischen behindert — und zwar um so ernstlicher, je weiter er fortschreitet.

VIII.

Wir haben den Medizinstudenten jetzt an die Schwelle der Berufsschule gebracht; auf dem Kontinent hat er sie bereits schon mit einem Fuß überschritten, denn Physik, Chemie und Biologie, die der Realgymnasiast und der Oberrealschüler auf der höheren Schule gehabt haben, werden in den ersten Semestern auf der Universität nur wiederholt. Wir haben gesehen, daß er im ganzen auf dem Kontinent eine strenge, ausgezeichnete Allgemeinbildung empfangen hat —, daß er wenigstens gelernt hat zu arbeiten; daß in Großbritannien und Amerika keine solche Auswahl getroffen und im allgemeinen keine solche intellektuelle Ausbildung erreicht worden ist, obgleich der Medizinstudent vielleicht ein gesunderes menschliches Wesen ist. Die spezifische Ausbildung in den grundlegenden Naturwissenschaften, deren Bedeutung allgemein zugegeben wird, hat bis jetzt keine Nation befriedigend organisiert. Eine längere und bessere praktische wie theoretische Ausbildung auf der höheren Schule und die Ausmerzung des doppelten Unterrichts sind zweifellos erwünscht.

Wie alt ist der Medizinstudent zu Beginn seines Berufsstudiums?

Das deutsche Schema legt zwölf Jahre systematische Schulung vor die Immatrikulation. Ein Junge, der mit sechs Jahren anfängt, würde theoretisch auf diese Weise mit achtzehn Jahren auf die Universität kommen, die, wie man sich klarmachen muß, eine Berufsschule und keine höhere Mittelschule ist. Tatsächlich hat eine ganze Anzahl dies theoretisch angenommene Alter. Z. B. waren von zweihundertvierundsechzig Studenten, die 1913[1]) in die Berliner medizinische Fakultät eintraten, sechsunddreißig achtzehn Jahre alt; sechzig waren neunzehn, achtzig waren zwanzig, fünfundvierzig waren einundzwanzig und zwanzig waren zweiundzwanzig. Diese Zahlen sind zweifellos typisch für Deutschland, wo man sagen kann, daß der Student unter normalen Bedingungen sein medizinisches Studium mit ungefähr zwanzig Jahren beginnt. Sechs Jahre oder mehr vergehen, bis seine Studien — mit Einschluß des praktischen Jahres — beendet sein können: er steht also unter günstigen Bedingungen im siebenundzwanzigsten Jahr.

In den Vereinigten Staaten war 1922 das Durchschnittsalter der Studenten, die in acht bedeutende medizinische Fakultäten in verschiedenen Landesteilen eintraten, nur etwas unter dreiundzwanzig, obgleich manche allerdings mit achtzehn oder noch darunter und manche

---

[1]) Dies Datum wurde gewählt, um Störungen zu vermeiden, die eine Folge des Krieges sind.

um die dreißig herum eintreten. Im allgemeinen jedoch wird der amerikanische Student, der eine Stellung als Interner annimmt, wie die meisten es tun, kaum vor seinem neunundzwanzigsten oder dreißigsten Jahr zur Praxis kommen. In Kanada, wo die Periode der allgemeinen Ausbildung kürzer, die Periode der beruflichen Ausbildung länger und das Internat weniger allgemein üblich ist, beginnen die Studenten ihr Medizinstudium häufig unter zwanzig und vollenden es — ohne das Internat — mit fünfundzwanzig.

In Großbritannien sind die Studenten, die ihr Medizinstudium auf Grund der Universitätsimmatrikulation beginnen, zum größten Teil etwas unter neunzehn; wer mit einem anerkannten Zeugnis kommt, etwas über neunzehn; die wenigen, die erst einen philosophischen Grad erwerben, sind im allgemeinen dreiundzwanzig — doch haben sie zu dieser Zeit auch einen Teil ihres medizinischen Kursus hinter sich.

Obgleich die in Betracht kommenden Statistiken äußerst komplex sind, ist es augenscheinlich richtig, daß der Medizinstudent in den Vereinigten Staaten mehr Jahre auf der Schule und dem College verbracht hat als der Student irgendeiner anderen Nation, ohne jedoch, wie wir reichlich belegt haben, eine ebenso gute Ausbildung zu erhalten wie manche anderen, die zwei Jahre weniger gebraucht haben. Der kontinentale Schüler konnte allerdings eine modernere und biegsamere Ausbildung erhalten, doch kann er kaum erwarten, an Zeit noch zu sparen. Der amerikanische Schüler müßte eigentlich weniger Zeit brauchen und in der verkürzten Zahl der Jahre eine gründlichere Erziehung erhalten. Ein großer Prozentsatz der britischen Schüler ist vom Standpunkt der Anforderungen einer modernen medizinischen Ausbildung unreif und zu wenig gebildet. Man müßte das Anfangsalter etwas erhöhen, aber nicht schneller, als nötig ist, um mit den Verbesserungen in der höheren Schulbildung Schritt zu halten[1]).

V. Studiengang.

a) Europa.

I.

Medizinische Fakultäten existieren, weil die Krankheiten studiert, verstanden und bekämpft werden müssen; und Ärzte werden ausgebildet, damit sie um so intelligenter und wirksamer die Krankheiten

---

[1]) Die obigen Abschnitte versuchen, nur eine nichttechnische Zusammenfassung der Lage zu geben. Eine sorgfältige statistische Forschung über das Thema, soweit die Vereinigten Staaten in Betracht kommen, von Professor Theodore Hough von der Virginia-Universität erscheint im Journal of the American Medical Association, 30. Juni 1923, S. 1926—1937.

verhüten oder, wenn nicht verhüten, dann bekämpfen können. Das Verständnis der Krankheit bedingt ein vorheriges Wissen von dem normalen Funktionieren des menschlichen Körpers und den sozialen wie individuellen Wirkungen und Bedingungen, von denen man annehmen kann, daß sie Störungen verursachen; die Heilung der Krankheit bedingt eine solche vorherige Kenntnis von Struktur, Funktion und Umgebung, die es dem Arzt ermöglicht, Abweichungen vom Normalen zu erkennen, und eine solche Kenntnis therapeutischer und hygienischer Maßregeln, die es ihm ermöglicht, die Abweichungen verständig zu behandeln.

Der Arzt muß daher in erster Linie imstande sein, Unterschiede zu erkennen. Nun bedeutet das Erkennen von Unterschieden, daß sich in seinem Geist irgendwie vorher ein Bild oder eine Idee der Struktur und der Funktion des gesunden menschlichen Körpers festgesetzt hat. Die Perzeption der Anormalität oder Regelmäßigkeit kann nur gegen den Hintergrund von Normalität oder Unregelmäßigkeit stattfinden. Der Geist muß ein Bild in sich haben, das, nach den Worten von Professor James, „ausgehen wird, um den von dem Kranken empfangenen Eindruck zu treffen"[1]). Die vorherige Existenz des Bildes von dem gesunden Organ, Glied oder der gesunden Funktion ist so die notwendige Bedingung für eine schnelle und klare Perzeption des Anormalen[2]). Nach Umriß und Detail darf das normale Bild oder die normale Idee nicht zu starr und nicht zu bestimmt sein, denn Struktur und Funktion können beide innerhalb weiter Grenzen normal sein; wenn aber das Bild anfänglich zu scharf ist, wird die Erfahrung seine Ecken abschleifen und seine Linien glätten. Man darf daher nicht annehmen, daß der Student zuerst alles über den gesunden Körper und dann alles über den kranken Körper lernen sollte. Erstens wird er unter keinen Umständen alles über ihn lernen, weder im gesunden noch im kranken Zustand. Zweitens werden im Verlauf der Zeit die Auffassungen von Gesundheit und Krankheit aufeinander reagieren und sich gegenseitig modifizieren. Das heißt, die sich folgenden Erfahrungen werden den Geist nach beiden Richtungen bereichern. Der Kontakt mit verschiedenen Stadien der Gesundheit, die individuellen Verschiedenheiten

---

1) S. Psychology. New York 1902, Kap. 11, 13.

2) Obgleich, wie wir sehen werden, die französische Lehrmethode von der entgegengesetzten Theorie ausgeht, befürwortete Claude Bernard das eben von mir im Text beschriebene Verfahren. In seiner *Introduction à l'Étude de la Médecine Expérimentale* sagt er: „La science ne s'établissant que par voie de comparaison, la connaissance de l'état pathologique ou anormal ne saurait être obtenue sans la connaissance de l'état normal, de même que l'action thérapeutique sur l'organisme des agents anormaux ou médicaments, ne saurait être comprise scientifiquement sans l'étude préalable de l'action physiologique des agents normaux qui entretiennent les phénomènes de la vie." (S. 6 und 7.)

und dem Alter zuzuschreiben sind, ebenso wie der Kontakt mit Abweichungen, die für spezifische Krankheiten charakteristisch sind, wird bis zum Ende seiner Erfahrung immer wieder den allzu bestimmten Umriß modifizieren und das allzu skizzenhafte Bild, mit dem der Student vielleicht begonnen hat, ausfüllen. Wie kann dieser Hintergrund, der als der Ausgangspunkt so bedeutsam ist, möglichst zeitsparend und wirksam geschaffen werden?

Zwei Methoden, die Idee des Normalen, gegen das sich die Phänomene der Krankheit abheben, aufzubauen, sind benutzt worden und werden immer noch benutzt.

Das Lehrlingswesen ist der ältere Weg. Als Lehrling nämlich — in Wirklichkeit eher ein Assistent als ein Schüler —, der von der ganzen Sache überhaupt nichts wußte, begann der spätere Arzt ursprünglich, wie ich schon gezeigt habe, seine Studien oder, noch besser, seine Erfahrung. Noch als Knabe, frisch von der Schule, half er seinem Lehrer in seiner Sprechstunde und bei seinen Besuchen.

Dem Lehrling, wie dem kleinen Kind, müssen seine ersten Kontakte, nach den Worten von William James, nur eine große, „verteufelte, summende Verwirrung"[1]) gewesen sein. Er sah nur die Kranken; aber natürlich waren sie nicht überall krank; notwendigerweise klassifizierte sein Herr im Laufe der Krankenuntersuchung dieses Organ oder diese Erscheinung als gesund, jenes als pathologisch. Allmählich kamen die fortwährend differenzierten gesunden Züge in der Vorstellung des Lehrlings zusammen — oder man vermutete, daß sie es taten — und konstruierten irgendwie ein mehr oder weniger zusammenhängendes Bild des gesunden Körpers; während durch einen ähnlichen Prozeß strukturelle und funktionelle Anormalitäten in Gruppen zusammenkamen und schließlich mehr oder weniger bestimmte Krankheitsstypen bildeten. Die komplizierten Prozesse, Eindrücke auszuwählen und in eine sich steigernde Zahl differenzierter Bilder des Normalen und des Abnormalen einzuordnen, dieses alles ging von Anfang an gleichzeitig vor sich. So baute der Lehrling[2]), und so später der klinische Praktikant im Krankenhaus, seine kontrastierenden Ideen von Gesundheit und Krankheit auf.

Wenn wir die Phraseologie der Sprachlehre annehmen dürfen, so ist die Lehrlingsschaft die „natürliche" Methode, Medizin zu lernen: „natürlich", weil wir so unsere Beherrschung der Muttersprache und unsere frühen Eindrücke der Umgebung, in die wir hineingeboren werden, erlangen. Sie ist besser als jede andere bis jetzt erfundene Methode

[1]) Psychology loc. cit., Bd. 1, S. 488.

[2]) „Clerk" ist die britische Bezeichnung; ungefähr entspricht dem der französische „stagiaire", der deutsche „Praktikant" oder „Famulus", der skandinavische „Volunteer".

zur Erlernung einiger Dinge in früher Jugend — von Sprachen z. B. Denn die Sprache wird so andauernd umgeformt und die Wortkombinationen wechseln so schnell und häufig, daß das Kind die gesonderten Wortelemente bald erkennt und bald eine Geschicklichkeit in ihrer Handhabung erreicht. Was jedoch die Sinne angeht, so ist die „natürliche“ Methode sowohl ein verwirrtes wie unsicheres Verfahren — so kostspielig und so anstrengend, daß das Kind unbewußt dazu kommt, seine Vorstellungen gegen Angriffe zu schützen, indem es lernt, etwas nicht zu bemerken. Auf diese Weise, indem er gewisse Eindrücke nicht auf sich einwirken läßt, vereinfacht er sich die Lage, spart seine Energien und erhält sich sein Nervengleichgewicht. Die natürliche Methode ist also die einzig mögliche Methode, in früher Kindheit zu lernen; sie ist vielleicht die beste, seine Muttersprache zu lernen. Aber hinsichtlich der anderen Wissensgebiete ist es eine kostspielige und fehlerhafte Methode. Kinderfrauen, Eltern, Lehrer und das Kind selbst suchen ihr zu entrinnen oder sie zu mildern.

Die zweite Methode ist das systematische und geordnete Vorgehen der Schulen, die eine auswählende und sich steigernde Anforderung an die Fähigkeiten der Vorstellung, Unterscheidung und Organisation stellen. Innerhalb gewisser Grenzen, die ich stark betonen werde, gehen die Fakultäten analytisch vor, indem sie den Studenten zuerst mit den Grundsätzen vertraut machen, die er später in synthetisierter oder vervollständigter Form antrifft. Der Symptomkomplex, dem der Arzt im Kranken begegnet, läßt sich nicht auflösen, wenn der Arzt nicht schon im Besitz der gesonderten, in Betracht kommenden Faktoren ist. Er muß die Schnelligkeit und das „Gefühl“ des normalen Pulses kennen, ehe er den Grad und die Bedeutung des anormalen Pulses beurteilen kann. „Der Teufelsdreck in der Worcestershiresauce ist für jemand, der Teufelsdreck per se nicht probiert hat, nicht bemerkbar[1].“ So studiert man Chemie und Physik vor der Physiologie — das relativ Einfache vor dem relativ mehr Komplexen. Es ist nicht unmöglich, daß sich mit der Zeit etwas Chemie und Physik aus der Physiologie loslösen ließen, wenn man die Physiologie ohne vorherige Kenntnis der beiden aufnehmen würde. Aber der gesunde Menschenverstand, mit dem der pädagogische Sinn übereinstimmt, stellt die grundlegenden Naturwissenschaften vor die medizinischen Wissenschaften auf Grund der Theorie, daß der Student schnellere Fortschritte machen wird, wenn er zuerst das chemische und physikalische Alphabet, das Physiologie und Anatomie benutzen, lernt. Die zwei Gruppen von Fächern werden natürlich aufeinander reagieren; das elementare physikalische und chemische Wissen, mit dem er das Studium der medizinischen

[1]) James: loc. cit., Bd. 1, S. 504.

Wissenschaften beginnt, wird sich in dem Maße vergrößern, wie er mehr Physiologie und mehr Anatomie lernt.

Eine ähnliche Frage, wie über die richtige pädagogische Reihenfolge oder Anordnung, entsteht über die vorklinischen und klinischen Fächer. Zweifellos kann der Student, wenigstens der wirklich fähige Student, wenn er die Klinik ohne vorheriges anatomisches, physiologisches oder pathologisches Wissen betritt, mit der Zeit lernen, das Normale vom Anormalen zu trennen und so die kontrastierenden Begriffe erhalten, ohne die er keine Diagnose stellen und kein Heilverfahren planen kann. Eine gesunde Pädagogik will jedoch, daß der Student, wenn er zum Kranken kommt, schon im Besitz des Alphabets ist, in dessen Formeln er sich auszudrücken gedenkt, oder, um zu der schon benutzten Terminologie zurückzukehren, einen Begriff hat von dem Bild — Haut, Puls, Zunge, Ausscheidungen usw. — des normalen Menschen, gegen das sich die gestörte Funktion und Erscheinung sofort abheben wird. Wieder werden Normales und Anormales aufeinander reagieren. Das Bild der Normalität wird da sein, um der Vorstellung der Unregelmäßigkeit „entgegenzugehen“ und sie herauszufordern. Der so im voraus ausgerüstete Student wird sicherlich zuerst eine im Umriß zu scharfe und im Detail ungenügende Skizze in die Klinik mitbringen. Im Verlauf des Lernens jedoch wird er für zarte Schattierungen, für leichte Andeutungen, für untrennbare Obertöne feinfühlig werden. Die provisorische Abgetrenntheit, mit der die Medizin ihm einfachheitshalber zuerst dargestellt worden ist, neigt so schließlich dazu, von selbst zu verschwinden, und das ganze Wissen geht nun doch allmählich einem einheitlichen Begriff entgegen. Aber diese Entwicklung benötigt Zeit und reicht über die medizinische Fakultät hinaus.

Es ist jedoch eine eigentümliche — und für die medizinische wie für die allgemeine Erziehung bedeutsame — Tatsache, daß eine Überorganisation des Schulmaterials auf jeder Stufe ihrem Zweck ins Gesicht schlägt. Weder Kindheit noch Jugend lernt am meisten, wenn die Dinge gänzlich verwirrt sind, noch lernen die Menschen am meisten, wenn die Dinge übermäßig vereinfacht, wenn sie überorganisiert, wenn sie überanalysiert sind — wenn, mit einem Wort, ernster Anstrengung oder dem Zufall nichts überlassen bleibt. Der Schulmeister — und ebenso der Universitätsprofessor —, der zu analytisch ist, macht das Material unfruchtbar und lähmt den Schüler; der Student muß keinen Grund mehr unter sich fühlen, um seinen eigenen Grund wiederzufinden. Während es daher richtig ist, vom Bekannten zum Unbekannten weiterzugehen, vom Einfachen zum Komplexen, ist es ebenso wichtig, den Kampf mit dem Komplexen und dem Unbekannten nicht auszuschalten. Wenn es uns jetzt gelungen ist, eine logische Idee eines Studienganges aufzustellen, der entworfen ist, um Studenten in der wissenschaftlichen Medizin auszubilden — oder überhaupt Studenten auf jedem Niveau —, so wird klar sein, daß der medizinische Studiengang prinzipiell nicht von einem Studiengang in der Architektur oder dem Ingenieurfach verschieden ist, denn auch sie beide folgen im allgemeinen eher dem analytischen als dem „natürlichen" Verfahren. Der Student der Architektur beginnt nicht damit, dem Architekten zuzusehen oder ihm zu helfen, Pläne zu machen, Baukostenanschläge aufzusetzen und Häuser zu bauen; auch liegt er nicht ein Jahr im Bureau des Architekten herum, „ein Mittelding zwischen einem Hindernis und einer Hilfe". Er widmet sich dem Studium der Mathematik, Physik und dem Zeichnen. Der Student des Ingenieurwesens (welcher Spezialität es auch immer sein mag) nimmt nicht am Planen oder Bau von Brücken und Kanälen teil, wobei er seine Mathematik und Physik durch Folgerungen und zufällig lernen würde. Im Gegenteil, er widmet sich mit Eifer dem Studium der Mathematik, Physik, Chemie und dem Zeichnen, gleichgültig, ob sie ihm interessant und wichtig erscheinen oder nicht, auf Grund der Theorie, daß er die Grundlagen seines Berufes meistern muß, wenn er erwartet, im Lauf der Zeit sich seine Technik zu erwerben.

II.

Gegen die logische Anordnung des medizinischen Studienganges erhebt man zwei Einwände: erstens, das bedeute, die einzelnen Fächer, — anfänglich die Laboratoriumszweige, dann die Kliniken — in wasserdichten Abteilungen voneinander getrennt zu behandeln; zweitens, daß der Student, da er nicht sofort den Nutzen oder die Tragweite der Anatomie und der Physiologie einsieht, kein Interesse an ihnen entwickele. Es folgt jedoch nicht, daß, weil ein Studiengang im allgemeinen eine logische Ordnung befolgt, seine einzelnen Teile streng voneinander abgeschlossen sind. Mathematik, Physik und Zeichnen sind gesonderte Fächer im Studienplan des Ingenieurs; aber keines von ihnen wird ohne Beziehung zu den anderen gelehrt. Im Gegenteil, sie erinnern dauernd aneinander und unterstützen sich gegenseitig. So erinnert die Physiologie dauernd an die Anatomie, Chemie und Physik, unterstützt sie und erweitert sie. „Wasserdichte Abteilungen" lassen sich vermeiden, ohne daß man den Kursus mit klinischer Belehrung beginnt oder die Laboratoriums- und klinischen Fächer verfrüht vermischt, oder sie parallel zueinander laufen läßt[1]). Physik, Chemie, Anatomie, Physiologie, Pathologie und Medizin werden, wenn in logischer Reihenfolge dargestellt, einander erleuchten, ebenso wie die grundlegenden Natur-

[1]) Professor POLL, früher in Berlin, jetzt nach Hamburg berufen, schlägt als berechtigte Hilfe einen Einführungskursus von Vorlesungen über allgemeine Biologie vor, der die Verwandtschaften der verschiedenen Fächer zeigt.

wissenschaften — vorausgesetzt, daß die Lehrer gründlich ausgebildete Wissenschaftler sind, die ihre unmittelbaren Probleme in gemeinsamen, fundamentalen Ausdrücken ergreifen. Sicherlich ist das gemeinschaftliche Zusammenkommen der Physiker, Chemiker, Physiologen, Pathologen und Kliniker der Universität von großer Wichtigkeit, indem es den Gedankenaustausch und die Zusammenarbeit fördert. Die Studenten kommen in Berührung bald zufällig, vielleicht beim Lunch oder Tee, bald in den Laboratorien, wo Studenten verschiedener Fächer anwesend sind, wiederum durch die systematische, wenn auch nur gelegentliche, Begegnung am Krankenbett. Das Argument für die Vermischung klinischer und vorklinischer Fächer, um den Studenten zu interessieren, ist sicher nicht überzeugend. Allerdings ist das Interesse auf jeder Stufe ein mächtiger Erziehungsfaktor; aber von reifen jungen Leuten, etwa auf der Stufe der Collegegraduierung, kann man mit Recht erwarten, daß sie sich in der Anatomie und Physiologie anstrengen, ohne bei jedem Schritt amüsiert oder irregeführt zu werden, da ein verfrühtes Spiel mit klinischen Problemen sie notwendig irreführen muß. Aber es liegt darin noch etwas Schädlicheres als Mißverständnis oder falsche Information. Letzten Endes hängt, wie wir sehen werden, die Fähigkeit des Arztes für ein Sichentwickeln in seinem Beruf, wie beim Ingenieur, zum großen Teil von seiner Meisterung der zugrunde liegenden Wissenschaften ab[1]). Eine klinische Illustration kann allerdings das Verständnis des Studenten für ein fundamentales Prinzip oder eine fundamentale Tatsache klären, doch erregt es wahrscheinlicher, wenigstens wenn sie im Übermaß angewandt wird, ein oberflächliches Interesse am Symptom oder dem Heilmittel. Anstatt die logische Ordnung zu verlassen, um die Aufmerksamkeit der Studenten zu erregen, deren intellektuelle Disziplin schon zu lange hinausgeschoben worden ist, kann die medizinische Fakultät vielleicht einen besseren moralischen und erzieherischen Dienst leisten, wenn sie an den Studenten eine Forderung stellt, die seine Fähigkeit, auf ein entferntes Ziel hinzuarbeiten, fordert. Anatomie, Physiologie und Pathologie sind an sich fesselnd genug; der Student, der sie langweilig findet, hat sich wahrscheinlich in den verkehrten Hörsaal gesetzt. Die Fächer sollten natürlich von Leuten gelehrt werden, die sie kennen und sie in Beziehung zu dem großen Forschungsgebiet darstellen, aus welchem sie nur versuchsweise und provisorische Gruppierungen zu Bequemlichkeitszwecken sind; aber die Fächer sollten nicht verdünnt oder verkleidet oder verfälscht werden, damit man unreifen, unausgebildeten Jünglingen, die ohne Hilfsquellen sind, einfach die intellektuelle Anstrengung erspart.

---

[1]) Billroth bespricht diesen Punkt ausgezeichnet. Loc. cit., S. 92—93. Ich werde auf diese Frage bei Besprechung der klinischen Belehrung zurückkommen (S. 204ff.).

III.

Der medizinische Lehrgang sollte also, so scheint es, eher auf einer logischen als auf einer „natürlichen“ Basis aufgebaut werden. Ist es möglich, eine prinzipielle Grundlage festzustellen betreffs der Masse des Materials, die der Studienplan enthalten sollte?

Die Antwort hängt von unserer Auffassung ab, welche Rolle die Universität in der beruflichen Ausbildung spielen soll. Tatsächlich bringen Ingenieurschulen keine Ingenieure oder Architekten hervor; Rechtsschulen bringen keine Rechtsgelehrten hervor. Sehr weise haben die Deutschen gesagt: „Nur als Arzt wird man Arzt“[1]). Erziehung und vor allem berufliche Erziehung ist Selbsterziehung. Die Aufgabe der Schule beschränkt sich im wesentlichen auf die Ausbildung in Methode und Technik und auf die Inspiration.

Eine bloße Aufzählung der verschiedenen Fächer, in die man aus Bequemlichkeitsgründen die Medizin eingeteilt hat, wird zu der Überzeugung führen, daß kein Studienplan, wie lang und wie reichhaltig er auch sei, das Wissen, die Geschicklichkeit und die Technik enthalten und dem Studenten übermitteln kann, die zu besitzen für ihn nützlich sein würde. Der medizinische Lehrplan kann daher nicht enzyklopädisch sein; er kann nicht vom Standpunkt der Tatsachen oder des Wissens organisiert werden. Es gibt allerdings in jeder Wissenschaft ein paar allgemeine Tatsachen oder Prinzipien, die, von welcher Seite man auch an das Fach herangeht, vorkommen müssen — sozusagen das Abc der verschiedenen Wissenschaften. Keiner wird Chemie studieren, ohne die Elemente zu lernen; Physik, ohne auf die Gesetze der Bewegung zu achten; Biologie oder Physiologie oder Pathologie, ohne die Idee der Zelle zu verstehen. Wenn man aber einmal diese Buchstaben des Alphabets der entsprechenden Wissenschaften meistert, so werden Technik, Geist, Gesichtspunkt wichtiger als die Belehrung. Gewiß muß der Student einige Dinge sicher wissen, um beobachten, vergleichen, Schlüsse ziehen zu können; aber die Fähigkeit und der Wille zu beobachten, vergleichen und Schlüsse ziehen zu können, die von der Sicherheit bestimmtem Wissens ausgehen, sind viel bedeutsamer als die Kenntnis irgendeiner besonderen Gruppe des Wissens im Vergleich mit einer anderen Gruppe. Jedenfalls würden zwei Personen sich nie darüber einigen, welche besonderen Gruppen und Fertigkeiten der Praktiker meistern muß.

Nach dieser Überlegung wie nach der Erfahrung ist es daher klar, daß ein auswählender und verschiedenartiger, nicht ein enzyklopädischer oder einförmiger, ein leicht beladener, nicht ein zu überfüllter Lehrplan

---

[1]) Unterlagen für die Neuregelung der ärztlichen Prüfungsordnung. Berlin 1922, S. 10.

die beste Gelegenheit für die notwendige Ausbildung zur Beherrschung und Weiterentwicklung bietet. Es ist klar, daß einige Dinge weniger fruchtbar sind als andere. Diese mag man, wenn keine guten Gründe dagegen sprechen, zurückstellen. Was die anderen betrifft, so ist es weder notwendig noch praktisch, sie nach der Skala ihrer vermeintlichen relativen Bedeutung anzuordnen.

IV.

Die Medizin ist ein unbegrenztes Gebiet auf dem ungeheuren Felde der Biologie, die allmählich physikalischen und chemischen Methoden unterworfen wird. Zu Zwecken eines wirksamen Angriffs hat man das zu erforschende Gebiet — das selbst nur versuchsweise abgegrenzt ist — provisorisch eingeteilt; aber die verschiedenen Teile haben in Wirklichkeit keine gesonderte Individualität; im Gegenteil, sie gehen ineinander über und können jedesmal umgruppiert werden, wenn man sie von einem neuen Standpunkt aus übersieht. So lassen sich auf deskriptiver Basis Anatomie, Physiologie und Pathologie als die Wissenschaften der normalen Struktur und normalen Funktion, beziehungsweise der anormalen Funktion und Struktur, auffassen; wenn man aber die drei Wissenschaften vom funktionellen Standpunkt aus betrachtet, so verschwinden die eben errichteten provisorischen Grenzen; die Physiologie schließt sie alle ein. Die Anatomie wird dann, aus Bequemlichkeitsgründen, als die Wissenschaft, die sich hauptsächlich, wenn auch nicht ausschließlich, mit der Struktur beschäftigt, angesehen, und die Pathologie als die, welche augenblicklich die größte Aufmerksamkeit den Abweichungen vom normalen Zustand schenkt.

Die Unterabteilungen, selbst die provisorischen, lassen sich, je tiefer man geht, immer schwieriger aufrechterhalten. In dem Augenblick, wo man das ganze Gebiet vom Standpunkt der physikalischen oder chemischen Methode betrachtet, verschwinden die provisorischen Begrenzungen. Biochemie, Pharmakologie, Bakteriologie, Serologie, Immunologie sind alles sich ändernde und sich entwickelnde Abteilungen. Sie wollen nicht auf irgendeinem besondern Platz bleiben; Lehrer und Arbeiter, wie sie sich auch nennen, wildern gegenseitig auf ihren Gebieten; eine Grenzlinie, von einer Person zu einem bestimmten Zweck gezogen, wird ausgelöscht, wenn irgend jemand anders eine andere zu demselben endgültigen oder zu einem anderen Zweck zieht.

Die Situation ist bei der Klinik um kein Haar beständiger. Die Krankheit muß allerdings als ein tatsächlicher Zustand betrachtet werden, denn sonst wäre ein wissenschaftliches Studium unmöglich. Aber daraus folgt nicht, daß die Linie zwischen den vorklinischen und den klinischen Wissenschaften irgend etwas anderes als eine für die Forschung und noch mehr für die Erziehung nützliche Übereinkunft angesehen wird. Einen noch mehr provisorischen Charakter haben die gewöhnlichen klinischen Unterabteilungen. Pädiatrie, Chirurgie und Geburtshilfe sind keine natürlichen Gebiete, die sich durch bestimmte Grenzlinien von der inneren Medizin absondern lassen; es sind provisorische, künstlich aufgestellte Einheiten — bei denen nicht zwei Leute genau dieselbe Linie ziehen; und diese irgendwie gezogenen Linien verschwinden, wenn das ganze Feld für irgendeinen speziellen Zweck von neuem überblickt wird. Wer den Stoffwechsel oder die Herzkrankheiten oder die Infektionsprozesse erforscht, überschreitet die geheiligten Grenzen zwischen diesen klinischen Sonderfächern. Das ganze vom medizinischen Lehrplan bedeckte Feld bildet tatsächlich eine Einheit, und ist selbst wieder ein Teil einer viel größeren Einheit; alles wird verschieden abgeteilt, je nachdem dem einen oder anderen Zweck gedient werden soll.

Eine medizinische Ausbildung ohne Rücksicht auf die eben erwähnten Tatsachen läßt sich nicht ausdenken. Wenn die sog. grundlegenden Naturwissenschaften, medizinischen Wissenschaften und klinischen Wissenschaften keine abgegrenzten und verschiedenartigen Serien von Einheiten bilden, sondern bloß so viele Versuche darstellen, ein sonst unlenkbares Ganzes zu vereinfachen und zu organisieren, so wird es noch einmal klar, daß es so etwas wie einförmige medizinische Fakultäten, die allenthalben aus denselben Lehrstühlen bestehen und dasselbe Gebiet bearbeiten, nicht zu geben braucht und nicht geben kann. Man kann berechtigterweise ganz verschiedene Teile des Gebietes unter dem gleichen Namen bearbeiten, bei ganz verschiedenen Interessen und Arbeitsmethoden, die alle vom Standpunkt des Forschers, des Praktikers, des Lehrers ihre Gültigkeit haben können. Eine breite Auffassung der Physiologie oder Pathologie würde das ganze Feld bedecken. Ebensowenig kann es etwas wie einen gleichförmigen, vollständigen oder festen medizinischen Lehrplan geben. Unter den augenblicklichen Bedingungen ist in den meisten Ländern, wie wir sehen werden, weniger vom Chaos als von der Einförmigkeit zu befürchten. Ich habe schon ein allgemeines logisches Fortschreiten verteidigt, das von den fundamentalen Naturwissenschaften (nämlich Physik, Chemie und Biologie) über die nächsten Stufen (Anatomie und Physiologie) ins oberste Stockwerk (Pathologie, innere Medizin und Chirurgie) führt. Selbst innerhalb dieser verschiedenen sog. Fächer erzwingt die Notwendigkeit des Verstehens ein einigermaßen ähnliches Vorgehen. Der Student, der z. B. Immunologie zu studieren unternimmt, ohne etwas von Bakteriologie oder Physiologie zu wissen, würde eine wertvolle Lektion auf einem anderen Felde als dem seines Faches bekommen; denn der Zeitverlust würde ihm eine notwendige Lektion in der Logik geben — und es ist besser, daß er sich gelegentlich in die Wildnis verirrt, als daß er durch allzu sorgfältiges Behüten vor jedem möglichen Schaden bewahrt wird. Denn sorgfältiges Behüten wird ihm unausweichlich der Täuschung aussetzen, daß die besonderen für ihn ausgesuchten Wissensstücke und seine besondere Ausbildung eine eigentümliche und einzigartige Bedeutung besitzen, abgesehen von der Technik, dem Interesse und der Triebkraft, die den Hauptbeitrag zu seinem Wachstum darstellen.

Das Argument gegen Starrheit und Einförmigkeit ist nach meinem Dafürhalten entscheidend. Aber daraus folgt nicht, daß die Freiheit des Studenten gänzlich unkontrolliert sein soll: „Zu beiden Seiten des Weges ist ein Graben.“ Gewisse logische Beziehungen bestehen notwendig innerhalb des Stoffes, aus dem die medizinischen Lehrpläne gemacht werden. Der Student kann sie nicht im voraus wissen; es ist sogar sehr möglich, daß er sie gar nicht richtig erfaßt, selbst wenn er vermutet, daß er sie kennt. Es ist daher vollkommen richtig, in dem Lehrplan eine allgemeine Ordnung aufzustellen, welche im allgemeinen ein logisches Fortschreiten sichert. Wenn auf diese Weise nicht die ganze Zeit des Studenten in Anspruch genommen wird, kann er sich noch genug Irrungen und Streifereien hingeben, die ihn dann die Torheit der Unlogik und andererseits die Gesundheit der Heterodoxie lehren werden — was beides für ihn wie für seine Lehrer wichtige Lektionen sind.

V.

Die Fächertitel, unter denen der medizinische Lehrplan sich gewöhnlich darstellt, sind Chemie, Physik, manchmal Botanik, Zoologie und Biologie, Anatomie, Physiologie, Biochemie, Pharmakologie, Bakteriologie, Pathologie, Hygiene, Medizin, Chirurgie, Geburtshilfe und eine unendliche Zahl von Spezialfächern. Unter günstigen Umständen bilden spezialisierte Betätigungen in dem einen oder anderen Fach einen Teil des Studienplanes. So läßt sich die physikalische Chemie den grundlegenden Naturwissenschaften, Serologie oder Immunologie den medizinischen Wissenschaften, Pädiatrie und Lehre von der Syphilis den klinischen Studien angliedern. Sonderbar genug nimmt die Hygiene, trotz der steigenden Bedeutung der vorbeugenden Medizin als Folge des Fortschritts in der Bakteriologie und der klareren Erkenntnis der Nutzlosigkeit und engen Begrenztheit vieler therapeutischer Maßregeln, immer noch eine ausgesprochen untergeordnete Stellung im Lehrplan ein; und die Frage der Vorbeugung von Krankheiten wird längst nicht allgemein behandelt, vielmehr nur gelegentlich (wenn auch allmählich immer häufiger) gestreift.

Der Schluß unseres Kapitels wird der Beschreibung und Kritik von Lehrplänen vom oben auseinandergesetzten Standpunkt aus gewidmet sein; in den folgenden Kapiteln werden wir die Methode und den Geist des Unterrichts besprechen.

VI.

In Frankreich kommt der Student sofort bei Beginn seines Medizinstudiums an der Fakultät in die Klinik. Gleichzeitig fängt er mit Sezieren an, indem er die Nachmittage des ersten Jahres darauf verwendet. Aber es ist ein charakteristischer Zug des französischen Studienganges, daß der Student, ohne vorher etwas von der Struktur und Funktion des gesunden Körpers zu wissen, auf die Stationen geschickt wird, wo er sofort Patienten untersuchen, Krankengeschichten aufnehmen, sich einem Kreuzverhör am Krankenbett in Gegenwart seiner Kameraden unterziehen und den klinischen Darlegungen seines Professors zuhören muß. Man schreibt der unmittelbaren Einführung in die allgemeine klinische Arbeit in Frankreich sogar solche Bedeutung zu, daß der Professor selber vorzugsweise Studenten des ersten Jahres lehrt, von denen ihm in Paris fünfzig bis hundert durch die Stationen folgen.

Der medizinische Kursus soll fünf Jahre umfassen; aber wie wir sehen werden, hält er so lose zusammen, daß der Student oft sechs, sieben oder mehr dazu braucht, und es sind gerade die Tüchtigeren, die in der Regel langsam vorwärtsgehen. Eine Idee der theoretischen Anordnung bekommt man aus der untenstehenden Tabelle, welche die Pariser Fakultät als einen allerdings nicht bindenden Studienplan herausgegeben hat.

	Morgens	Nachmittags
1. Jahr	Medizinische und chirurgische Klinik	Winter — Anatomie Sommer — Histologie und Physiologie
2. Jahr	Medizinische und chirurgische Klinik	Winter — Anatomie Sommer — Histologie, Physiologie, Chemie
3. Jahr	Medizinische, chirurgische und geburtshilfliche Klinik	Winter — Bakteriologie, Pathologie Sommer — Operative Chirurgie, Parasitologie, Pathologie
4. Jahr	Kliniken in Spezialfächern	Winter — Pathologie Sommer — Materia Medica und Pharmakologie
5. Jahr	Kinderklinik, Infektionskrankheiten usw.	Winter — Neurologie, Hygiene Sommer — Psychiatrie, Gerichtliche Medizin

Der Student vollendet daher praktisch zwei Drittel der von ihm geforderten Dienstzeit für allgemeine medizinische und chirurgische Kliniken während seines Studiums der Anatomie und Physiologie und vor seinem Studium der Bakteriologie und Pathologie[1]). Praktisch jedoch schaltet er während seines ganzen Kursus Besuche in die eine oder andere medizinische und chirurgische Klinik ein, so daß früher oder später Medizin und Chirurgie jungen Männern und Frauen vorgetragen werden, die in Pathologie und Bakteriologie eine gewisse Ausbildung erfahren haben. Derselbe klinische Unterricht wird also einer Gruppe von Leuten gegeben, von denen einige in der Lage sind, die Pathologie und Ätiologie des Falles zu verstehen, während auf andere eine Terminologie einstürmt, die ihnen mehr vertraut, als verständlich ist. Es ist unvermeidlich, daß dadurch eine gewisse Verwirrung entsteht.

Da die Studenten im wesentlichen nur den Vorschriften der Examensverordnungen unterworfen sind[2]), haben sie in großem Maß die Freiheit, die von der Fakultät vorgeschlagene Ordnung zu modifizieren. Doch beraubt die allgemeine Einrichtung, die alle Laboratoriumsarbeit auf den Nachmittag verlegt, sie der Möglichkeit, selbst wenn sie es wünschen, eine gute Grundlage zu legen, ehe sie ihre klinischen Studien beginnen. Die Kliniken sind in den frischen Morgenstunden sicher verschanzt, und die Laboratorien sind leer bis zum Nachmittag; unter diesen Umständen haben selbst die Anatomie und Physiologie ein zufälliges Gepräge, und nichts im ganzen Studiengang ist darauf gerichtet, dieser Ansicht zu widersprechen.

Der französische Lehrplan ist also ein Lehrplan, der durchaus auf der Priorität und Vorherrschaft der klinischen Fächer beruht; die Methode ist ihrer Wirkung nach ein Lehrlingswesen oder eine „natürliche" Methode. Der Student bekommt seine Eindrücke von Gesundheit und Krankheit wie Kraut und Rüben durcheinander; allmählich kommen seine Ideen in eine gewisse Ordnung, in dem Maße, wie er seine Lehrbücher studiert, Vorlesungen hört, in den Kliniken arbeitet und gleichzeitig eine gewisse Kenntnis der normalen Anatomie und Physiologie sich erarbeitet. Es muß jedoch lange dauern, ehe so etwas wie ein System da hineinkommt; bis sich in seinem Geist klare Bilder des Normalen und Anormalen gegenüberstehen; bis Ausdrücke, die er von dem Professor leicht hingeworfen gehört und deren fließenden Gebrauch er sich auch angeeignet hat, ihm mehr als bloße Worte sind; bis das Wissen und die Technik, die er im Mittelteil seines Kursus erworben hat, es fertigbringen, sich in seinem Geist und seiner Praxis unter die klinischen Erfahrungen einzufügen, die er schon teilweise durchgemacht hat.

---

[1]) Wir werden jedoch sehen (S. 209/10ff.), daß die klinischen Lehrer nicht auf diese theoretische Belehrung warten; man bildet inoffizielle Kurse in den Krankenhäusern, um diese Lücke auszufüllen.

[2]) Sie sind kurz beschrieben im Bulletin No. 6, Carnegie Foundation for the Advancement of Teaching (New York 1912, S. 286) und sind in den letzten Jahren im wesentlichen nicht geändert.

Selten einmal kritisiert in Frankreich ein Kliniker — gewöhnlich einer, der Deutschland oder die Vereinigten Staaten kennt — und etwas häufiger ein vorklinischer Wissenschaftler das französische System aus dem Grunde, daß klinische Arbeit in den früheren Jahren eine Zeitverschwendung und demoralisierend ist[1]). Häufiger jedoch wird das System von Klinikern verteidigt und manchmal sogar von Laboratoriumswissenschaftlern, die behaupten, daß der Student sich nicht für Anatomie und Physiologie interessieren wird, wenn man ihm nicht gleichzeitig ihre klinische Bedeutung zeigt. Dieses Argument hat in Frankreich einen sonderbaren Klang. Während all seiner Jahre im Collège oder Lycée hat man seine Vorlieben kaum in Betracht gezogen; man verlangte ein jahrelanges klassisches und mathematisches Studium von ihm, nicht weil er daran interessiert war, sondern weil die Behörden meinten, daß es so gut für ihn sei. Man möchte annehmen, daß es der medizinischen Fakultät ebenso freistünde, seine Studien in der allgemeinen Ordnung zu arrangieren, wie es für ihn am besten ist. Ich habe das bestimmte Gefühl, daß eine wirkliche Erklärung des französischen Studienplanes in der Vorherrschaft des Krankenhauses und der Kliniker zu suchen ist — und daß man die Einrichtungen weder mit Rücksicht auf den Standpunkt des Studierenden getroffen noch fortgeführt hat.

Auf zwei große Vorteile des französischen Lehrplanes muß man jedoch hinweisen: er ist in hohem Maße biegsam; er lädt dem Studenten selbst eine schwere Verantwortung für seinen eigenen Studiengang auf. Obgleich gewisse Laboratoriumsforderungen, technisch „Inskriptionen" genannt, als Vorerfordernisse für Krankenhausanstellungen nötig sind, verfolgen die Studenten ihre klinischen Studien und die damit verbundenen praktischen Kurse in verschiedener Reihenfolge und unter verschiedenen Bedingungen, wobei sie ihre Einrichtungen je nach ihrem Geschmack, ihrer Bequemlichkeit und ihren Fähigkeiten verschieden treffen. Sie haben in weitem Maß die Freiheit, sich ihre eigenen Lehrer zu wählen, und die Folge davon ist, daß die populären Lehrer manchmal Leute sind, die keine Universitätsanstellung haben. Der Student wird wie ein Mann und nicht wie ein Schuljunge behandelt; zwangsweise Bevormundung endet somit im Lycée und im Collège, wie es auch in der Ordnung ist. Von da an ist der Student weitgehend Herr seines eigenen Schicksals. Ob die Bedingungen hinsichtlich der Ausstattung, Arbeitsmöglichkeiten und Ideale ebenso gesund sind, werden wir später Gelegenheit haben zu erforschen[2]).

---

1) S. Kap. X, S. 216ff.

2) S. z. B. S. 209ff.

VII.

Die englische medizinische Fakultät[1]) begann, wie die französische, in den Krankenhausstationen auf der klinischen Basis, d. h. mit dem Lehrling; aber sie hat in den letzten Jahren eine fortschreitende Reorganisation durchgemacht, bis sie jetzt, der Theorie nach, dem logischen Typ angehört. Wenn der Student, so behaupten die Engländer jetzt, die Krankheit erkennen soll, so ist es für ihn unnütz, sich mit Patienten zu beschäftigen, ehe er einen Begriff des gesunden menschlichen Körpers besitzt. Da die moderne Wissenschaft nun ein klares Bild des normalen menschlichen Körpers und seiner Funktionen geschaffen hat, warum sollte der Medizinstudent einem veralterten, verwirrenden Verfahren folgen, das durch die moderne Physiologie ersetzt ist? Im Einklang mit der letzten Phase einer Reihe von Reformen ist daher der englische medizinische Lehrplan nach dem „Sperr"system (block system) organisiert — d. h. der Student kann die medizinische Fakultät nicht betreten und Anatomie und Physiologie beginnen ohne vorheriges Studium der Chemie und Physik; ebensowenig kann er, wenn er einmal in der medizinischen Fakultät ist, in den klinischen Fächern weiterkommen, ehe er nicht all die in Anatomie und Physiologie erforderliche Arbeit erfolgreich hinter sich hat. Die Leute, die den jetzigen Lehrplan aufstellten, hatten zwei Dinge im Auge. Erstens waren sie sich klar darüber, wie wichtig es ist, sich dem Studium der Krankheit von der Grundlage des Normalen aus zu nähern. Der „Sperr"plan sichert dem Studenten diesen Vorteil, indem er ihm eine zweijährige Ausbildung in den medizinischen Wissenschaften gibt. Zweitens, insofern die meisten englischen Studenten noch immer von der Fakultät in die Praxis ohne ein dazwischenliegendes „praktisches" Jahr oder ein „Internat" gehen, sollte die klinische Ausbildung, die der Student sich in drei Jahren verschaffen kann, nicht durch Ablenkung seiner Aufmerksamkeit benachteiligt werden. Die allgemeine Einrichtung ist bis vor kurzem folgendermaßen gewesen, obgleich die fünf Jahre manchmal sechs oder mehr wurden:

1. Jahr: Chemie, Physik, Zoologie.

2. Jahr: Anatomie, Physiologie.

3. Jahr: Winter: Anatomie, Physiologie, Materia medica; Sommer: Pathologie, Medizin, Chirurgie.

4. und 5. Jahr: klinische Fächer in verschiedener Reihenfolge.

Jetzt jedoch plant man in England einen Studiengang auf der Basis eines sechsjährigen Studiums, von denen zweieinhalb den medizinischen Wissenschaften und dreieinhalb den klinischen Fächern gewidmet sein sollen. Der General Medical Council schlägt vor, daß zwischen beiden

[1]) Nicht, wie schon gezeigt wurde, die Fakultäten von Oxford und Cambridge.

eine Brücke gebaut werden soll durch kurze Kurse im Aufsetzen der Krankengeschichte, klinischer Diagnose und allgemeiner Pathologie kurz vor Schluß des dritten Jahres[1]). Der Vorschlag, logisch und vernünftig wie er ist, regelt nur, was schon allgemeiner Brauch wurde. Sehr fraglich, wie wir später sehen werden[2]), ist der in den letzten Empfehlungen des General Medical Council enthaltene Vorschlag, daß während der schon schwer belasteten klinischen Jahre das Studium der Naturwissenschaften — Physik, Chemie, Biologie, Anatomie, Physiologie — erneut und wiederholt werden sollte, indem man Kurse, die den Nachdruck auf „praktische Anwendung" legen, einrichtet.

Ich habe die fundamentale Richtigkeit der Einrichtung des britischen Lehrplans gezeigt. Es ist wichtig, die Aufmerksamkeit auf etwas anderes hinzulenken, nämlich ein gewisses Maß von Dehnbarkeit hinsichtlich der Länge und Anordnung der Fächer in den entsprechenden Gruppen. Erstens beginnen die Studenten ihre Studien nicht alle zusammen im Herbst, wie in Amerika, sondern zu verschiedenen Zeiten — im Oktober, Januar und Mai. Der Minimallehrplan umfaßte nach der Einrichtung, die gerade abgeschafft werden soll, fünf Jahre. Dennoch geschah es, daß in zwei typischen Jahren weniger als die Hälfte der in Frage stehenden Gruppen in der vorgeschriebenen Zeit „qualifizierte" (d. h. ihren Kurs vollendete), z. B. in Guys Hospital, — und dasselbe geschieht ganz allgemein; die anderen brauchten drei Monate bis zu zwei Jahren über das Minimum hinaus. In Glasgow brauchten 25% der gegebenen Gruppe von 288 Studenten länger als die durchschnittliche Studienzeit; weniger als die Hälfte vollendete den Kursus in der vorgeschriebenen Minimalzeit. Von denen, die länger brauchen, sind einige natürlich schwerfällig und langsam und wollen wie die, die in der Minimalzeit fertig werden, nur die Minimalqualifikation, auf Grund deren sie praktizieren dürfen; andere aber, die länger brauchen, sind gerade vom entgegengesetzten Typ, nämlich die Tüchtigsten, die nach der höheren Auszeichnung streben, nämlich einem Universitätsgrad oder der Mitgliedschaft im Royal College of Physicians[3]). So findet in der Studentenschaft dauernd ein gewisses Maß von „Durcheinandermischung" statt. Andererseits muß man auf einen charakteristischen Mangel hinweisen, um dessen Entfernung man sich jetzt einiger-

[1]) In Sheffield, Manchester usw. hat man außerdem eine teilweise Sperre eingeführt in Form eines gesonderten Examens in Pathologie und Pharmakologie, das von den klinischen Examina getrennt ist und früher als diese abzulegen ist; doch wird der Student, der in einem der beiden Fächer durchfällt, in seiner Laufbahn nicht gehindert.

[2]) S. S. 206/07.

[3]) Die gewöhnliche Qualifikation ist die des sog. Conjoint Board. S. Carnegie Bulletin VI, S. 268 usw.

maßen bemüht: der „honors student" unternimmt, gleichgültig ob auf dem akademischen oder beruflichen Feld, mehr als der gewöhnliche Student; da seine Leistung aber noch immer durch ein konventionelles Examen gemessen wird, halten ihn seine Bemühungen nur innerhalb des Kreises des schon Bekannten. Er lernt eine Masse — viel auf eigene Initiative; aber auf Originalität wird zu wenig Wert gelegt.

Die Biegsamkeit des Lehrplans ist von Ort zu Ort verschieden. In Cambridge z. B. werden die bewußt ausgewählten tüchtigsten Studenten ermutigt, ihre Studienzeit um ein Jahr zu verlängern, um besonders in der Physiologie Auszeichnung zu gewinnen[1]). Die Menge der Anatomie, Physiologie und Biochemie, die sie hören, und die Zeit, die sie darauf verwenden, sind alle sehr verschieden — und hängen, um einen Cambridgeprofessor zu zitieren, „von ihrer Tüchtigkeit und der Art der Ratschläge ab, die sie bekommen". Da in den Londoner Krankenhäusern die Arbeitsmöglichkeiten und -gelegenheiten in den Laboratoriumsfächern beschränkter sind, hat der Student weniger Wahl, was er tun will oder in welcher Ordnung er es tun will[2]). Aber auf klinischer Seite ist die Zahl der erforderlichen Scheine, Vorschriften oder Examina ungeheuer groß. Insoweit die Zahl der Stellungen in jedem Fach in einem gegebenen Augenblick klein ist, ist eine Einförmigkeit der Anordnung unmöglich[3]). Studenten, die sich in den vorhergehenden Semestern verschiedenartig beschäftigt haben, arbeiten jetzt Seite an Seite. Insofern ihre Erfahrungen verschiedenartig sind, entsteht eine ausgesprochen gesunde Situation. Außerdem bleiben sie längere oder kürzere Zeit bei diesem oder jenem Fach, je nachdem ihr Ziel die eine oder andere der eben erwähnten Qualifikationen ist. Schließlich ist die Kontrolle weniger mechanisch und streng als in Amerika, denn sie wird meistens durch Gruppen zusammenfassender Examina von Personen, die außerhalb der Medizinschule stehen, in Zwischenräumen von zwei Jahren ausgeübt und nicht nach einem festen Schema mit seinen bestimmten „Kursen", deren jeder mit dem entsprechenden Examen schließt, das von den Lehrern selbst abgehalten wird, wie in Amerika.

---

[1]) Das gleiche gilt von Oxford, wo jedoch die Zahl der Medizinstudenten klein ist.

[2]) Außerdem haben die Londoner Fakultäten, da sie ihrem Ziel nach überwältigend praktisch sind, niemals auf jene Kultivierung des tüchtigen Studenten Wert gelegt, die das eigentliche Wesen des Oxforder und Cambridger Ehrensystems ist. Der Lehrer, der gleichzeitig praktiziert, hat dazu nicht die Zeit und führt außerdem ein gänzlich anderes Leben als der Universitätsprofessor. Die Chefs der Einteilungen hoffen jedoch, daß es ihnen gelingen wird, einen Typus des Ehrenstudenten zu entwickeln.

[3]) Ich meine hier das System der Praktikanten und das Famulieren, das in Verbindung mit dem klinischen Unterricht beschrieben wird. S. S. 205.

Allerdings sind auch Faktoren vorhanden, die in genau entgegengesetzter Richtung arbeiten — z. B. der Korpsgeist der Londoner Krankenhausfakultäten, der eine etwas lauwarme Art des amerikanischen Collegegeistes darstellt, und das Drillsystem, das Studentengruppen für die eine oder andere der verschiedenen möglichen Qualifikationen einpaukt, wozu eine besondere Art von Kenntnissen erforderlich ist. Diese Faktoren heben in größerem oder geringerem Maße die Vorzüge, auf die ich hingewiesen habe, wieder auf. Nichtsdestoweniger sind die potentielle Verschiedenartigkeit und Elastizität der Einrichtungen, die einem Prinzip allgemeiner Ordnung untertan sind, entschieden verdienstvolle Züge des englischen Studienplans.

VIII.

In Deutschland, Belgien, der Schweiz und Dänemark ist eine mehr oder weniger modifizierte Form des Sperrsystems im Schwange. Die grundlegenden Naturwissenschaften, mit denen man schon auf den höheren Schulen angefangen hat, werden während der ersten Semester wiederholt und erweitert; aber gleichzeitig fängt der Student mit Anatomie und Physiologie an — so daß sich die grundlegenden Naturwissenschaften und die medizinischen Wissenschaften überschneiden, wobei erstere zurücktreten, wenn letztere einen größeren Raum in dem Plan einnehmen. Auf diese Weise verbraucht man in Deutschland zwei Jahre (vier Semester), in der Schweiz zweieinhalb Jahre (fünf Semester), in Belgien zwei Jahre, in Dänemark dreieinhalb Jahre (sieben Semester). Pathologie, die klinischen Fächer, Hygiene und gerichtliche Medizin nehmen die späteren Jahre ein — wenigstens zweieinhalb Jahre (fünf Semester) in Deutschland, drei Jahre (sechs Semester) in der Schweiz, drei Jahre in Belgien, dreieinhalb Jahre (sieben Semester) in Dänemark und fünf Semester in Holland[1]). Dieselbe Überschneidung kommt hier zum Vorschein. Aber Pathologie, klinische Diagnose und eine einführende oder, wie sie oft genannt wird, eine propädeutische Klinik stehen für gewöhnlich im ersten klinischen Semester an der ersten Stelle und überbrücken die Kluft zwischen Laboratoriums- und klinischer Arbeit. Indessen erscheinen die Pathologie und die hauptsächlichen kli-

[1]) Sowohl in Großbritannien wie auf dem Festland wechselt die Länge des Semesters, nominell und tatsächlich. Die Ferien scheinen lang; aber sie sind für Dozenten und Studenten als Studien- wie als Erholungszeiten gedacht. So werden sie von den Ernsthaften verwendet, zu deren Besten die Einrichtung getroffen wurde und beibehalten wird. In Cambridge z. B. gibt es Kurse in elementarer Pathologie und Bakteriologie während der „langen Ferien"; sie werden gewöhnlich von Studenten besucht, die gerade ihren B.-A.-Grad erworben haben, ehe sie nach London in die klinische Arbeit gehen.

nischen Fächer, mit denen man in fast jeder denkbaren Anordnung anfängt, in verschiedenen Semestern wieder, manchmal hintereinander, manchmal nach einer Zwischenzeit.

Die folgende Tabelle zeigt die von einer deutschen Fakultät vorgeschlagene Anordnung[1]):

1. Semester: Osteologie, Zoologie, Physik, Chemie.
2. Semester: Anatomie, Physik, Chemie, Botanik.
3. Semester: Anatomie, Histologie, Physiologie, Chemie.
4. Semester: Anatomie, Physiologie, physiologische Chemie. Examen in den grundlegenden und vorklinischen Wissenschaften[2]).
5. Semester: Anatomie, Physiologie, physikalische Chemie.
6. Semester: Allgemeine, spezielle und experimentelle Pathologie, Auskultation und Perkussion; Pharmakologie; propädeutische medizinische Klinik und allgemeine Chirurgie.
7. Semester: Pathologie, Auskultation und Perkussion, klinische Mikroskopie; medizinische, chirurgische und geburtshilfliche Kliniken und Vorlesungen.
8. Semester: Pathologische Anatomie und Histologie; medizinische, chirurgische und geburtshilfliche Kliniken; Vorlesungen über Psychiatrie.
9. Semester: Medizinische, chirurgische, geburtshilfliche, psychiatrische, pädiatrische und Spezialkliniken; Hygiene, Seriologie.
10. Semester: Spezielle Kliniken; Hygiene; gerichtliche Medizin.

Schlußexamina und praktisches Jahr.

Im wesentlichen herrscht eine ähnliche Einrichtung, nur mit einigen nebensächlichen Bestimmungen, durch ganz Westeuropa außer Frankreich, das schon besprochen wurde, und Holland und Schweden, die

[1]) Man spricht von deutschen, schweizerischen, dänischen oder anderen „Studienplänen"; tatsächlich jedoch hängt der Kursus des Studenten nicht so sehr von dem von der Fakultät vorgeschlagenen Studienplan ab als von den Examensordnungen der betr. Länder. Im allgemeinen sind beide Faktoren im Einklang, jedoch mit folgendem Unterschied: der von der Fakultät vorgeschlagene Plan enthält gewisse Fächer, in denen keine besonderen Examina abgehalten werden. Der Student zieht natürlich die Frage in Betracht, ob er in einem bestimmten Fach examiniert wird oder nicht. Aber selbst diese Überlegung ist nicht endgültig an sich: denn ein Examinator in Physiologie oder Medizin könnte Fragen stellen, die eigentlich zur Pharmakologie gehören. Wiederum sondern sich tüchtige und interessierte Studenten ohne Rücksicht auf Studienpläne und Examensverordnungen ab und arbeiten an dem, was weder gefordert noch vorgeschlagen wird. Die Elastizität der kontinentalen Ausbildung ist daher echt, und aus diesem Grunde kann ihr keine Beschreibung ganz gerecht werden. Ich habe daher versucht, eher die Art, in der sie wirkt, zu zeigen, als in tonloser Weise Studienpläne der Fakultäten oder Examensverordnungen zu beschreiben.

[2]) Ein Student, der durchfällt, wird sechs Wochen später wieder examiniert. Sollte er ein zweites Mal durchfallen, wurde er bis jetzt wieder examiniert. Fast niemand durfte ein drittes Mal durchfallen. Schlimmstenfalls ging so ein Semester verloren. Die neuen Vorschriften erlauben nur eine Wiederholung, damit die Untüchtigen wirklich ausgeschieden werden.

wir später betrachten werden. Es ist interessant und wichtig zu beobachten, daß, trotz des Ansehens der französischen Sprache in den Französisch sprechenden Teilen Belgiens und der Schweiz, beide Länder den logischen und nicht den „natürlichen" Lehrplantypus angenommen haben.

Das kontinentale Schema erlaubt eine große Verschiedenartigkeit der Einrichtungen, sowohl in den Laboratoriums- wie in den klinischen Fächern. Der englische Student hört seine klinischen Fächer in der einen oder anderen Ordnung, teils weil die Zahl der Studenten (Praktikanten oder Famuli), die in den Stationen in jedem Augenblick untergebracht werden können, beschränkt ist, teils weil es ihm freisteht, längere oder kürzere Zeiten auf die verschiedenen Fächer zu verwenden. Der kontinentale Student, dessen Ausbildung, wie wir sehen werden, viel zu sehr theoretisch ist, hat eine größere Freiheit in bezug auf die Zahl der Vorlesungen, die er hört, oder die Art, in der er sie zusammensetzt. So verfolgen die Studenten ihre Fächer nicht in einförmiger Anordnung und verwenden verschieden lange Zeiten über das vorgeschriebene Minimum, das selbst nicht sehr streng kontrolliert wird.

Die Verdoppelung und Wiederholung, die für den kontinentalen Studienplan charakteristisch sind, sind zum Teil den herrschenden Ausbildungsmethoden zuzuschreiben. Man erwartet vom Studenten, daß er großenteils durch Zuhören und Zusehen lernen soll[1]). Da nach seiner Erfahrung er nur wenig lernt, wenn er ein- oder zweimal zuhört und zusieht, hört und sieht er immer wieder zu; aber die Zahl der Fächer, in denen er examiniert werden soll oder an denen er interessiert ist, ist groß; daher ist sein Tag voll besetzt mit Vorlesungen und Kliniken. Ein Vergleich der einzelnen Testierbücher mit dem offiziellen Lehrplan zeigt, daß der Student manchmal mehr und manchmal weniger hört als vorgeschlagen ist. Je zwei Semester für Physik und Chemie und eines für Botanik und Zoologie werden empfohlen. Für das Examen werden zwei Semester innere Medizin und Chirurgie verlangt; die Fakultäten schlagen gewöhnlich drei vor; die Einschreibelisten zeigen häufig mehr als drei, und der Student studiert manchmal mehr oder weniger gewissenhaft sogar noch länger. Die möglichen Kombinationen wechseln so vom einigermaßen Einfachen und Zusammenhängenden bis zum gänzlich Vernunftwidrigen. Als Beispiel des letzteren, für das sich leicht Parallelen finden ließen, möge die folgende Abschrift aus dem Testierbuch eines Freiburger Studenten in seinem neunten Semester dienen:

Geburtshilfliche Klinik und Poliklinik (auch im 6., 7., 8. und 10. Semester).

Medizinische Klinik (auch im 8. und 10. Semester).

Chirurgische Klinik (auch im 7., 8. und 10. Semester).

---

1) S. S. 212, 214 usw.

Psychiatrische Klinik (auch im 7. und 8. Semester).
Praktische Bakteriologie (auch im 7. und 8. Semester).
Pharmakologie (auch im 7. und 8. Semester).
Otologie.
Ohrenklinik.
Ohrenpoliklinik.
Hautklinik.
Gerichtliche Medizin.
Medizinische Poliklinik (auch im 10. Semester).
Pathologische Physiologie (auch im 8. Semester).
Geschichte der Medizin.
Topographische Anatomie.
Sektionskurs (auch im 8. Semester).
Pädiatrische Klinik.
Säuglingsernährung.
Säuglingsfürsorge.
Nasen- und Halsklinik.
Hygiene (auch im 8. und 10. Semester).
Protozoologie (auch im 7. Semester).

Unsinnige Pläne wie der obige richten sich selber, denn die Tatsachen entsprechen nicht den Angaben des Testierbuches. Der Student macht einen kühnen Anlauf und hört ein paar Tage lang einen stetigen Strom von Vorlesungen, die er eine nach der anderen fallen läßt. Im Lauf von ein paar Wochen hat er sich auf die praktischen Kurse konzentriert, deren Besuch bis zu einem gewissen Grade kontrolliert wird, und auf solche Vorlesungen, die von besonderem Interesse oder besonderer Bedeutung sind. Unter den Vorlesungen, die oft vernachlässigt werden, sind viele, für die ein Testat gefordert wird; der Student zahlt seine Gebühren, hört die Vorlesung ein- oder zweimal, bekommt die Unterschrift des Dozenten und bleibt später weg, wenn es ihm gefällt. Natürlich ist es wahrscheinlicher, daß er einen Kursus, in dem auch ein Examen abgehalten wird, besucht; aber selbst dann ist der Besuch schwach, wenn der Dozent minderwertig ist. Andererseits ist das Auditorium eines Tüchtigen voll von Studenten, ohne Rücksicht auf offizielle Vorschläge und Examenserfordernisse.

Die Vorzüge des kontinentalen Lehrplans[1]) leuchten dem amerikanischen Beobachter sehr stark ein. Der Student genießt ein großes Maß von Freiheit und Verantwortlichkeit. Er kann innerhalb gewisser Grenzen seine eigenen Kombinationen machen; ihm wird jeder Vorschub gegeben, über das geforderte Minimum bei jedem Punkt hinauszugehen, der sein Interesse erregt hat, und die besseren tun es auch. Überdies machen die Studenten sich für gewöhnlich keine identischen Lehrpläne

[1]) Ich spreche hier, wie im ganzen Kapitel, von den Prinzipien der Lehrplanaufstellung, nicht von den Lehrmethoden. Letzteres Thema wird in den Kapiteln VIII und X besprochen.

zurecht; sie haben nicht genau dieselbe Erfahrung gehabt, ebensowenig wissen sie genau dieselben Sachen. Ihre Ideen müssen aufeinanderprallen; so belehren sie sich gegenseitig und regen sich an. Schließlich können die Examina so geordnet sein — das ist allerdings nicht immer der Fall —, daß die Studenten indirekt davor bewahrt werden, zu sehr aus der Bahn zu geraten. Jedenfalls ist die Elastizität, die zuzeiten zum Chaos wird, im ganzen einem Marschieren in geschlossenen Reihen vorzuziehen, das die Tüchtigen und Untüchtigen, die Energischen und Fleißigen in dieselbe Form einpreßt und praktisch jegliche individuelle Verantwortlichkeit aufhebt.

Kritische Deutsche sind sich jedoch im Augenblick mehr der Mängel als der Vorzüge ihres Universitätslehrplans bewußt. Diese Mängel werden bis zu einem beträchtlichen Grad durch die eigentümliche Organisation der deutschen Fakultäten geschützt. Die Organisation ist, wie ich gezeigt habe, ausgesprochen aristokratisch — eine kleine und sehr langsam anwachsende Gruppe von Ordinarien beherrscht die Lage. Der Ordinarius zieht sein Einkommen zum Teil aus Kolleggeldern[1]). Je mehr Studenten er hat, desto größer sein Einkommen. Die Pflichtkurse sind deshalb großenteils die, welche die Ordinarien abhalten. Jedoch sind, besonders in den Kliniken, die pflichtmäßigen Vorlesungskurse nicht notwendig für den Studenten am wertvollsten — obgleich es für ihn wichtig ist, die Technik eines Meisters in diagnostischer Darlegung zu sehen und zu lernen. Praktische Kurse, die man kleinen Gruppen geben muß, würden sich für die Ordinarien nicht lohnen. Sie werden daher Assistenten und Privatdozenten überlassen; und der Student richtet sich mit ihnen ein, je nachdem es sein Geldbeutel, seine Zeit und seine Neigung erlauben. Die Übel, die sich aus einer ungerechten Betonung zwischen Vorlesungen und praktischen Kursen und aus der Verwirrung ergeben, die durch töricht eingerichtete und oft überlastete Lehrpläne entsteht, haben gewisse neuere Reformer dazu geführt[2]), etwas wie den amerikanischen Plan zu empfehlen — ein systematisiertes Schema, an allen Universitäten dasselbe, das die wesentlichen Fächer enthält und die Maximalstundenzahl, die in jedem gefordert werden kann, angibt: „In der festgesetzten Stundenzahl“,

[1]) Der Anteil der Gebühren, der den Professoren bezahlt wird, ist in den letzten Jahren vermindert worden, und es herrscht eine lebhafte Kontroverse über das ganze Thema. Über die zwei Seiten s. BECKER: loc. cit., S. 58ff., und LUBARSCH: loc. cit., S. 60ff.

[2]) Z. B. Professor BERNHARD FISCHER von Frankfurt a. M. in seiner Schrift: Zur Neuordnung des medizinischen Studiums und Prüfungswesens. München 1919. Sein Inhalt ist in einem Artikel von Prof. FISCHER in der Berliner klinischen Wochenschrift 1919, Nr. 49, S. 1158ff., zusammengefaßt. Einen gemäßigteren Standpunkt s. SCHWALBE, loc. cit., S. 54—55, 64ff., 72ff.

sagt FISCHER, „muß den Studierenden ... Gelegenheit gegeben sein, das zu behandelnde Gebiet, soweit es für die Ausbildung des Arztes erforderlich ist, vollständig kennenzulernen[1].“ Das vorgeschlagene Heilmittel ist schlimmer als die Krankheit, denn einförmige schematische Anordnungen täuschen sehr: auf dem Papier scheinen die Studenten ein einheitliches Minimum zu bekommen und es scheint, als ob die Dozenten dieses Minimum lehren; doch tun verschiedene Lehrer trotz der gemeinsamen Überschrift auch weiterhin verschiedene Dinge, und die Studenten ziehen aus demselben Unterricht einen verschiedenartigen Nutzen. Die Resultate sind daher unendlich verschieden, ganz gleich, wieviel Mühe darauf verwendet wird, die Studienpläne einheitlich zu gestalten. Auch hat man eine Verlängerung des Lehrplanes vorgeschlagen — mehr Vorlesungen, mehr Demonstrationen —, eine Verschlechterung statt einer Heilung[2]. Man sollte meinen, daß weniger drastische Maßregeln das Übel beheben würden, ohne die Vorzüge der Universitätserziehung zu zerstören. Wenn man auf den praktischen Unterricht im Gegensatz zum demonstrierenden oder theoretischen den richtigen Nachdruck legte, würden sich viele der großen Hörerschaften auflösen, und zweifellos würde eine Art Organisation entstehen. Ein anderes Problem würde sofort auftauchen — das Problem, genügend Elastizität und Biegsamkeit zu bewahren —, denn die Freiheit des Studenten ist, obgleich sie oft mißbraucht wird, das kostbarste Element des Universitätslebens auf dem Kontinent.

Nach ihrer allgemeinen Einrichtung weichen die österreichischen, schweizerischen, holländischen[3] und belgischen Lehrpläne nicht wesentlich von den deutschen ab. Sie beginnen mit den grundlegenden Naturwissenschaften und Anatomie; danach setzen sie einige Semester für Anatomie, Physiologie und Chemie an, an deren Ende ein Examen stattfindet. Die abschließenden Semester, theoretisch fünf, praktisch gewöhnlich mehr, gehören den klinischen Fächern, die der Student in fast derselben Weise wie in Deutschland verfolgt.

Dänemark weicht etwas, aber nicht wesentlich ab. Drei „Sperren“ teilen den Studiengang in vier Abteilungen: 1. Physik und Chemie, die ein Jahr in Anspruch nehmen; 2. Anatomie und Physiologie, vier

---

[1]) Loc. cit., S. 1156. Wer diesen Vorschlag macht, versteht das amerikanische System nicht wirklich; s. S. 117. Könnte es einen besseren Beweis geben für die Notwendigkeit, sich im Ausland umzusehen, ehe man einen solchen Satz schreibt?

[2]) SCHWALBE: loc. cit., S. 54—55.

[3]) Die holländischen Universitäten geben dem Studenten nur eine ganz allgemeine Anleitung über die Ordnung, in welcher die Fächer zu studieren sind; dennoch folgt der holländische Student, den seine Lehrer gewöhnlich als lenkbar und fleißig charakterisieren, einem ausgetretenen Weg mit großer Gewissenhaftigkeit.

oder fünf Semester (zwei bis zweieinhalb Jahre) als nächstes; 3. Pharmakologie, allgemeine Pathologie und pathologische Anatomie, die gewöhnlich, aber keineswegs immer, fünf Semester in Anspruch nehmen; und 4. das letzte Jahr, das den klinischen Fächern gehört. Die eben beschriebene Einrichtung gibt jedoch ein falsches Bild von dem Zeitabschnitt, der für das klinische Studium verbraucht wird. Während des ersten Studienjahres besucht der dänische wie der französische Student die Krankenhäuser; anders wie beim französischen Studenten jedoch besucht er die Kliniken nicht während der Semester, die der Anatomie und Physiologie gehören, — gerade nachdem er klinisches Blut geleckt hat. Klinische Arbeiten verschiedener Art werden während der vier oder fünf pharmakologischen und pathologischen Semester wieder aufgenommen; Gruppen von Studenten treffen eigene Einrichtungen mit den Assistenten des klinischen Stabes in bezug auf Unterricht in klinischer Diagnose; und Gruppen von Studenten besuchen entweder die Kliniken des Universitäts- oder des kommunalen Krankenhauses. Das klinische Studium ist während dieser Zeit freiwillig, doch geschieht es ganz allgemein — und das ist auch nötig. Während des letzten Jahres, das besonders für den klinischen Unterricht reserviert ist, ist die Belehrung, wie wir später sehen werden[1]), konzentriert, intensiv und verschiedenartig.

IX.

Der schwedische Studienplan weicht von den schon besprochenen merklich ab. Er zerfällt in zwei Teile — den ersten mit Pathologie, Bakteriologie und Pharmakologie, nebst Anatomie und Physiologie; den zweiten mit den klinischen Fächern, gerichtlicher Medizin und spezieller Pathologie. Die Laboratoriumsfächer gehen logisch vor. Eine Entwicklung wie die folgende mit individuellen Abweichungen, die nicht verboten oder ungewöhnlich sind, würde ganz typisch sein:

1. Jahr: Anatomie, Chemie.
2. Jahr: Physiologie, Histologie, Biochemie.
3. Jahr: Pathologie, Bakteriologie, Pharmakologie.

Bei der Klinik sind die Abweichungen deutlicher, denn im Gegensatz zu dem Mischmasch, dem man oft in Deutschland begegnet, konzentriert das schwedische Schema die Aufmerksamkeit des Studenten so ausschließlich wie möglich zur Zeit auf ein Fach. So gehört ein halbes Jahr der inneren Medizin, das nächste Semester der Chirurgie, das nächste der Geburtshilfe. Das gründliche Studium von Kranken bringt zweifellos die Physiologie, Pathologie und Bakteriologie in die aufeinanderfolgenden klinischen Fächer hinein, geradeso wie die Chirurgie

[1]) S. S. 224.

und Geburtshilfe bis zu einem gewissen Grade den Kontakt des Studenten mit der inneren Medizin erneuern. Man kann sich jedoch des Gefühls nicht erwehren, daß für die meisten Studenten eine so intensive und zusammenhängende Konzentration vielleicht bezüglich der Zeit nicht sparsam ist. Ein Anfänger der Medizin kann nicht wohl alle seine Arbeitsstunden auf ein paar Patienten verwenden; er hat mehr Zeit, als er auf diese Weise verbrauchen kann. Die besten Studenten treiben natürlich Fachlektüre oder fangen eine kleinere Forschungsarbeit an. Aber die Versuchung, Zeit zu vergeuden oder sich anderswie zu beschäftigen, ist stark.

Ich habe darauf hingewiesen, daß die kontinentalen Lehrpläne, wie sie geplant sind, an Länge beträchtlich verschieden sind. Obgleich die Studentenschaft von annähernd gleicher Qualität ist hinsichtlich des Alters, der Reife und allgemeinen Bildung, variiert der medizinische Studienplan von einem Minimum von fünf oder sechs Jahren[1]) bis zu einem Maximum von acht oder mehr Jahren; in Schweden kann das Studium, das manchmal durch Berufsarbeit in ländlichen Distrikten unterbrochen wird, acht, zehn oder zwölf Jahre dauern. So kommen in jedem Lande große individuelle Verschiedenheiten vor. Wir werden später sehen, daß die Kurs- und Semesterexamina, durch welche in Amerika die Klassen zusammengeschlossen gehalten werden, in Europa fast unbekannt sind[2]). Mündliche und praktische Examina ziehen sich fast ununterbrochen durch das Arbeitsjahr hindurch. Abgesehen davon, daß der Student eine Minimalzeit einhalten muß, darf er sich zum Examen in einer der zwei oder drei festgesetzten Fächergruppen melden, wenn er nach seinem Urteil examensreif ist. Sein Testierbuch muß zeigen, daß er sich für gewisse notwendige Vorlesungen eingeschrieben hat (niemand weiß, ob er sie regelmäßig besucht hat oder nicht), daß er die pflichtmäßigen praktischen Kurse besucht hat und daß die Minimalzahl von Semestern abgelaufen ist. Es kommt gelegentlich vor, daß ein Student auf diese Weise sein Studium in der schematisch festgelegten Zeit durchläuft — aber nur gelegentlich, denn fast alle Studenten tun mehr als gefordert wird oder studieren länger als die vorgeschriebene Zeit.

---

[1]) Je nachdem ein Jahr Naturwissenschaften mit einbegriffen ist oder nicht. Das in Deutschland erforderliche praktische Jahr ist in den im Text gegebenen Zahlen nicht mit einbegriffen.

[2]) In Edinburg müssen die Studenten Klassenzeugnisse über gute Leistungen vorweisen, ehe sie mit den Berufsexamina anfangen dürfen, die in einem ganz anderen Fach liegen. Semesterexamina sind ebenfalls, wie in Amerika, üblich. Der Edinburger Studienplan ähnelt dem amerikanischen hinsichtlich seines Mangels an Elastizität.

VI. Studienplan.

b) Amerika.

I.

Der medizinische Lehrplan der Vereinigten Staaten gehört zum logischen Typus[1]). Die Ordnung, in der die Fächer dargeboten werden, ist vernünftig. Physik, Chemie und Biologie werden als Grundlage, nicht als medizinische Wissenschaften betrachtet und daher in der höheren Schule und im College ohne spezifische Beziehung auf die Medizin studiert. Die medizinischen Fächer selbst werden im Prinzip — leichte Abänderungen in Einzelheiten kommen vor — in folgender Ordnung dargeboten:

1. Jahr: Anatomie, Physiologie, physiologische Chemie.

2. Jahr: Physiologie, Bakteriologie, Pathologie, Pharmakologie, physikalische Diagnose.

3. Jahr: Geburtshilfe, innere Medizin, Chirurgie, klinische Mikroskopie, Pathologie.

4. Jahr: Innere Medizin und Chirurgie einschl. Praktikantentätigkeit, Spezialfächer usw.

So geht das Normale dem Anormalen voraus, und man bestrebt sich, gegen Schluß des zweiten Jahres die Kluft zwischen den Laboratoriums- und den klinischen Fächern zu überbrücken.

Vielleicht sollte man eine Ausnahme dieser allgemeinen Ordnung anführen. In einigen Fakultäten bestrebt man sich jetzt, in den ersten Jahren die klinische Bedeutung der Anatomie, Physiologie und Biochemie zu zeigen, indem man etwa einmal wöchentlich Kranke vorführt, welche die Verhältnisse, die der Student im Laboratorium studiert, klinisch illustrieren. Das Verfahren weicht von der in Dänemark üb-

---

[1]) Ich rechne das „Internat", das ein oder zwei Jahre dauert, als Teil des medizinischen Lehrplans an sich nicht mit, obgleich es schnell ein anerkannter Faktor in der Ausbildung des Arztes wird. Wenn das Internat mitgezählt würde, so würde der medizinische Kursus auf fünf oder sechs Jahre gerechnet werden müssen, je nachdem das Internat ein oder zwei Jahre dauert. In seiner Wirkung führt es eine gewisse Verschiedenartigkeit zum Schluß der Studentenausbildung ein, da die absolvierten Mediziner sich zerstreuen, um die Stelle eines „Internen" anzunehmen und die Arbeitsmöglichkeiten eines Internen von einem Krankenhaus zum anderen wechseln. Ich werde später Gelegenheit haben, die Aufmerksamkeit auf die Tatsache zu lenken, daß der zunehmende Brauch, ein Jahr als Internist zu verbringen, es möglich macht, den jetzt vorhandenen Charakter des Unterrichts in den klinischen Jahren in gewissen Einzelheiten zu ändern: z. B. kann der Erwerb praktischer Geschicklichkeit in den Spezialfächern wenigstens bis zu einem gewissen Grade aus den Studienjahren auf die Internatsjahre verschoben werden.

lichen Praktikantentätigkeit ab, wenn auch nicht dem Zwecke nach. Da ich zu dem hier vorliegenden allgemeinen Problem zurückkehren werde, wenn ich die Ziele und Methoden des Unterrichts bespreche, stelle ich gegenwärtig diese Tatsache nur als leichte Neuerung im Lehrplan fest.

Wir haben gesehen, daß in Europa die tatsächliche Dauer des Studienganges gewöhnlich nicht dieselbe wie die vorgeschriebene ist. In Amerika sind die beiden gleich. Ein paar Studenten fallen ab, hauptsächlich während des ersten und zweiten Jahres; ein paar wechseln — die Schwächeren gehen zu Fakultäten, die weniger verlangen, die Tüchtigeren in anspruchsvollere Institute. All die anderen gehen praktisch durch das Medizinstudium Schulter an Schulter wie eine Phalanx hindurch, und die Klassen werden durch Semester- und Jahresexamina, denen sich alle Studenten zur festgesetzten Zeit unterwerfen müssen, zusammengeklammert und gesondert gehalten. Ein Student, der nicht zum Examen erscheinen würde, wäre der Auflehnung gegen die Vorgesetzten schuldig oder würde seine Unfähigkeit damit eingestehen. So wurden im Jahr 1914 aus einer abgehenden Klasse von 67 an dem College of Physicians and Surgeons, New York, 9 ein Jahr zurückgestellt, alle wegen Unfähigkeit, die sie so wieder gutmachten — keiner, um mehr oder andere Arbeit zu tun; an der Johns Hopkins Medical School absolvierten im selben Jahr 90 von 91 Mitgliedern nach der obligaten Zeit, und der übrigbleibende eine, der sich verspätet hatte, weil er in einem Kurs durchfiel, empfing im folgenden Januar seinen Grad; an der Harvard-Universität brauchten von einer absolvierenden Klasse von 64 zwei mehr als vier Jahre wegen dürftiger Kenntnisse, und nur ein Student tat mehr als die obligate Arbeit, indem er im vierten Jahr neun Monate arbeitete, wo nur acht Monate vorgeschrieben waren. Noch 1923 waren von einer absolvierenden Klasse von über 100 in einer der hervorragenden medizinischen Fakultäten nur zwei „außerhalb des Kurses" — d. h. außerhalb der regulären Klassenorganisation. So vollenden alle Studenten, gute und schlechte, tüchtige und gewöhnliche, den medizinischen Kurs in derselben Zeitdauer. Im Ausland kann ein Student, wie ich wiederholt gezeigt habe, der sich für Physiologie und Pathologie begeistert, stillhalten, um ein Extrajahr fortgeschrittener Arbeit zu widmen. In Amerika ist eine Verzögerung, wenn sie vorkommt, so offensichtlich die Folge von Untüchtigkeit, daß das College of Physicians and Surgeons, New York, jedem Studenten verbietet, „mehr als fünf Jahre zu brauchen, um seinen Grad zu erwerben[1])".

---

[1]) Das Examen in Cambridge ist, wie ich gezeigt habe, auf drei Jahre beschränkt; aber das ist ein Wettrennen, ein Wettbewerb, und die Begrenzung ist festgesetzt, um die Sieger unter gegebenen Bedingungen auszuwählen.

II.

Innerhalb der vierjährigen Studienpläne, so unglücklich solche Einförmigkeit auch ist, existieren gewisse bedeutungsvolle und hoffnungsvolle Verschiedenheiten. Es gab in den Vereinigten Staaten bei der letzten Zählung 80 medizinische Fakultäten, die, im Juni 1922, 2529 Doktoren der Medizin absolvierten. Von diesen erhielten 1700 — etwa 70 % — ihre Ausbildung in ungefähr 60 Instituten, die eines vom anderen nur leicht abweichen, und sie bewegten sich in geschlossener Reihe vier Jahre lang durch sie hindurch. Sie waren von Jahr zu Jahr in bestimmten Klassen, deren Personal praktisch nicht wechselte, gruppiert, mit Ausnahme von regelrechten Verlusten wegen Unfähigkeit; sie beschäftigten sich Tag für Tag in bestimmter Reihenfolge mit denselben Fächern, dieselbe Zeit lang, im selben Jahr und zur selben Stunde. Von $8^1/_2$—1 Uhr, von 2—$4^1/_2$ Uhr verfolgten alle Studenten in ihren respektiven Klassen den gleichen Lehrgang. Und in regelmäßigen Abständen machten sie alle gleichmäßig in denselben strengen Gruppen genau dieselben praktischen Übungen, machten dieselben Prüfungen durch[1]) und unterwarfen sich denselben monatlichen, halbjährlichen und jährlichen Examina. Es läßt sich kaum etwas denken, was dem Geist der wissenschaftlichen oder modernen Medizin oder dem Universitätsleben fremder wäre. Die Medizin ist eine Wissenschaft, insoweit ihr eine gewisse Anschauung und Technik eigen sind. Mit gewissen einleuchtenden Ausnahmen sind die besonderen Tatsachen, die man lernt, und die besonderen Fertigkeiten, die man sich aneignet, weniger wichtig als die Gewohnheit zur Forschung, die Fähigkeit, seine Sinne zu gebrauchen, die Befähigung für ein sachgemäß gerichtetes Streben. Diese lassen sich nicht in derselben Art von allen Studenten erwerben, ebensowenig, wie sie sich in derselben Zeit und im selben Maß erwerben lassen. Die Studienpläne dieser ungefähr 60 Fakultäten sind aufgebaut und beherrscht von der Annahme, daß die bestimmten Fächer, aus denen die medizinische Ausbildung besteht, formuliert, kombiniert und in einer bestimmten Zeit den Mitgliedern einer Gruppe, die von Jahr zu Jahr kaum wechselt, mitgeteilt werden können.

Zwischen dem Charakter des Unterrichts in diesen Fakultäten — der praktisch und nicht anregend ist — und dem der übrigen Fakultäten — etwa einem Dutzend — die im Juni 1922, 800 Doktoren promovierten, besteht ein merklicher Unterschied — ein Unterschied, der vielleicht größer ist, als man nach einer bloßen Betrachtung der Stundenpläne vermuten würde. Die kleinen Fakultätsgruppen, von denen

[1]) Hier muß man allerdings eine Verschiedenartigkeit feststellen. Es gibt in Amerika wie im Ausland private Drill- und Einpaukgruppen, die für die Examina vorbereiten.

wir jetzt sprechen, bekommen ein bestimmtes Maß von Verschiedenartigkeit innerhalb jedes der vier Jahre — die Klassen werden leider immer noch Jahr für Jahr zusammengehalten — auf zwei Arten: erstens durch die Einführung von „Wahlkursen", d. h. die Gelegenheit, eine gewöhnlich obligatorische Wahl zu treffen zwischen Kursen, die es manchmal mehr mit der einen Seite desselben Faches als mit der anderen zu tun haben, und Kursen, die es manchmal mit verschiedenen Fächern zu tun haben, die aber alle berechnet sind, dieselben Ansprüche an Zeit und Betätigung zu machen; zweitens durch Einführung wirklicher freiwilliger Kurse oder Arbeitsmöglichkeiten, die der Student mitmachen kann oder nicht, wie es ihm gefällt. Die Wahl vom obligatorischen Typus — d. h. das Recht, aus mehreren Kursen einen zu wählen — ist mehr entwickelt als die andere Möglichkeit, freiwillig etwas oder nichts zu wählen, je nachdem der Student Zeit, Fähigkeit und Neigung hat[1]). Denn, obgleich der Student auf diese Weise befähigt wird, an gewissen Punkten von dem sonst festen Typ abzuweichen, kommen selbst diese Variationen zu festgesetzten und dabei seltenen Stunden, und sind so genau abgewogen, daß, soweit administrativer Scharfsinn reichen kann, die Forderung an die Zeit und das Streben des Studenten eigentlich gleichförmig bleibt. Es kann einem Studenten so gelingen, ein- oder zweimal wöchentlich etwas anderes zu tun als einige seiner Kameraden; aber es wird keine Gelegenheit geboten, daß er etwa fleißig sein könnte, während sie offiziell nicht beschäftigt sind, oder daß man offiziell von ihm verlangen könnte, eine Unze Energie mehr oder weniger aufzuwenden als gleichzeitig von allen übrigen aufgewendet wird.

Ein paar Fakultäten jedoch erlauben einen größeren Spielraum, selbst wenn sie, mit der einzigen Ausnahme der Universität von Chikago, an der vierjährigen Organisation streng festhalten. An der Johns Hopkins z. B. sind zwei Nachmittage der Woche für wahlfreie Arbeit vorgesehen, die der Student machen oder nicht machen kann, wie es ihm gefällt; im vierten Jahr teilt sich die Studentenschaft in kleine Gruppen, die, abgesehen von gewissen allgemeinen Erfordernissen, sich über das ganze klinische Gebiet verbreiten. Yale erlaubt keine Freiheit im ersten Jahr; in den übrigen drei sind die Hälfte der Wahlkurse obligat. Über diese Forderung hinaus dürfen die Studenten in jeder Abteilung, deren Chef sie zulassen will, arbeiten. Die Harvarduniversität verlangt im letzten Jahr Kurse von sechseinhalb Monaten; sie läßt der wahlfreien

[1]) Yale hat z. B. die für alle Studenten gleichmäßig geforderte Zeit um tausend Stunden herabgesetzt, aber der Student muß „60 % dieser Zeit während seines 2., 3. und 4. Jahres wählen; im 2. und 3. Jahre kann er nur eine Arbeit aus einer Abteilung wählen, im 4. Jahr aus zwei Abteilungen".

Arbeit eineinhalb Monate. Außerdem sind durch neuerliche Vorschriften der „Dienstag- und Donnerstagnachmittag für Studenten im zweiten und dritten Jahr frei, damit sie nach ihrem Belieben gewisse freiwillige Kurse nehmen oder nicht nehmen können. Man glaubt, daß die fortgeschrittenen Studenten eine Gelegenheit willkommen heißen, um mit den jüngsten Errungenschaften in den grundlegenden Naturwissenschaften in Kontakt zu bleiben; daß ein Interesse an gewissen fundamentalen Stoffen durch ihre klinische Arbeit erregt worden sei; oder daß sie vielleicht den Wunsch nach weiterer Ausbildung in einigen Punkten haben. Die Studenten werden nicht gezwungen und nicht einmal aufgefordert, diese Kurse zu nehmen; es ist eine völlig freiwillige Sache, und es werden keine Zeugnisse gegeben[1])“. Auf diese Weise können wirklich befähigte Studenten, wenn sie Ausdauer haben, eine Einführung in die Technik und den Geist der Forschung bekommen. In dieser Sache sind die Persönlichkeit des Lehrers und der Geist, der in der Abteilung herrscht, entscheidend; denn trotz der gewöhnlichen Neigung nach der klinischen Seite, wird ein fruchtbarer Anatom, Physiologe oder Pathologe oft die fähigsten Schüler an die in den vorklinischen Wissenschaften zur Verfügung stehenden Gelegenheiten fesseln.

Aus den eben beschriebenen Einrichtungen ergibt sich eine eigenartige Mischung von Schule und Universität; der Schulgeist zeigt sich in der strengen Beibehaltung des vierjährigen Schemas und in uhrwerksmäßiger Regelmäßigkeit, mit der zu gleichen Stunden an gleichen Tagen ganze Klassen sozusagen „Luft schnappen dürfen“, jeder Student auf seine Art, vorausgesetzt, daß eine anerkannte Persönlichkeit diese Art erst billigt; der Geist der Universität zeigt sich in dem fortgeschrittenen Charakter der angebotenen Arbeitsmöglichkeiten, von denen einige eine unabhängige Arbeit an einem kleinen Problem in sich schließen oder eine Teilnahme an einer wichtigen Forschung — Gelegenheiten, die den noch nicht graduierten Studenten in Europa nicht häufig offen stehen. Beschränkungen in der Wahl des Studenten, die sich aus der Beschränkung der Arbeitsmöglichkeiten oder des Stabes ergeben, sind natürlich unvermeidlich und sogar wünschenswert; kein Universitätsprofessor sollte in der Gewalt seiner Studenten sein; der Professor sollte immer in der Lage sein zu bestimmen, wen er zu den Arbeiten für Fortgeschrittene zulassen will und unter welchen Bedingungen; aber insofern die Beschränkungen der Freiheit des Studenten nur von der rein administrativen Notwendigkeit herrühren, jeden Studenten innerhalb von vier Jahren durch den Lehrplan zu führen, sind es sicherlich andere als Universitätskriterien, die das Verfahren bestimmen.

[1]) Der Ausdruck „Kurse“ ist eine unglückliche Mißbezeichnung: „Wir wollen sie weniger zu Kursen als zu Arbeitsgelegenheiten machen“, schreibt der Dekan in einem Privatbrief.

Eine etwas größere Elastizität als anderswo existiert in der Universität von Chikago, teils wegen des vier Vierteljahrsystems, teils weil gewisse Studenten für anderes als den Doktorgrad arbeiten, teils weil dort wie anderswo einige Studenten sich mehr als die Mindestforderung aussuchen. Im ersten und zweiten Jahr ist jedoch die Wahl des Studenten sehr gering, sie beträgt nur ein Neuntel der Mindestforderung. Von 65 Medizinstudenten, die die Universität Oktober 1918 bezogen, fielen 24 aus, 18 erhielten ihren Grad auf der Minimumsbasis, 16 überschritten die Mindestforderung und 9 kandidierten noch für den Grad nach einem Zeitraum von fünfeinhalb Jahren. Aller Wahrscheinlichkeit nach gehörten diese zu den tüchtigeren Studenten, da die Schwächeren notwendigerweise die waren, die früh verschwanden.

III.

Die Menge der wirklich stundenplanmäßig festgelegten Zeit ist jedoch so groß und die Kontrolle so „wirksam", daß die Gelegenheit des Studenten, auch nur einen kleinen Teil seiner Studien in dieser Art und in diesem Geist zu betreiben, kümmerlich ist. Der Gipfel scheint vom College of Medical Evangelists in California erreicht zu sein, das 4896 Lehrstunden festsetzt, durchschnittlich 1200 Stunden jährlich; die University of California mit 4744 bleibt nicht weit dahinter zurück; das College of Physicians and Surgeons, Columbia University, New York, verlangt 4361 Stunden. Selbst Institute, die wahlfreie und freiwillige Kurse eingerichtet haben, machen so schwere Forderungen an Zeit, daß der freie Spielraum notwendig von sehr beschränktem Umfang ist. Yale z. B. fordert noch immer, nachdem es über 1000 Pflichtstunden von seinem Plan gestrichen hat, eine Gesamtsumme von 3972 Stunden während vier Jahren; Johns Hopkins ist etwas besser, indem es 3544 Stunden verlangt und Wahlkurse bietet, die sich auf 1586 Stunden belaufen[1]). Ein Student, der unter einer solchen Last wankt, kann nur ganz gelegentlich einmal eine Pause machen, um aufs Geratewohl zu lesen, zu arbeiten oder zu denken. So führt der Beruf, in dem es am wenigsten auf reine „Lernstunden" und am meisten auf Initiative und Interesse ankommt, seine Ausbildung durch, ohne dafür zu sorgen, daß der Student lerne, unabhängig zu sein und sich selbst zu helfen. Hier hat Harvard kürzlich einen entscheidenden Schritt vorwärts getan, denn es hat die Pflichtstunden während der ersten drei Jahre um etwas mehr als $33^1/_3$ % herabgesetzt. Auf diese Weise kann der begabte Student mehr tun, und der gewissenhafte Student von mittleren Fähigkeiten

---

1) An der Stanford University werden auch gewisse Zeiten während des ersten und zweiten Jahres als frei bezeichnet, „um den Studenten zu verhindern, seinen Stundenplan zu überladen".

kann wenigstens einer atemlosen und unaufhörlichen Paukerei entrinnen. Der minderbegabte Student, der mit voller Kraft ohne Unterbrechung arbeiten mußte und in dessen Interesse der amerikanische Studiengang erfunden wurde, ist sehr richtig in größerem Maße — wenn auch noch nicht genügend — seinen eigenen Plänen überlassen. Insofern freiwilliges und individuelles Streben viel erzieherischer ist als ein gewissenhaftes Ausführen stereotyper Aufgaben, sollte der ganze Stundenplan so ausgearbeitet werden, daß der tüchtige Student Zeit hat, sich zu entwickeln, während der mittelmäßige Student sich unter vermindertem Druck abmüht und der unfähige Student, wenn er Lust hat, untätig dasitzt und nichts tut.

Abgesehen von der charakteristischen nationalen Vorliebe für die Organisation als solche, ist der gebräuchliche amerikanische medizinische Lehrplan zum Teil aus der Minderwertigkeit der gewöhnlichen High school und des College sowie der dürftigen medizinischen Fakultät zu erklären. Ein Student, der nicht gelernt hat, sich intellektuell ernsthaft zu beschäftigen, ist nicht auf Universitätsstudien vorbereitet; die medizinische Fakultät, die auf die Produktion von Doktoren aus ist, meint, ihren Zweck zu erreichen, indem sie verspätete Disziplinmethoden anwendet, wie sehr sie auch ihrem Geist widersprechen. Die Absicht, ungeeignete medizinische Fakultäten auszumerzen, hat auch dazu beigetragen, die Reglementierung zu stärken. Die privaten „Medizinschulen" boten ihren Studenten eine einzige Vorlesungsserie in jedem der halb Dutzend Fächer, die sie während zwei aufeinanderfolgenden Lehrgängen hören mußten. Um diese papageienhafte Wiederholung zu vernichten, schuf man Gesetze, die von den Instituten einen abgestuften Kurs verlangten, zuerst drei, dann vier Jahre lang. Unsere jetzigen Fesseln wurden daher geschmiedet, um elende medizinische Fakultäten zu zwingen, ungeeigneten Medizinstudenten eine „bessere" Ausbildung zu geben. Jetzt, wo dieser Zweck so ziemlich erreicht ist, sind die Mittel ein Fetisch geworden, der eine weitere Verbesserung hindert. Inzwischen ist ein College„klassengeist" in die akademische medizinische Fakultät eingedrungen. Eine künstliche Bedeutung knüpft sich an die Aufrechterhaltung der Klassenorganisation; wer zusammen anfängt, muß auch zusammen aufhören — der bloße Zufall des gemeinsamen Eintretens verbindet auf diese Weise Leute, die sich sonst ganz gleichgültig gegenüberstehen könnten. Ein Student, der in eine amerikanische medizinische Fakultät mit der „Klasse 1922" eintrat, würde, allgemein gesprochen, ein heimatloser Landstreicher sein, wenn er aus Interesse an der Physiologie ein Jahr haltmachen würde und sich so im nächsten Jahr mit der „Klasse 1923" eingewöhnen müßte. Großenteils aus demselben Grunde, nämlich aus Klassen- und Instituts„geist", beziehen die amerikanischen Studenten selten eine andere Universität, obgleich der abgestufte Lehrplan das Hin- und Herwandern erleichtern sollte; aber das Wandern würde ja auch das Gefühl für den Clan, welches das amerikanische College und die amerikanische Universität so hoch werten, zerstören: es wäre „illoyal"!

Die Folgen der strengen Klassenorganisation und des Schul„geistes" sind weittragend. Ich zeigte, wie der Student auf diese Weise der Initiative beraubt wird; aber der Lehrer wird auch geschädigt, denn er wird gegen Konkurrenz geschützt. Der deutsche, französische oder Schweizer Lehrer der Medizin muß die Studenten anziehen[1]) — er muß sich daher als tüchtiger Lehrer, und in den germanischen Ländern als erfolgreicher Forscher, einen Namen machen. Die Schüler des amerikanischen Professors kommen ganz selbstverständlich zu ihm, außer insoweit ein paar Fakultäten hier und da wirklich freie Wahl erlauben. Ein Lehrer kann tüchtig und eifrig sein; aber seine Schülerzahl ist dieselbe, ob er sich nun bis zum äußersten anstrengt oder nicht.

Zum Schluß ist es nur gerecht und wichtig, die Aufmerksamkeit des Lesers von neuem auf die Tatsache zu lenken, daß die Unterschiede zwischen den amerikanischen medizinischen Fakultäten viel größer sind als die Unterschiede zwischen ihren Stundenplänen. Es ist schon schlimm genug, daß sie alle gleichmäßig einen abgestuften vierjährigen Kurs haben, der dem Studenten fast überall eine übermäßige und unkluge Last aufbürdet; daß die Fakultäten die, welche zusammen anfangen, zusammen promovieren; daß alle mehr nach Stunden und Kursen rechnen als nach Semestern, in denen sich großes festes Wissen in ganzen Fächern erreichen läßt. Bei alledem jedoch ist der Unterschied zwischen den Fakultäten, in denen Wahlkurse bestehen, und denen, wo keine bestehen, groß; und noch größer, wenn das Element der Freiwilligkeit eingeführt ist. Bis zu einem gewissen Grade entsteht auch eine Verschiedenheit durch den Gebrauch, der von den langen Sommerferien gemacht wird. Der Studienplan — selbst der strenge Studienplan — ist tatsächlich bei weitem nicht das bedeutendste Element, das den Charakter der Schule bestimmt. Die Qualifikationen und Hauptbeschäftigungsgebiete der Fakultät sind unendlich viel wichtiger; und in dieser Hinsicht ist, wie wir in den folgenden Kapiteln sehen werden, besonders in den Laboratoriumsfächern und an manchen Orten auch

---

[1]) Eine Einschränkung muß man allerdings machen: der kontinentale Professor ist auch der staatliche (wie der Universitäts-) Prüfer. Durch diesen Umstand werden die Studenten bis zu einem gewissen Grade beeinflußt, die Kurse des Professors zu belegen. Andererseits werden jüngere Lehrer, die keine solchen Vorteile genießen, durch dies Hindernis in ihren Bemühungen, Studenten zu bekommen, angespornt — was für sie nicht schlecht ist. Das englische System, welches Examinatoren von einem Institut zum anderen schickt, ist ausgezeichnet.

bei den Kliniken in Amerika eine entschiedene Besserung innerhalb der letzten zehn oder fünfzehn Jahre eingetreten. So darf man sich den Unterschied, der die produktiven medizinischen Universitätsfakultäten von langweiligen Unterrichtszentren trennt, nicht durch die oberflächlichen — wenn auch schädlichen und beklagenswerten — Ähnlichkeiten in der Struktur ihrer jeweiligen Lehrpläne verdunkeln lassen.

IV.

Der kanadische Studienplan ist gerade in einem Übergangsstadium, teilweise infolge eines Strebens, das Niveau der vorhergehenden Ausbildung zu heben, und teilweise infolge der Notwendigkeit, die Endstadien der höheren Schulbildung in die Berufsschule zu verlegen. Gegenwärtig kann der Student 5—7 Jahre in der medizinischen Fakultät verbringen — doch wird ein Teil der drei ersten Jahre ganz allgemeinen Fächern gewidmet (moderne Sprachen oder Geschichte), und ein anderer Teil den grundlegenden Naturwissenschaften; ein Jahr kann abgezogen werden, wenn der Student nur nach einem niedrigeren Grad strebt oder auf einen akademischen Grad verzichten will.

Die Verschiedenheit in der Zeitlänge bedeutet daher keine Elastizität im kontinentalen Sinne, denn der kanadische Lehrplan ist, wie der amerikanische, ein abgestufter Kursus, jedes Jahr eine Einheit, und so geleitet, daß ein nur bedingt zugelassener Student nicht mit seiner Klasse weitermachen kann. Er hat daher jährlich gewisse „Kurse" nachzuweisen, gegenüber der vorzuziehenden kontinentalen Art, von ihm nach einer wechselnden Anzahl von Jahren Rechenschaft über die Meisterung eines Faches zu verlangen, gleichgültig, wie er sich solche erworben haben mag. Es gibt noch andere Anzeichen des altmodischen Schulmeisters; so wird die Präsenz vermerkt und dem Dekan durch Lehrer und Lektoren bescheinigt. Es herrscht also der Typ des Marschierens in geschlossenen Gliedern für den Lehrplan und die Klassenorganisation vor. Schließlich stimmt die durchschnittliche Jahresforderung hinsichtlich der Unterrichtsstundenzahl im allgemeinen mit der südlich der Grenze herrschenden Praxis überein: Toronto z. B. setzt eine Gesamtforderung von 5945 Stunden für sechs Jahre fest; McGill ist etwas bescheidener und verlangt 3520 während der ersten vier Jahre, während man für das fünfte Jahr, ein praktisches Krankenhausjahr, keine bestimmte Stundenzahl festgesetzt hat.

Toronto allein hat, wenn auch innerhalb des Klassenrahmens, ein System der wahlfreien Kurse eingerichtet. Während der ersten drei von den sechs Jahren führen die Torontostudenten Jahr für Jahr und Tag für Tag ihr festgesetztes regelmäßiges Programm aus; alljährlich finden sich Lücken in dem Stundenplan, die sie jedoch gezwungen sind auszufüllen; im ersten medizinischen Jahr muß der Student ein Fach unter den Kulturfächern wählen; im zweiten und dritten muß ein Kultur- und ein naturwissenschaftliches Fach gewählt werden, eine zweifelhafte und wahrscheinlich unwirksame Vorschrift[1]). Während der letzten drei Jahre dürfen Studenten, die „sich einen gewissen Rang in den Kursen der ersten drei Jahre erworben haben", jährlich wahlfreien Kursen auf irgendeinem der zahlreichen Studiumsgebiete folgen. Wer vorher keine guten Zeugnisse erworben hat, muß einen „Übersichts-" oder „Wiederholungskurs" durchmachen. Obgleich die endgültige Wahl dem Studenten in weitem Maße überlassen ist, warnt man ihn vor Ziellosigkeit, und ein Fakultätsmitglied ist dazu bestimmt, ihm zu einer klugen Entscheidung zu verhelfen. Die Behörden sind offenbar eifrig darauf bedacht, die Tüchtigen anzuregen, mehr Arbeit und grundlegendere Arbeit zu tun, aber sie sind augenscheinlich der Meinung, daß der kanadische Student keineswegs für akademische Freiheit reif ist, nicht einmal auf dem Gebiet der wahlfreien Kurse; und er wird immer noch gezwungen, jährlich eine vorgeschriebene Menge Arbeit zu leisten, statt daß man ihn für größere Leistungen verantwortlich macht, die er auf seine eigene Art nach Ablauf längerer und verschiedenartiger Zeitperioden vollbringt.

V.

Hinsichtlich der allgemeinen Einrichtung hängen die Franzosen der „natürlichen" Methode des Medizinunterrichts an; alle anderen Nationen haben das logische oder fortschreitende System angenommen, wobei die Unterschiede, die zwischen Deutschland, Skandinavien, Großbritannien und Amerika bestehen, von geringerer Bedeutung sind. Insofern es sich bloß um die Einrichtung handelt, haben die Franzosen in dieser Sache wahrscheinlich unrecht, die anderen wahrscheinlich recht. Ob man, wie in Großbritannien, eine vollständige Schranke zwischen der Laboratoriums- und der klinischen Abteilung errichten sollte, ist vielleicht nicht von hervorragender Bedeutung; aber daß der Student eine völlige und unfruchtbare Verwirrung vermeidet und mit der Terminologie klarere Ideen verbindet, wenn Bilder der normalen Struktur und Funktion dem Studium der Krankheit vorausgehen, scheint von der pädagogischen Theorie gebilligt und von der Erfahrung festgestellt.

Andererseits muß ich, obgleich ich geneigt wäre, den großen Unterschied zwischen dem „natürlichen" und „logischen" Studienplan für wichtig zu halten, doch gestehen, daß es auch wichtig ist, auf die Feinheiten der Studienplanmechanik nicht zuviel Gewicht zu legen. In

---

[1]) Ein Student, der einen B. A.-Grad besitzt, ist von der Bedingung, Kurse in den Kulturfächern zu wählen, befreit.

Amerika besonders wird viel Aufmerksamkeit — und meiner Meinung nach zuviel Aufmerksamkeit — auf die Ausarbeitung von Methoden verwendet, die man als Korrelation und „organischen Zusammenhang“ kennt, und auf die Ausarbeitung von speziellen Übungen, die dazu bestimmt sind, dem Studenten abgerundete oder hübsch vollständige Begriffe zu bieten, damit er die Dinge im rechten Verhältnis sieht; oder auf die gleichzeitige Darstellung verschiedener Gesichtspunkte, damit ihm etwas von der Mühe des Lernens und etwas von der Gefahr des Vergessens erspart wird. Große Verschiedenheiten hinsichtlich der allgemeinen Anordnung sind des Nachdenkens wert; aber feine Unterscheidungen, kleine Feinheiten, kluge Pläne, die hier ein paar Stunden wegschneiden, um sie anderswo zu verteilen — diese zeit- und geisttötende Dialektik ist unsinnig. Durch keinen noch so geschickten Einfall läßt sich der menschliche Geist in eine Falle locken und ausbilden. Es ist zweifellos wahr, daß der geringwertige Student einiges, wenn es so für ihn bearbeitet wird, lernen und vielleicht behalten kann, was er sonst nicht lernen würde. Aber ob er auch auf die Dauer in einen anderen Menschen verwandelt wird, kann bezweifelt werden. Es ist wahrscheinlicher, daß wenn er seinen Studienplan vollendet hat, und von der Kontrolle der Lehrer, die sein Denken für ihn geleistet haben, frei wird, in die praktische Routine zurückfallen wird, die ihm behagt. Inzwischen sind zwei andere Gruppen, die beide wichtiger sind, geschädigt worden: die Lehrer, die sich zu freigebig und zu gewissenhaft mitgeteilt haben, und die tüchtigeren Studenten, die durch Überbelehrung geschwächt werden. So wird, selbst wenn der gewöhnliche Student zeitweise auf ein höheres Niveau gezwungen wird, vom Lehrer und vom tüchtigen Studenten ein übermäßiger Preis dafür bezahlt.

Die Sache ist die, daß die medizinische Ausbildung fragmentarisch sein muß. Es steckt etwas Täuschendes in dem Schein der Vollständigkeit. Das Bild muß etwas verschwommen sein, weil es dann die Notwendigkeit weiteren Studiums, weiterer Lektüre und weiteren Nachdenkens nach vielen Richtungen hin nahelegt. Ein guter Unterricht ist natürlich unbezahlbar; aber die guten Lehrer bringen am meisten fertig, nicht indem sie sorgfältig ihre Zeit und Energie mit einer Überausarbeitung verbringen, die alles für den Studenten tut, sondern vielmehr durch die Kraft, Originalität und Frische, mit der das Thema des Tages dargelegt wird, ohne erschöpft zu werden. Die Auffassung, daß man den Studenten davor bewahren kann, seine Anatomie, Physiologie oder Pathologie zu vergessen, wenn man nur auf die rechte Lehrplaneinrichtung verfällt, ist von vornherein eine Täuschung. Es ist zwar wahr, daß assoziierte Tatsachen, Prinzipien und Phänomene bedeutsamer sind als unzusammenhängende Daten. Es ist auch wahr, daß die Lehrer dem Studenten ein paar Materialillustrationen geben können, die von verschiedenen Gesichtspunkten aus gut ausgearbeitet sind. Aber das bedeutet nicht, daß es ratsam wie erwünscht sei, einen Lehrplan auf solcher Basis aufzubauen. Natürlich wird der Student vergessen. Natürlich gibt es Dinge, die er gerade dann, wenn er sie am nötigsten braucht, nicht wissen wird. Das wird sein ganzes Leben lang so weitergehen. In der medizinischen Fakultät muß er selbst wiederholen, was er einmal gewußt, und erweitern, was er einmal gelernt hat; seine Lehrer werden ihn erinnern, werden wiederholen, werden ihm dringend empfehlen, weitere Lektüre zu treiben — gerade so wie sie es all ihr Leben lang tun mußten. Keine Lehrplaneinrichtung kann oder sollte darauf hinzielen, ein solches Streben zu verhindern. Es ist wirklich kein Paradoxon, zu behaupten, daß die Medizin, wenn auch lernbar, nicht lehrbar ist. Der Student muß sich eifrig und klug auf die Suche begeben. Er muß lernen wollen. Er darf sich nicht auf die Darlegung, Demonstration oder Mitarbeit seiner Lehrer verlassen. Es gibt, wie ich sagte, eine gewisse allgemeine logische Reihenfolge, in welcher sich die Fächer sehr gut darstellen lassen; aufeinanderfolgende Lehrer können im Weiterschreiten die gegenseitigen Fächer nutzbar machen; gelegentlich kann eine Gruppe ein Problem im Detail in Wechselbeziehung ausarbeiten. Bestenfalls aber werden solche Demonstrationen nur illustrierend sein. „Jeder Gebildete ist selbstgebildet.“ Es gibt keinen Ersatz für die Initiative des Lernenden.

VI.

Die medizinischen Studienpläne der ganzen Welt enthalten zu viele Fächer und zuviel Material. Die Last wäre schon schwer genug, wenn sie sich auf die größeren, ursprünglichen Fächer beschränkte; aber innerhalb der letzten fünfzig Jahre ist ein Spezialfach nach dem anderen abgesondert, zu einer Professur und zu einem speziellen Lehrfach gemacht worden und hat sich schließlich einen Platz unter den Prüfungsfächern erobert. Vom Standpunkt der Forschung und Behandlung ist das Argument zugunsten der Spezialisierung im ganzen unwiderleglich; aber hinsichtlich des Unterrichts ergeben sich wirkliche Probleme. Doch ist das Prinzip eines Ausgleiches, der im gleichen Grade befriedigend ist wie der Ausgleich irgendeines anderen unlösbaren Problems, schon festgestellt worden. Man bildet sich dadurch, daß man sich gründlich in ein paar Gegenstände vertieft, nicht dadurch, daß man von vielen kostet. Der medizinische Studienplan kann nicht darauf hinzielen, Ärzte zu produzieren, die für die Praxis reif sind; bestenfalls kann er die Studenten so ausbilden, daß die praktische Erfahrung, zuerst wenn sie als „Interne“ tätig sind, sie allmählich reift und ausrüstet. Der Kurs der noch nicht Graduierten ist offensichtlich nicht für die fertige Ausbildung von Otologen, Laryngologen oder Dermatologen gedacht; er kann nur die einfachsten Beispiele einer speziellen Technik enthalten, und das hauptsächlich, weil sie in der gewöhnlichen Diagnose vorkommen. Im übrigen sollten die Spezialfächer bewußt verschoben werden, bis man sich die notwendigen Elemente in Verbindung mit der Erfahrung im Krankenhaus, die der unabhängigen Praxis vorausgeht, erwerben kann[1]). Aber bis jetzt sind die Lehrplanmacher und Staatsbehörden keines Landes imstande gewesen, sich an das oben aufgestellte Prinzip zu halten; infolgedessen sieht der Studienplan aus, als ob durch ihn wirklich Ärzte ausgebildet werden können, obgleich niemand mehr annimmt, daß dieses möglich ist.

In dieser Beziehung sündigt der deutsche Studienplan, von außen gesehen, schwerer als der amerikanische. Aber der Wirkung nach ist das amerikanische System schädlicher. Je tüchtiger der amerikanische Student, desto gewissenhafter richtet er sich nach dem Buchstaben des Gesetzes, und desto weniger Zeit hat er, nach Belieben Lektüre zu treiben oder zu arbeiten. Der deutsche Student, wie allgemein der kontinentale Student, bezahlt für Pflichtkurse und muß für sie eingeschrieben sein, aber er geht hin oder nicht, je nachdem er es wert findet oder nicht; je tüchtiger er ist, desto mehr Freiheit nimmt er sich. In ein paar praktischen Kursen wird seine Präsenz mehr oder weniger strenge kontrolliert. Aber im ganzen überläßt es ihm eigentlich die Universität, für sich selbst zu sorgen, in so viel Zeit, wie es ihm paßt. Weder jährlich noch halbjährlich muß er beweisen, daß er eine ihm zugewiesene Aufgabe ausgeführt hat. Er kann ein Semester zuviel und ein anderes zu wenig arbeiten; er kann ein Fach meistern, indem er dem gewöhnlichen Wege oder einem ungewöhnlichen oder beiden Wegen folgt. So weichen der Mittelmäßige und der Glänzende weit voneinander ab, wie es auch sein muß. Auf diese Weise vereinfacht sich der augenscheinlich überladene kontinentale Studienplan, was die regelmäßige Routine betrifft — teilweise, indem die auf das Studium verwendete Zeit wechselt, und teilweise, indem Aufmerksamkeit und Streben verschieden verteilt werden. Die Universität und der Staat fällen ihr Urteil durch Examina, für die der Student sich meldet, wenn er nach seiner Meinung dafür reif ist. Und dazu wird der Student allerdings getrieben oder besser, er treibt sich selbst.

Schlechter Unterricht ist, wie wir sehen werden, auf dem Kontinent häufig genug; aber Mängel, die an verkehrten Lehrmethoden liegen,

---

[1]) Billroth: loc. cit. S. 216ff., gibt eine interessante historische Skizze von der Gründung der aufeinanderfolgenden Lehrstühle. Waldeyer bespricht das oben berührte pädagogische Problem, loc. cit. S. 189—195. Er entscheidet die Sache mit Hilfe des Sprichwortes; „Non multa, sed multum."

dürfen nicht der Einrichtung des Studienplanes zugeschrieben werden. Sie liegen, wie wir erfahren werden, eher an dem Festhalten an traditionellen Unterrichtsformen und an dem Mangel angemessener Möglichkeiten zu praktischem Arbeiten. Wenn wir Arbeitsgelegenheiten annehmen, die der Studentenzahl angemessen sind, und nicht mehr Studenten, als der Lehrkörper bewältigen kann, ist die Formlosigkeit der kontinentalen Universität zweifellos anregender für den Medizinstudenten als die Einförmigkeit des amerikanischen Studienplanes.

Abgesehen von den schon genannten Tatsachen, nämlich einer dürftigen höheren Schulbildung und dem Wunsch, minderwertige medizinische Fakultäten unmöglich zu machen, liegen den Verschiedenheiten, die ich betonte, auch verschiedene Erziehungstheorien, medizinische wie allgemeine, zugrunde. Die kontinentalen Universitäten wissen, daß es unnütz und unmöglich ist, enzyklopädisch zu sein, und ebenso, sich auf Tatsachengruppen zu einigen, die alle Studenten in gleicher Weise wissen sollen. Sie haben gelernt, daß gute Studenten im Verlauf ihrer Ausbildung die wichtigen Tatsachen und Prinzipien lernen, nicht weil diese Tatsachen und Prinzipien zu Lehrzwecken ausgewählt und ihnen eingedrillt worden sind, sondern weil sie dauernd wieder vorkommen. Überdies wird die praktische Erfahrung das Wissen derer, welche den richtigen Begriff und eine gute Grundlage besitzen, schnell erweitern und ihr Urteil verbessern. „Der Arzt wird nur dann ein Arzt, wenn er ein Arzt ist" — in diesen schon zitierten Worten hat man die kontinentale Philosophie der medizinischen Erziehung ausgedrückt. Im Gegensatz dazu drückt sich die Idee im Geist der amerikanischen Lehrplanmacher in ihrer rohesten Form in folgender, dem Vorlesungsverzeichnis einer östlichen Universität entnommenen Beschreibung aus: „Ein gründlicher und umfassender Lehrplan — der ausreicht, dem Studenten eine vollständige wissenschaftliche wie praktische medizinische Ausbildung zu liefern — ist aufgestellt worden[1])."

Es folgt jedoch nicht, daß es für die amerikanischen medizinischen Fakultäten ratsam wäre, das kontinentale Verfahren sofort anzunehmen. Dem stehen mindestens zwei Hindernisse entgegen. Erstens ist die amerikanische Fakultät bis jetzt noch weit davon entfernt, auf klinischer Seite eine Gruppe von Berufslehrern zu sein; und bis die klinischen Instruktoren als Körperschaft in erster Linie Lehrer sind, die mit den Laboratoriumsgelehrten in aktiver Weise im Einklang sind und selbst in erster Linie auf Lehre und Forschung gerichtet sind, müssen künstliche Mittel, den Studenten heranzuhalten, weiterexistieren. Zweitens müssen die Studenten eine ausgebildete und ausgewählte Gruppe sein,

[1]) Lehrplanmacher würden gut tun, über das französische Sprichwort: „Qui trop embrasse mal étreint" nachzusinnen.

in HELMHOLTZ' Worten „mit hinreichender Gewöhnung an geistige Anstrengung ... um Wahrheit von dem phrasenhaften Schein der Wahrheit zu unterscheiden“[1]). Man kann sich aber noch nicht darauf verlassen, daß unsere höheren Schulen und Colleges eine solche Körperschaft bis jetzt hervorbringen. Und nicht einmal, wenn diese Zeit kommt, dürfen wir uns irgendwelchen Illusionen hingeben. Die akademische Freiheit ist nicht ohne Gefahren; zweifellos wird manch ein zerbrechliches Schiff an den Klippen zum Wrack. Im allgemeinen jedoch besteht kein Zweifel, daß sich die Freiheit der Studenten in Europa gerechtfertigt hat. Sie hat den Tüchtigsten die beste Gelegenheit gegeben; sie hat auf die Dauer den Mittelmäßigen angespornt, und sie hat den Professor gezwungen, sich anzustrengen, für ihn die einzige Möglichkeit, sich Ruhm und Schüler zu sichern.

Während die amerikanischen Verhältnisse vielleicht zu einer unmittelbaren und allgemeinen Einführung der akademischen Freiheit nicht berechtigen, ist es klar, daß diejenigen Institute des Landes, die das Berufswesen in die Fakultät einführen und allmählich eine sorgfältiger ausgewählte Studentenschaft bekommen, für entschiedene Fortschritte reif sind. Weder Staatsbehörden noch Erziehungsvereinigungen dürften starke Institute davon abhalten, in der Richtung auf Universitätsmethoden schnell weiterzuschreiten.

VII. Die Laboratoriumswissenschaften.

a) Auffassung.

I.

Die Laboratoriumswissenschaften werden oft so aufgefaßt, als ob sie nur in einer Hilfsbeziehung zur Medizin ständen. So ist es vielleicht nicht unpassend, an dieser Stelle ihren wirklichen Stand noch einmal festzusetzen. Anatomie, Physiologie und Pathologie sind in sich selbst Wissenschaften, genau so, wie sie es wären, wenn es niemals jemandem in den Sinn gekommen wäre, sie in einen medizinischen Lehrplan einzuschließen, geradeso wie Physik und Chemie Wissenschaften sind, wie sie es auch wären, wenn es etwas wie Physiologie oder Industrie nicht gäbe. Diese Wissenschaften gehören alle gleicherweise zur Universität, erstens weil sie Gegenstände menschlicher Wißbegier sind, und zweitens natürlich, weil ihre Ausübung dem menschlichen Geschlecht auf tausend Weisen praktischen Nutzen bringt. Die Geschichte der Wissenschaft hat unbestreitbar gezeigt, daß das un-

---

[1]) HELMHOLTZ: Über akademische Freiheit auf den deutschen Universitäten. Rektoratsrede. Berlin, 15. Oktober 1877.

gehinderte Studium der Wissenschaft auf die Dauer nicht nur die vollste intellektuelle Befriedigung, sondern, merkwürdig genug, auch den größten praktischen Nutzen bringt. Die sog. medizinischen Wissenschaften sind keine Ausnahme dieser Regel; sie gehören nun einmal zu der Universität, und ihrer Entwicklung kann keine willkürliche Grenze gesetzt werden.

Zweifellos hat die Tatsache, daß sie als „medizinisch" bezeichnet werden und gewöhnlich, obgleich nicht ausnahmslos, zu der medizinischen Fakultät gehören und nicht zu der naturwissenschaftlichen, tatsächlich zu einer Tendenz der Begrenzung geführt. Insoweit es sich um das qualifizierende Adjektiv „medizinisch" handelt, wäre es ebenso unglücklich, die physiologische Forschung durch die Beziehung zur menschlichen Medizin einzuschränken, wie die physikalische Forschung durch die Beziehung zur menschlichen Industrie. Die Einbeziehung in die medizinische Fakultät bedeutet nur, daß gewisse Seiten der allgemeinen Fächer — die übrigens keineswegs so eng und einförmig sind, wie man manchmal annimmt — von einer besonderen Gruppe von Fachmännern verfolgt werden. Zu diesem Zweck ist der Professor der Physiologie augenblicklich einer von mehreren (wie der Anatom, Pathologe und Kliniker), die an einem ganz bestimmten Ausbildungsproblem interessiert sind; und aus diesen wissenschaftlichen und praktischen Verbindungen kann er selbst Anregungen ziehen[1]. Jedoch brauchen seine Beziehungen zu seinen Kollegen der medizinischen Fakultät nicht unbedingt irgendwie intimer zu sein. Ja sie können sogar weniger fruchtbar sein als seine Beziehungen zum Mathematiker oder Physiker, die aus praktischen Gründen einer anderen Fakultät angehören. Es ist gerade der Vorteil der Universitätsverhältnisse, daß ein Professor von Fachs wegen zu einer beruflichen Fakultät gehört, aber trotzdem als Wissenschaftler ein Mitglied der Universität ist, mit der Freiheit und dem Antrieb, die Wahrheit in jeder beliebigen Richtung zu verfolgen. Gewisse Beschränkungen werden sich ergeben. Es brauchen aber nur Beschränkungen der Leistungsfähigkeit, der Neigung, der Arbeitsmöglichkeiten und Hilfsmittel zu sein. Die Gebiete sind zu ungeheuer und überschneiden sich zu sehr, um eine orthodoxe Organisation und Abgrenzung zu erlauben. Daher werden nicht zwei Abteilungen irgendeines gegebenen Faches Duplikate sein. Und das ist auch ein Glück, denn die Verschiedenartigkeit im Angriff vermehrt die Möglichkeit, die Wahrheit zu erfassen.

---

[1]) Wir wollen nicht vergessen, daß ein von physikalischen Methoden beeinflußter Chemiker (Pasteur), während er praktische Probleme zu lösen versuchte, die Wissenschaft der Bakteriologie schuf, eine sicher umfangreiche Wissenschaft, die weit über das Gebiet der Medizin und der öffentlichen Gesundheit hinausreicht. (Vallery-Radot: loc. cit. S. 76—77.)

Hält man sich diese eben skizzierte Auffassung klar vor Augen, so haben Einzelheiten in der Anordnung keine fundamentale Bedeutung. Die Anatomie wurde von MALL auf ebenso breiter Grundlage innerhalb der medizinischen Fakultät gepflegt wie von FOSTER und LANGLEY außerhalb, und dabei war die breite Auffassung der Forschung in jedem Fall mit einer vernünftigen Anerkennung der Notwendigkeit beruflicher Belehrung vereinbar. Die immer augenfälligere Verkettung der klinischen und der vorklinischen Wissenschaften, wovon nur Tradition und ein gewisses Übereinkommen die Physik und Chemie heutzutage ausschließen könnte, verursacht manchmal Besorgnis: auf seiten der Ärzte aus Angst, daß der Medizinstudent übersehen werden könnte, und auf seiten des Forschers aus Angst, daß die Naturwissenschaften zu eng aufgefaßt werden könnten. Keine der beiden Befürchtungen ist grundlos; jedes der beiden Resultate kann eintreten. Nur ein gesundes Urteil einzelner oder besser noch einer verschiedenartig zusammengesetzten Gruppe von Menschen, wobei die Einseitigkeit des einen der Abneigung eines anderen gegen dieses Gebiet entgegengestellt ist, wird das unstete Gleichgewicht eines lebenden Systems bewahren[1]). Doch können wir uns mit dem Gedanken trösten, daß in jedem Fall das Wissen des Studenten am Ende seiner Universitätszeit fragmentarisch und keineswegs gleichförmig ist, und daß ihm auf die Dauer Anregung mehr nützen wird als Aneignung von Wissen. Außerdem werden jetzt, wie wir sehen werden, Kliniker ausgebildet, die die klinische Medizin selbst als eine Wissenschaft betrachten. Sicherlich wird unter diesen Umständen der Kontakt innerhalb einer Universität jeden Teilnehmer am Forschen nach Tatsachen und Gesetzen eher bereichern als beschränken.

Die obigen Betrachtungen haben Einfluß auf die Wahl und Ausbildung der Laboratoriumslehrer. Wenn die sog. vormedizinischen Wissenschaften in erster Linie als Wissenschaften und nicht als Handlanger der Medizin betrieben werden sollen, ist es von keiner Bedeutung, ob ein bestimmter Lehrer Doktor der Naturwissenschaften oder der Medizin ist. Da Verschiedenartigkeit anregt, ist es sogar ein wirklicher Gewinn, wenn man Männer mit und ohne klinische Ausbildung zusammenbringt. In dem Maße, wie die Kliniken sich auf der Laboratoriumsseite ausdehnen, werden sie wahrscheinlich Männer anziehen, die sich besonders für die klinische Anwendung der grundlegenden Naturwissenschaften interessieren. Die Anatomen werden wahrscheinlich bis zu einem gewissen Grade aus dem Fach der Biologie kommen.

[1]) Glücklicherweise kann man extreme Fälle — Männer, die nicht wirksam am Unterricht teilnehmen oder aus ihm Nutzen ziehen können — in Forschungsinstituten absondern. S. Kap. XII.

Die Vertreter der Biochemie, Physiologie und Bakteriologie werden aus den entsprechenden oder anderen Abteilungen der naturwissenschaftlichen Universitätsfakultät stammen. Chemie, Physiologie und Pharmakologie werden sich gegenseitig beeinflussen. Das ungehinderte Wandern der Gelehrten von einem Universitätslaboratorium in ein anderes kann eine Knappheit auf medizinischer Seite ausgleichen und neigt dazu, die geistige Weite in Lehre und Forschung zu erhalten. Die Vitalität und Breite der Anatomie, Biochemie und Bakteriologie in den Vereinigten Staaten mag zum Teil dem Fehlen jeglichen Trennungsstriches zu verdanken sein, denn man hat viele Vertreter aus nichtmedizinischen Laboratorien geholt, wie es für die Physiologie in Cambridge der Fall war. Eine enge Verwandtschaft mit den anderen Fächern der Universität ist von größerer Wichtigkeit als die besondere Art und Weise, in der die medizinische Fakultät geordnet ist. Der medizinische Stab kann selbst in die naturwissenschaftliche Fakultät mit einbegriffen sein — wie man es in Chikago gemacht hat —, wobei dann die medizinische Fakultät nur als bequeme administrative Einheit für die berufliche Belehrung bewahrt wird. Mit einem Krankenhaus, das zur Universität gehört und von Männern geleitet wird, die sich in erster Linie für die Krankheit interessieren, besteht wenig Gefahr, daß das Gleichgewicht, das für den noch nicht graduierten Studenten wichtig ist, gestört wird[1]). Dem Studenten und späteren Praktiker könnten viel schlimmere Dinge passieren, als daß sich die Wage hier und da zugunsten der naturwissenschaftlichen Seite neigt.

II.

Unser Interesse an dem gegenwärtigen Bericht über die medizinische Ausbildung ist ein zweifaches: wir forschen nach dem gegenwärtigen Zustand in verschiedenen Ländern, aber wir interessieren uns auch für den Gang der Entwicklung — bis zu einem gewissen Grad auch für die Schnelligkeit des Fortschritts. Zwecks Darstellung der verschiedenen medizinischen Wissenschaften von diesen Gesichtspunkten aus

---

[1]) Die Rolle des Dr. phil. neben dem des Dr. med. in der Entwicklung der Medizin wird von Prof. Charles R. Stockard in einem Aufsatz besprochen unter dem Titel: The Laboratory Professor and the Medical Sciences in the United States. (Journ. of Amer. Medical Association. Vol. 74, pp. 229—235.) Ich selbst glaube nicht, daß die Entwicklung von Laboratorien innerhalb der Kliniken eine wirkliche Bedrohung der vorklinischen Wissenschaften bedeutet; ich neige eher zu der Ansicht, daß sie auf die Dauer die zugrunde liegenden Wissenschaften anregen und bereichern wird. Jedenfalls wenden die zwei sich an verschiedene Geistes- und Interessentypen. Je größer die Arbeitsmöglichkeiten und je verschiedenartiger die Anregungen, desto größer wird im allgemeinen der Widerhall sein.

beabsichtige ich zuerst, jede von ihnen in den verschiedenen Ländern vor etwa fünfzehn Jahren kurz zu schildern, und zwar vom Standpunkt der Auffassung und der Arbeitsgelegenheiten aus, und dann von denselben zwei Gesichtspunkten aus ihren heutigen Stand zu charakterisieren. Die Zeitspanne ist offenbar sehr kurz; doch sind, wie wir sehen werden, Denken und Streben so tätig gewesen, daß sich ein Fortschritt deutlich erkennen läßt.

Anatomie.

Vor fünfzehn Jahren betrachtete man in Deutschland und denjenigen Ländern Nord- und Westeuropas, die hinsichtlich der Universitätsentwicklung mit Deutschland übereinstimmten, die Anatomie allgemein sowohl vom strukturellen als auch vom genetischen Gesichtspunkte aus; von ihren Vertretern lehrte der eine Morphologie, der andere Histologie und Embryologie. In Frankreich beschäftigte sich zu dieser Zeit die Anatomie eigentlich nur mit dem Sezieren; die Histologie wurde allgemein als mikroskopische Anatomie kultiviert — ein Sonderzweig, der zu seinem eigenen Schaden und dem der beiden anderen Fächer von der Anatomie und Physiologie getrennt war. Eine ebensowenig erfreuliche und starre Auffassung herrschte in Großbritannien, wo die Anatomie meist mit dem Sezieren des Leichnams anfing und aufhörte. In Amerika war die Lage verwirrt: in einem Dutzend Universitäten, von denen einige in abgelegenen Orten lagen, hatte man die breite, fruchtbare, deutsche Auffassung eingeführt; in vielen anderen Fakultäten herrschte das englische System, daß nämlich chirurgische Praktiker oder angehende Chirurgen einen mehr oder weniger stinkenden Seziersaal leiteten; in den Medizinschulen, die weiter nichts als Berufsinstitute waren, nahmen Lehrbuch, Paukkompendium und gelegentlich eine Tabelle den Platz eines Leichnams ein, den man nur gelegentlich, manchmal sogar recht selten, zu sehen bekam.

Physiologie.

Die Physiologie, als experimentelles Studium der Funktion aufgefaßt, hatte in Großbritannien, Deutschland und Skandinavien einen im wesentlichen gleichartigen Stand erreicht; die Physiologie des Menschen, wie sie der Student betrieb, war von der allgemeinen Physiologie nicht abgesondert; der Physiologe verfolgte eine breite, unabhängige Wissenschaft auf den Wegen, die die fruchtbarsten Resultate versprachen. Die verschiedenen Angriffsmethoden in diesem Fach waren durch die chemische, physikalische und experimentelle Abteilung des physiologischen Instituts oder Laboratoriums dargestellt. Dieselbe Auffassung war von Claude Bernard in Paris glänzend verkündigt und demonstriert worden; aber er hat wenig Einfluß auf die französische medizinische Fakultät gehabt, die sich hauptsächlich mit der graphischen Methode und einer solchen Beschreibung der Funktion beschäftigte, von der man als wahrscheinlich annahm, daß sie den besonderen Bedürfnissen des künftigen Arztes dienen könnte. Die amerikanische Sachlage ließe sich wieder mit den Ausdrücken beschreiben, die wir bei der Anatomie gebraucht haben. Ein paar Fakultäten verkörperten die breitesten europäischen Ansichten, wie sie zuerst von BOWDITCH, einem Schüler LUDWIGS, und später von NEWELL MARTIN, einem Schüler FOSTERS, nach Amerika gebracht worden waren; die übrigen fanden alles, was sie brauchten, innerhalb des Umschlags eines Lehrbuchs über die Physiologie des Menschen, das mit einer „besonderen Berücksichtigung" des Praktikers geschrieben war.

Biochemie.

Die Biochemie entwickelte sich in Schweden und Deutschland als ein natürliches Resultat der dortigen überlegenen Entwicklung auf dem Gebiet der organischen Chemie, die in LIEBIGS Hand beide Zweige des Faches umfaßte. Dort wandten sich früher als anderswo der Physiker und der Physiologe an den Chemiker. Lehrstühle für Biochemie, die manchmal in der medizinischen, manchmal in der naturwissenschaftlichen Fakultät geschaffen worden waren, wurden von HOPPE-SEYLER, HAMMARSTEN, SALKOWSKI, KOSSEL und FISCHER eingenommen, welche die allgemeine Entwicklung der Biochemie als auch ihre Anwendung auf die Medizin tiefgehend beeinflußten. Ein einziger Lehrstuhl — der CHITTENDENS, eines Kühneschülers —, lange das einzige Zentrum biochemischer Aktivität in Amerika, war schon 1882 an der Sheffield Scientific School in Yale gegründet worden. In England wurde das Fach im allgemeinen vernachlässigt, obgleich HOPKINS seine fruchtbare Laufbahn in Cambridge schon begonnen hatte.

Pharmakologie.

Obgleich der naive Glaube an eine riesige Pharmakopöe schon ziemlich untergraben war, beschränkte sich vor fünfzehn Jahren das experimentelle Studium der Wirkung von Arzneimitteln auf die deutschen Universitäten, auf ein paar vorgeschrittene amerikanische Fakultäten und auf eins oder zwei englische Institute. Es war in Deutschland viel aktiver und weiterverbreitet als in irgendeinem anderen Land. Anfänglich pflegte die Pharmakologie mehr kritische als die konstruktive Fähigkeit — d. h. sie bestand wesentlich, wenn auch schon damals nicht ausschließlich, aus dem experimentellen Studium der allgemeingebrauchten Heilmittel und nicht so sehr in der Entdeckung und Erfindung neuer Stoffe. Anderswo, in Großbritannien, in Frankreich und den meisten amerikanischen Fakultäten herrschte noch die alte „materia medica"; und die langweilige Beschreibung des Aussehens, des Ursprungs und der vermeintlichen Tugenden einer unendlichen Zahl von Drogen, Wurzeln und Kräutern war die Aufgabe eines Lehrstuhls, den ein Praktiker mit einer langen Erfahrung innehatte.

Pathologie.

VIRCHOW, der Begründer der modernen pathologischen Forschung, der Zellularpathologie, war für beide Seiten der Wissenschaft empfänglich; es war ihm klar, daß sie sowohl die Anatomie wie die Physiologie des abnormen Organs umfassen müßte. Der tüchtigste seiner Schüler, COHNHEIM, legte auf die physiologische und experimentelle Seite dieser Wissenschaft starkes Gewicht. Tatsächlich jedoch wurde hauptsächlich die anatomische Seite in Deutschland, wie in Holland und Schweden, kultiviert, eigentümlicherweise in Gegensatz zu Österreich und Dänemark, wo die experimentelle Pathologie schon vor dreißig Jahren die Würde eines eigenen Lehrstuhls erreicht hatte[1]). Zwei gleich schöne und anziehende Institute repräsentieren in Kopenhagen einerseits die anatomische, andererseits die physiologische Seite des Faches. In Deutschland war indessen das pathologische Institut hauptsächlich ein Institut für pathologische Anatomie, das in seinen morphologischen, histologischen und ätiologischen Interessen mit dem allgemeinen, schon in der Anatomie beobachteten Schema übereinstimmte. Abgesehen von anderen Gründen, neigte die schwere alltägliche Arbeit — gleichzeitige Arbeit an der medizinischen Fakultät und am Krankenhaus — dazu, die Entwicklung auf der experimentellen Seite zu beschränken. Derartige pathologische Institute waren nicht nur in Universitätskrankenhäusern, sondern in allen größeren staatlichen und städtischen Krankenhäusern zu finden; und der Professor der Pathologie war kraft seines akademischen Amtes immer der Pathologe des Universitätskrankenhauses. Die experimentelle Pathologie wurde in Deutschland zwar auch gepflegt, aber hauptsächlich in den physiologischen, biochemischen, hygienischen und pharmakologischen Laboratorien und in den Laboratorien der medizinischen und chirurgischen Kliniken; und die Sachlage ist im allgemeinen heute noch dieselbe.

In Großbritannien und Frankreich war die Pathologie vor fünfzehn Jahren, trotz ihres vielversprechenden Anfangs im achtzehnten und in den ersten Jahrzehnten des neunzehnten Jahrhunderts, eine Anatomie des Leichenhauses, ein Werkzeug der Klinik. Glasgow ausgenommen,

---

1) In Deutschland gibt es jetzt ein Institut für experimentelle Pathologie, nämlich in Köln.

konnte man in keinem der beiden Länder etwas finden, das einem pathologischen Institut ähnlich war, wo man pathologische Anatomie frei, um ihrer selbst willen, hätte betreiben können. Sektionen wurden zwar reichlich ausgeführt, aber gewöhnlich von jüngeren Mitgliedern des medizinischen oder chirurgischen Stabes, denen es darauf ankam, eine Diagnose zu bestätigen oder umzustoßen. Was die medizinische Ausbildung anging, so war die Lage jedoch in einem wichtigen Punkt in den beiden Ländern verschieden: in der englischen medizinischen Fakultät, die im Krankenhaus ihren Ursprung hatte, war das Leichenhaus des Krankenhauses wenigstens ein organischer Teil des Ganzen. In Frankreich hingegen war, wie ich wiederholt festgestellt habe, die medizinische Universitätsfakultät vom Krankenhaus getrennt. In Frankreich gibt es kein pathologisches Institut, das Fakultät und Kliniken miteinander verkettet. Daher sind die akademischen Lehrstühle für anatomische, experimentelle und vergleichende Pathologie in Frankreich nur mit dem Sektionssaal verbunden, der von dem Professor der Pathologie in seinem Amt als Internist oder Chirurg am Krankenhaus geleitet wird. Mit der Ausnahme von Straßburg, wo die Deutschen ein pathologisches Institut, das für das gesamte Universitätskrankenhaus gedacht ist, gegründet haben, hat der Professor der Pathologie in seinem eigenen Amt in Frankreich keine Gelegenheit, Sektionen zu machen.

Zum Glück für Amerika ist die moderne experimentelle Auffassung des Faches und die Anschauung, daß es wichtig ist, daß das Amt des vollbeschäftigten Professors der Pathologie und das des Pathologen des Krankenhauses von einer Persönlichkeit vertreten sind, dort durch einen von Cohnheims Schülern, Dr. William H. Welch, eingeführt worden, der noch überdies in Cohnheims Laboratorium zufällig mit Ehrlich, Weigert, Salomonsen und Neisser Seite an Seite gearbeitet hatte. Die experimentelle Auffassung der Pathologie, verkörpert in einer der weisesten und gewinnendsten Gestalten in der Geschichte der Medizin, befruchtete so die unfruchtbare Pathologie des Leichenhauses. Der Richtung nach der experimentellen Seite wurde ferner durch einen noch nicht beseitigten Mangel gefördert, nämlich durch die Schwierigkeit, die Erlaubnis zu Autopsien zu bekommen; das fast unvermeidliche Resultat war, daß das Experiment nachdrücklich betont wurde. So wurde die amerikanische Pathologie eine experimentelle Wissenschaft. Die meisten guten amerikanischen Fakultäten aber erteilten vor fünfzehn Jahren immer noch unter nur einigermaßen befriedigenden Bedingungen Unterricht in der pathologischen Anatomie; nicht wenige ignorierten das Fach entweder oder unterrichteten es aus einem Lehrbuch mit der zweifelhaften Hilfe einiger verblaßter Präparate.

Bakteriologie.

Die ihrem Ursprung nach französische moderne Wissenschaft der Bakteriologie hatte sich außerhalb der medizinischen Fakultät in Spezialinstituten entwickelt, die man für den Begründer der Wissenschaft errichtet hatte. Der Grund war ein doppelter: PASTEUR war nicht Mitglied der medizinischen Fakultät; und die konventionellen Unterrichtspflichten der Fakultät würden weder mit dem breiten praktischen, noch mit dem ebenso breiten Forschungsprogramm harmoniert haben, das seinem weitblickenden Genius vorschwebte. Das Pasteurinstitut in Paris und dann die ähnlichen Institute in Lille und Lyon befreiten die medizinischen Fakultäten vom Unterricht in diesem Fach, mit Ausnahme der klinischen, bakteriologischen Kurse, die in den Krankenhäusern abgehalten wurden. Die Entwicklung der Bakteriologie in Frankreich gibt Anlaß zu einigen kuriosen Schlüssen. Ihre glänzende Entwicklung hat Frankreich ein einzigartiges Ansehen gebracht; und diese Entwicklung verdankte man nicht nur der Tatsache, daß PASTEUR ein Genie war, sondern auch der weiteren Tatsache, daß er Schüler mit verschiedenen Interessen und Fähigkeiten veranlaßte, in jeder nur möglichen Richtung zu arbeiten. Das Fach war von hervorragender Bedeutung für Medizin und Hygiene; aber man beschränkte es nicht auf sie. Es hätte doch jemandem einfallen können, daß es anderen, die Medizin berührenden Wissenschaften ebenso gut gehen würde, wenn man sie ebenso begünstigte. Aber das war nicht der Fall. Die medizinischen Wissenschaften innerhalb der medizinischen Fakultät blieben großenteils, was sie gewesen waren. Es scheint fast, als ob PASTEURS glänzende Taten, seine Kampflust, seine dramatischen Leistungen und seine praktischen Entdeckungen die französische Aufmerksamkeit eher auf ein Fach als auf eine Methode oder Auffassung hinlenkten, die auf die anderen, mit dem medizinischen Studium verbundenen Wissenschaften gleichermaßen anwendbar ist.

In Deutschland besaßen die Universitäten schon lange hygienische Institute, die sich mit dem empirischen wie experimentellen Studium der Ventilation, des Bodens und der Wasserversorgung beschäftigten, als die Bakteriologie aufkam. Großenteils durch die Leistungen KOCHS ergriff die Hygiene sofort Besitz von der neuen Wissenschaft, die sich außerhalb wie innerhalb der Universität mit Hilfe von Instituten und Laboratorien schnell entwickelte; diese befaßten sich mit bakteriologischer Forschung, mit dem Unterrichten von Studenten, der Ausbildung von Gesundheitsbeamten und der Ausübung sanitärer Tätigkeit.

In Großbritannien erledigte man die Bakteriologie auf verschiedene Arten. In London folgte das Listerinstitut, wenn auch nur mit geringen Mitteln, dem Beispiel des Pasteurinstituts; es blieb eine Einrichtung für sich, weil man, insoweit die Forschung eins seiner Ziele war, wohl wußte, daß das Fach zu jener Zeit nichts von den klinisch gesinnten medizinischen Fakultäten der Hauptstadt zu hoffen hatte. Die medizinischen Fakultäten selbst verbanden indessen das Fach bald mit der Pathologie, bald mit dem klinischen Laboratorium, und an ein oder zwei Orten gaben sie ihm eine fast unabhängige Stellung. In Amerika existierten ein paar unabhängige akademische Lehrstühle; sonst bildete die Bakteriologie eine Abteilung der paar akademischen Lehrstühle für Pathologie. Ein Unterricht in Hygiene, als Teil des medizinischen Studienplans, der in Großbritannien ganz routinemäßig betrieben wurde, existierte vor fünfzehn Jahren als Sonderfach in nur wenigen amerikanischen Instituten.

Will man die Lage kurz zusammenfassen, so kann man sagen, daß die medizinischen Wissenschaften in den deutschen, österreichischen, skandinavischen und Schweizer Universitäten ein reifes Ganzes waren — das im selben Geiste gelehrt und gepflegt wurde wie Physik und Chemie; daß in England die Physiologie und in Frankreich die Bakteriologie die gleiche Stellung, und daß in Amerika ein paar Fakultäten das kontinentale Niveau erreicht hatten. Von diesen Ausnahmen abgesehen, faßte man die medizinischen Wissenschaften vom engen Standpunkt der Bedürfnisse des Internisten oder Chirurgen der damaligen Zeit auf.

III.

b) Ausrüstung.

Die Ausrüstung der verschiedenen medizinischen nichtklinischen Fächer in den Fakultäten der einzelnen Länder hing eng mit der Auffassung zusammen, die man vom Bereich und von den Aufgaben dieser Fächer an der Universität, abgesehen vom bloßen Studentenunterricht, hatte. Überall da, wo man weite Ansichten hatte und die Forschung für wichtig hielt, wurde für Gebäude und Ausrüstung gesorgt, die dem herrschenden Unterrichtstyp und den speziellen Bedürfnissen des Stabes angepaßt waren; oder jedenfalls war die Erfindungsgabe des Stabes mit mehr oder weniger Erfolg beschäftigt, sich brauchbare Notbehelfe auszudenken, denn wissenschaftliches Interesse läßt sich durch einen Mangel an materiellen Hilfsmitteln nicht leicht verdrängen. So waren die verhältnismäßig reichen deutschen, österreichischen und amerikanischen Institute vor fünfzehn Jahren mehr oder minder sorgfältig für Forschungszwecke ausgestattet und besaßen den Apparat, der für den besseren Typ des Unterrichts für Studenten in den frühen Semestern nötig ist. Besonders in Deutschland war eine erstklassige wissenschaftliche Ausstattung keineswegs auf Universitätsinstitute beschränkt. Städtische Krankenhäuser, Gesundheitsämter und, wie wir sehen werden, Forschungsinstitute oder Institute, welche die Forschung mit irgendeiner praktischen Funktion verbinden, waren für wissenschaftliche Arbeit bewunderungswürdig ausgestattet, und da häufig Männer an ihrer Spitze standen, die einen Universitätstitel hatten — ein Privatdozent oder Extraordinarius —, arbeiteten sie am Unterricht mit, besonders dadurch, daß sie praktische Kurse für Studenten und Absolvierte gaben. Eine ähnliche Zusammenarbeit zwischen Universitätsinstituten und Krankenhauslaboratorien, besonders auf dem Gebiete der Pathologie, fand schon damals mit Erfolg in Schweden und einigen Orten der Vereinigten Staaten — in Boston und Philadelphia z. B. — statt.

In den kleineren Ländern — Holland, der Schweiz, Belgien und Schweden — war die materielle Ausrüstung ungleich. In Brüssel z. B. existierten für einige der medizinischen Wissenschaften riesige, aber schlecht angepaßte Laboratorien, die vom Ort des klinischen Unterrichts ganz weit entfernt lagen. In der Schweiz (in Bern z. B.) und in einigen holländischen Universitäten war die Anlage zusammenhängend und vereinheitlicht und einige Laboratorien ausgezeichnet. In Utrecht war das pathologische Institut ein auffallendes, ausgezeichnet geplantes und ausgerüstetes Gebäude. In den kleineren in Frage stehenden Ländern war die Schwierigkeit, sich den teuren Apparat, reichliche Hilfsmittel und einen größeren Ärztestab zu verschaffen, keineswegs gering, aber es ist eine auffallende und begeisternde Tatsache, daß die Arbeit nicht stillstand und manchmal nicht einmal zu leiden schien. Das Fehlen des Apparats kann ein direkter Ansporn zum schöpferischen Denken gewesen sein. Man konnte Einthovens Laboratorium in Leiden, Johanssons in Stockholm, Kroneckers in Bern oder das von Magnus in Utrecht nicht besuchen, ohne überzeugt zu sein, daß beschränkte Hilfsmittel, wenn sie nur von Jahr zu Jahr sorgfältig gebraucht werden, mit der Zeit eine gute Ausrüstung schaffen und das wissenschaftliche Streben eher fördern als hindern. In Großbritannien waren ein paar Laboratorien für Unterrichts- wie Forschungszwecke gut ausgestattet, wenn auch ihre äußere Erscheinung keineswegs imponierend war. Die physiologischen Laboratorien in Cambridge und Edinburg, zwei oder drei Londoner Fakultäten und die Gruppe von Laboratorien in Glasgow waren dem Unterricht wie der Forschung materiell angemessen; dasselbe ließ sich von der Anatomie in Manchester sagen. Anderswo und in anderen Fächern bestand die Ausrüstung, allgemein gesprochen, lediglich aus den nötigsten Instrumenten. Die Anatomie hatte ihre Sezierräume und ihr Museum; die Pathologie besaß ein Leichenhaus in einem Krankenhaus, das einem Museum und Hörsälen der medizinischen Fakultät gegenüberlag. Die Arbeitsmöglichkeiten für chemische Forschungen und Tierexperimente waren dürftig, weil diese Gebiete im allgemeinen als Domäne der Klinik betrachtet wurden. Die Bakteriologie war, wie die Pathologie, eine Gehilfin der Medizin oder Hygiene, manchmal hatte sie ihren Sitz im klinischen Laboratorium des Krankenhauses, und manchmal in der medizinischen Fakultät. Die sich gerade entwickelnde Biochemie hatte fast keine Arbeitsmöglichkeiten oder Ausrüstung.

In Frankreich rührte die fast überall in den Laboratoriumsfächern herrschende mangelhafte materielle Lage — nur die Laboratorien von Nancy waren ausgesprochen besser als der gewöhnliche Durchschnitt — allerdings von dem Geldmangel her, aber mehr noch von der unter geordneten Stellung, in der mit der alleinigen Ausnahme der Bakteriologie die medizinischen Wissenschaften gehalten wurden. In Paris besaß die medizinische Fakultät eine äußerlich imponierende Gruppe von Gebäuden, doch hatte die Anatomie nur eine Reihe schlechter Sezierpavillons und beinahe kahle Hörsäle, während die Physiologie äußerst dürftig ausgestattet und die Pathologie nur durch ihr Museum und ihre Mikroskope besser dastand. Dem Mangel an Arbeitsmöglichkeiten entsprach ein Mangel an Nachdruck und Interesse.

Amerika stellte eine ungeheure Verschiedenartigkeit dar. In Baltimore und Ann Arbor hatte man eine vollständige und für die damalige Zeit befriedigende Serie von Laboratorien geschaffen, die ihrer Struktur nach einfach und nicht imponierend waren. In Harvard waren die palastartigen Laboratorien der medizinischen Fakultät schon gebaut worden. Die neuen, 1904 eröffneten medizinischen Laboratorien der Universität Pennsylvania beherbergten in ausgezeichneter Art Pathologie, Bakteriologie und Pharmakologie. Hier und da arbeiteten in einer wenig versprechenden Umgebung und mit beschränkten Arbeitsmöglichkeiten junge Männer im Geiste der modernen Auffassung, die sich seit damals zu voller Reife entwickelt haben. Größtenteils war jedoch die Unterstützung knapp und die Ausrüstung mangelhaft. Von der riesigen Anzahl der damals in Amerika existierenden medizinischen Fakultäten — über 150 in den Vereinigten Staaten und Kanada — war ein überwältigender Prozentsatz schlecht oder schlecht ausgerüstet, schlimmer als alles, was man irgendwo auf dem Kontinent finden konnte.

IV.

c) Gegenwärtige Auffassung.

Theoretisch haben alle medizinischen Wissenschaften in der Zwischenzeit größere oder geringere Veränderungen erfahren, die hauptsächlich den Fortschritten in der Chemie und Physik folgten.

Anatomie.

In der heutigen Anatomie ist die Tendenz, teilweise infolge einer Änderung des physiologischen Standpunktes, das Studium der Funktion mit dem Studium der Struktur zu verbinden. Auf diese Weise öffnet sich für den Lehrer wie für den Forscher eine neue Aussicht. Er hat schon lange aufgehört, sich mit der bloßen Kenntnis der Morphologie des menschlichen Körpers zufrieden zu geben; es genügt ihm jetzt nicht einmal mehr, die sukzessiven Stufen, durch die er Mensch wurde, entdeckt zu haben; er will wissen, welche Beziehungen Form und Funktion zueinander haben; er will, daß seine Studenten biologisch denken. Er wagt sich sogar in seltenen Fällen noch weiter und macht in gemeinsamer Arbeit mit dem wissenschaftlichen Kliniker Forschungen über die anatomischen und physiologischen Erscheinungen pathologischer Zustände auf dem Gebiet der Chirurgie, der Geburtshilfe, der Pädiatrie und Gynäkologie, die weder der Anatom noch der Kliniker allein unternehmen könnte. Man kann jedoch nicht sagen, daß die funktionelle Auffassung der Anatomie bis jetzt die strukturelle Behandlung des Faches in Europa stark modifiziert hätte — im ganzen weniger als in Amerika. Man begegnet ihr unter anderem in Würzburg, Manchester, Baltimore, Berkeley (California) und in Cornell in New York City. In Berlin zeigt das anatomisch-biologische Institut die Tendenz, sich mit der praktischen Arbeit in Embryologie, Histologie und vergleichender Anatomie zu begnügen, was die Anatomie auf Sezieren, Anthropologie und vergleichende Studien reduzieren würde. In anderen Ländern bemüht man sich noch, allgemein das Niveau Deutschlands vor zehn Jahren zu erreichen. In England ist ein bemerkenswerter Fortschritt in Cambridge gemacht worden und vor allem am University College, London; Cambridge hat gerade erst mit der unfruchtbaren Edinburger Tradition gebrochen, es vereinfacht sein Museum, führt die Embryologie ein und will die Histologie einführen. In Manchester macht man offen den Versuch, anatomische und klinische Studien in Wechselbeziehung zu bringen; Patienten werden ins Laboratorium gebracht; Krankengeschichten und Röntgenplatten werden gezeigt. Die Mitglieder der anatomischen und physiologischen Abteilungen arbeiten in Lehre und Forschung zusammen. Schließlich hat der Chef der Abteilung zwei Stellungen als konsultierender Neurologe — ein zweifelhafter Präzedenzfall, dem man wahrscheinlich nicht allgemein folgen wird, selbst wenn aus keinem bessern Grunde, als daß fruchtbarere Möglichkeiten in anderen Richtungen die Zeit und Energie des Anatomen beanspruchen. Anderswo in Großbritannien deutet die Tatsache, daß verschiedene Lehrstühle unbesetzt sind, wenigstens auf das wachsende Bewußtsein hin, daß ein junger Chirurg nicht länger die geeignete

Persönlichkeit ist, den anatomischen Lehrstuhl innezuhaben. In Amerika gibt es jetzt eine sehr beträchtliche Zahl von Instituten, in denen die Anatomie einen einigermaßen befriedigenden Status erreicht hat; wenn auch ein vollständiges anatomisches Institut, im deutschen Sinn der Vorkriegszeit, nicht einmal jetzt auf irgendeiner amerikanischen Universität besteht. In Frankreich ist die allgemeine Lage noch unverändert; die Anatomie ist noch ein Synonym für Sezieren und Lehrbuchpauken. Selbst in Straßburg ist sie durch die Abtrennung von Histologie und Embryologie verarmt; die Unabhängigkeit der Histologie zeigt sich darin, daß man aus einem Torweg, durch den die Abteilungen der Histologie und der Anatomie früher verbunden waren, eine Wand gemacht hat. Zuzeiten bricht der Histologe, wie in Lyon und Straßburg, während er das Fach in der mehr oder weniger buchstabenmäßigen, allein möglichen Art lehrt, seine Fesseln und beginnt ein experimentelles Unternehmen auf dem Feld der Physiologie. So machen Regaud und sein Schüler Policard in Lyon und Bouin in Straßburg aus der Histologie ein experimentelles Studium der Zelle; aber sicherlich ist die Abtrennung von der Physiologie und Anatomie für diesen Zweck für die allgemeine Organisation unnütz und schädlich. Auch in Stockholm sind die Histologie und Embryologie von der Anatomie unabhängig; dort hat der Histologe Tausende von Präparaten gemacht, die er und seine Studenten mit unendlicher Geduld studieren und zeichnen. In Brüssel geht die Embryologie mit der Anatomie zusammen, die Histologie jedoch bildet nach französischem Vorbild einen unabhängigen Lehrstuhl; auf deskriptiver Seite ist sie zugegebenermaßen weniger produktiv als früher; aber funktionell angesehen, glaubt man — im Gegensatz zur vorherrschenden Meinung in anderen Ländern —, daß eine unabhängige Entwicklung noch möglich ist.

Physiologie.

Eine noch entschiedenere Veränderung der Arbeitsrichtung hat in der Physiologie stattgefunden. Der klassische Physiologe ging von drei Seiten breit an sein Fach heran: auf biologischer Seite interessierte er sich für Korrelationen innerhalb des Körpers; auf physikalischer Seite interessierte er sich für die Sinne, die Muskeln und die Zirkulation; auf chemischer für den Stoffwechsel. Es ist noch richtig, daß die meisten Physiologen sich auch ferner mit dem weiteren Studium aus diesen Gesichtspunkten abgeben, insoweit diese Tatsachen dem Verständnis klinischer Erscheinungen dienen können. In der Atmosphäre der medizinischen Fakultät hat die Physiologie eine ziemliche Neigung gezeigt, sich innerhalb dieser Grenzen zu halten, obgleich es bedeutsame Ausnahmen gegeben hat. So sind Herz, Gehirn und Nieren in ihrer normalen und anormalen Funktion studiert worden mit Hilfe der immer mehr vorgeschrittenen biologischen, physikalischen und chemischen Methoden, die im physiologischen Laboratorium erdacht worden sind. Eine kleine Gruppe jüngerer Männer versucht in Deutschland, England und den Vereinigten Staaten, angeregt durch die Forschungen von PASTEUR, JACQUES LOEB, HÖBER und der Cambridger Schule, die Methoden der physikalischen Chemie auf das Studium des Zellenlebens anzuwenden — eine Forschungsrichtung, die LUDWIG vor über sechzig Jahren prophezeite[1]). Auf den ersten Blick scheint das Interesse der Klinik fernzuliegen; aber es kann sein, daß ein tieferes Verständnis der Probleme der Krankheit auf Entwicklungen in der neuen Physiologie folgen wird, genau wie es vor einem Menschenalter der Fall war mit der Physiologie von HELMHOLTZ, CLAUDE BERNARD, LUDWIG und FOSTER, die dem Kliniker damals von wenig oder gar keiner praktischen Bedeutung für das Verständnis oder die Behandlung der Krankheit schien.

Inzwischen ist die Entwicklung der Biochemie fortgeschritten — bald in engem Kontakt mit der organischen Chemie, bald in Zusammenarbeit mit Physiologie oder Medizin, und wiederum als unabhängige Wissenschaft, welche die Probleme der Gewebestruktur aufnimmt[2]). In Amerika sind innerhalb dieser Periode besondere Lehrstühle an fast allen bedeutenden medizinischen Fakultäten geschaffen worden, und FOLIN, HENDERSON, LEVENE, VAN SLYKE und die Schüler CHITTENDENS stellen verschiedene Typen der Arbeitsrichtung und Arbeitsweise in diesem Fache dar.

Pharmakologie.

Die Pharmakologie hat ihr chemisches Interesse beibehalten, aber das Fach zeigt eine ähnliche Entwicklung auch auf der physikalischen Seite. In einer außerordentlichen Weise haben sich der Chemiker, der Biochemiker, Physiker, Bakteriologe und Pharmakologe vereint, um kühn einen Angriff auf die Krankheit zu machen. Die konstruktive Tätigkeit des Pharmakologen hat sich erstaunlich entwickelt, in dem Maße, wie ein Laboratoriumsprodukt nach dem anderen seine Wirksamkeit in der Bekämpfung von Beschwerden und Krankheit bewies. Das theoretische Interesse hat jedoch nicht abgenommen, denn der

---

[1]) Lehrbuch der Physiologie der Menschen (ed. 1858), S. 50. Für diesen Hinweis bin ich Prof. ASHER in Bern verpflichtet.

[2]) Kopenhagen ist eine von mehreren Städten, denen noch ein Lehrstuhl für Biochemie fehlt. Die Medizinstudenten werden in diesem Fach dort von einem physiologischen Assistenten unterrichtet. Die Kliniker, die sich mit Forschung beschäftigen, sind so in dieser Beziehung ohne genügende Hilfe.

Pharmakologe beschränkte sich nicht auf praktische Probleme. Von außen gesehen, greift sein Gebiet einerseits in die Physiologie und andererseits in die innere Medizin über — wie die Medizin, Pathologie und Physiologie selbst gleicherweise ein ins andere greifen. Aber weder der Physiologe noch der Internist können die schöpferischen Möglichkeiten einer auf experimentelle Therapie angewandten Chemie und Physik erschöpfen. Glänzende Leistungen sind schon erzielt worden, und innerhalb kurzer Zeit hat die Arbeit Ehrlichs und seiner Nachfolger auf dem Gebiet der Chemotherapie neue Aussichten eröffnet. Während daher die Pharmakologie wohl ab und zu mit physiologischer oder klinischer Forschung zusammenfallen mag, wird der reine Pharmakologe auch weiterhin, ungehindert von beiden, sein Institut entwickeln. Und das nicht nur mit intellektuellen, sondern oft auch praktischen Resultaten; denn auf keinem Gebiet hat das unvoreingenommene Studium der Phänomene häufiger eine Tatsache ergeben, die sich schließlich als von direkter praktischer Bedeutung erwies. Andererseits gibt es noch immer Fakultäten — viele in Großbritannien und Frankreich und einige in Amerika —, in denen der altmodische Unterricht in materia medica noch nicht durch die moderne Pharmakologie ersetzt worden ist.

Pathologie und Bakteriologie.

Die Pathologie und Bakteriologie sind durch die schnelle und fast unglaubliche Verfeinerung der Methoden und Prozesse ungeheuer angeregt worden. Organismen, so klein, daß man sie vor fünfzehn Jahren nicht einmal mit Hilfe des stärksten Mikroskops sehen konnte, sind entweder sichtbar gemacht oder durch andere Mittel dem Studium erschlossen worden. Das Werk Pasteurs und Behrings auf dem Gebiet der Immunologie ist so durch Pathologen, Bakteriologen und Chemiker in hundert verschiedene Richtungen getragen worden, bis man in einer Krankheit nach der anderen den Erreger studiert oder identifiziert, die Methode der Übertragung enthüllt, einen Schutz dagegen erdacht und oft ein Heilmittel entdeckt hat.

In der medizinischen Fakultät stützt sich der Kliniker, gerade zur Zeit, wo die Forschung die größten Resultate verspricht, häufig auf den Pathologen und Bakteriologen. In Großbritannien z. B., wo im allgemeinen die Pathologie und Bakteriologie noch allzu häufig als Dienerinnen der Medizin und Chirurgie betrachtet werden, zeigt sich manchmal der Einschluß in die medizinische Fakultät und die enge Nachbarschaft mit dem Krankenhaus, bei dem Mangel an Idealen, Arbeitsmöglichkeiten und Unterstützung, als Nachteil; denn die für Lehre und Forschung nötige Energie wird abgeleitet auf die

Ausführung von Wassermannschen Reaktionen und die Herstellung von Lymphe und Serum.

Mit dem schnellen wissenschaftlichen Fortschreiten der Bakteriologie, das ich oben nur skizziert habe, haben sich Aussichten und Geist der medizinischen Fakultät schon merklich geändert; die Vorbeugung der Krankheiten — sowohl vom allgemeinen wie individuellen Standpunkt aus gesehen — wird in der Ausbildung des Studenten und der Tätigkeit des Praktikers eine größere Rolle spielen. Auch wird die soziale Haltung nicht ohne Wirkung auf die Phantasie des Forschers bleiben. Fakultäten für öffentliche Gesundheit sind allerdings auch gegründet worden; aber das bedeutet nicht, daß die Vorbeugung ihre Sache wird, während die Heilung Angelegenheit des Arztes bleibt. Im Gegenteil, innerhalb der medizinischen Fakultät selbst ist es immer undurchführbarer geworden, die Diagnose und Heilung der Krankheit zu studieren ohne Rücksichtnahme auf ihre Ausrottung und Verhütung.

V.

d) Gegenwärtige Ausrüstung.

Äußerlich findet man in Europa wenig, was den eben beschriebenen Tendenzwechsel anzeigen würde. In Frankreich ist die Lage der Laboratorien in bezug auf Arbeitsmöglichkeiten und Ausrüstung geblieben wie sie war, abgesehen von der Erwerbung Straßburgs. Obgleich die Arbeitsmöglichkeiten des französischen Laboratoriums mangelhaft waren und noch sind, ist vom französischen Standpunkt aus ihre Stellung nicht inkonsequent, obgleich sie meinem Urteil nach ganz unrichtig ist. Denn Frankreichs medizinische Fakultäten, wie die älteren englischen Krankenhausschulen, sind anerkanntermaßen dazu da, um praktische Ärzte auszubilden, und zu diesem Zweck — so argumentieren die Franzosen — ist das Krankenhaus von alles überragender Bedeutung, und die Laboratorien spielen eine ausgesprochen untergeordnete und rein instrumentale Rolle. In anderen Ländern hinderte der Krieg eine Bau- und Ausrüstungsbewegung, welche die von mir aufgezeichneten Entwicklungen begleitet und erleichtert hätte, geradeso wie er zweifellos die Entwicklung der einzelnen Wissenschaften verzögerte; und dies nicht nur in den am Krieg beteiligten, sondern ebenso in den neutralen Ländern. Trotzdem hat man an einigen Orten mit Erfolg den neuen Wein in die alten Schläuche gefüllt. In Cambridge z. B. hat der neue Anatom erbarmungslos ausgekehrt, was ein ganzes Jahrhundert angehäuft hatte, und er beseelt alte Gebäude, die bescheiden ausgerüstet sind, mit der modernen Auffassung seines Faches; im gleichen Institut ist ein höchst aktives biochemisches Zentrum, das F. Gowland Hopkins in drei unzusammenhängenden und schlecht dazu passenden Gebäuden geschaffen hat, jetzt glücklicherweise in einem modernen Laboratorium untergebracht; ein anziehendes Laboratorium für Lehre und Forschung in der Parasitologie ist gerade eröffnet worden; und ein modernes pathologisches Laboratorium ist bald zu erwarten. In Oxford wird der kürzlich errichtete Lehrstuhl für Biochemie bald in passender Weise untergebracht, ausgerüstet und finanziert werden[1]). Die auffallendste Verbesserung der Ausrüstung jedoch ist für das University College, London, in Vorbereitung, wo ein nirgends übertroffenes anatomisches Institut für Anatomie, Histologie und Embryologie vorgesehen ist. Zwei verlassene Kirchen, praktisch verbunden und eingeteilt, bilden das rege Laboratorium, in dem MAGNUS die experimentelle Pharmakologie in die holländischen Universitäten eingeführt hat; in Leiden ist die experimentelle Pharmakologie in improvisierten Baulichkeiten eifrig tätig. In Deutschland war die Einrichtung und Anpassung an neue Gesichtspunkte leichter; denn von Anfang an ausreichende Institute lassen sich leicht einem Wechsel in der Forschungsrichtung anpassen. Aber überall in Deutschland hat die Ausrüstung infolge des Krieges entsetzlich gelitten. Wie ich schon früher betonte, hörte man sogar in den 1914 unmittelbar voraufgehenden Jahren Klagen, daß infolge der Forderungen für Heer und Marine die Ausrüstung mit der Zahl der Studenten oder den Bedürfnissen der Forschung nicht Schritt hielt. Nach dem Friedensschluß wurde die Notlage der deutschen Laboratorien tragisch. Die, als Ganzes genommen, vollendetsten und bestunterstützten wissenschaftlichen Institute der Welt sahen sich plötzlich, wie durch ein Erdbeben, in elende Armut geworfen. Neue Apparate konnten nicht gekauft werden; alte Apparate konnten, wenn sie verbraucht waren, nicht ersetzt werden; laufende Materialien — Gläser, Tiere und Chemikalien —, die einst so reichlich waren, wurden selten und kostbar. Die zur Verfügung stehenden Mittel genügten nicht, um die Hunde, Katzen und Meerschweinchen, mit denen man experimentieren wollte, zu ernähren; eine Zeitlang genügten sie gelegentlich kaum, um einen Frosch zu bezahlen. Schlimmer als alles: fremde Bücher und Zeitschriften konnten nicht länger gekauft werden; und der Druck und die Illustrierung einheimischer Zeitschriften wurden immer schwieriger. Es ist klar, daß der Unterricht unter diesen Umständen immer didaktischer werden mußte. Makroskopisch-anatomische und pathologische Studien

---

[1]) Die Dunnstiftung von $ 500000 wurde „zur Linderung menschlicher Leiden" gemacht. Es ist interessant zu erfahren, daß der Gerichtshof der Meinung war, die medizinische Forschung erfülle die Absicht des Erblassers. Daraufhin wiesen die Bevollmächtigten $ 210000 für Gebäude und Dotierung der Biochemie in Cambridge an, $ 100000 für Pathologie in Oxford und kleinere Summen für die Laboratorien der Krankenhäuser Guy, St. Thomas und St. Bartholomew (London).

ließen sich allerdings unter Schwierigkeiten — Mangel an Heizung, Gas, Wasser und Bedienung — fortführen; aber praktische Kurse in Physiologie, Chemie und Bakteriologie mußten notwendigerweise beschränkt werden. Erleichterung — zwar nicht genügend, aber doch förderlich — kam von zwei Seiten: von der chemischen und elektrischen Industrie, die für solche Arbeit, die wahrscheinlich praktische Resultate erzielen wird, Subventionen gewährt[1]), und zweitens von philanthropischen Vereinigungen, die Bücher und Apparate liefern, soweit es ihre Mittel erlauben. Der durch diese Bedingungen entstandene Verlust betrifft nicht nur die deutsche Forschung und Lehre; er stellt einen ungeheuren Verlust für die Zivilisation als Ganzes dar.

Aber es ist natürlich, daß in Amerika, wo vor dreißig Jahren eigentlich noch nichts da war, in den letzten zehn Jahren der größte Fortschritt auf materieller Seite gemacht worden ist. Die großen Harvardlaboratorien, von denen ich schon sprach, waren 1906 fertig; seit der Zeit sind sowohl in Kanada wie in den Vereinigten Staaten an so vielen Universitäten neue Gebäude entstanden und man hat sich eine so hervorragende, oft kostbare und sorgfältige Ausrüstung verschafft, daß sie sich nicht alle aufzählen lassen, und das Zitieren von Beispielen wäre nicht angebracht; aber wenigstens darf ich ein paar vollständige, ausgezeichnet erdachte und ausgestattete Anlagen nennen, die in den letzten Jahren geschaffen wurden. Ich beginne mit der vollständigen Rekonstruktion von Laboratorien und Kliniken an der Washington University (St. Louis, 1914) und nenne dann das Sterling Laboratory in Yale (1923), das neue medizinische Laboratorium an der Western Reserve (Cleveland) und die umgestalteten und vergrößerten Laboratorien der

---

[1]) In Berlin z. B. rüsteten die Vereinigten Fabriken für Laboratoriumsbedarf (V. F. L.) ein biochemisches Institut für Michaelis, den hervorragenden Biochemiker, aus. Als Titularextraordinarius hatte Michaelis weder Arbeitsmöglichkeiten noch ein Budget — und bot so ein auffallendes Beispiel der Mühsal, der gerade der Reichtum und die Energie der deutschen Wissenschaft zuzeiten selbst den begabten Gelehrten aussetzen. Die Arbeitsmöglichkeiten und das Budget, was Michaelis hatte, waren mit einer anderen Stellung, die er auch innehatte, verbunden — der eines Biochemikers in einem städtischen Krankenhaus. Unter Beibehaltung seines Universitätstitels steht er jetzt an der Spitze eines glänzenden Laboratoriums, das auch Räumlichkeiten für eine große Zahl von Forschern bietet. Die von der Körperschaft verfolgte Politik ist höchst liberal: das Laboratorium kann, während es der Industrie dient, seinen eigenen Weg gehen und darf sowohl theoretische wie praktische Probleme zur Erforschung wählen. Für den Augenblick ist es ein Gewinn. Aber auf die Dauer müssen die wohlmeinendsten Industrien hinter den Universitäten zurückbleiben; so daß solche Institute, wie das von Professor Michaelis und andere von der Industrie erhaltene Forschungslaboratorien, nicht als ein irgendwie angemessener Ersatz für Universitätslaboratorien angesehen werden können.

französischen Universität von Montreal — letztere ein ausgezeichnetes Beispiel für die ansehnlichen Resultate, die mit bescheidenen Mitteln zu erreichen sind. Andererseits ist trotz dieser auffallenden Besserungen die Lage in Amerika hinsichtlich der Arbeitsmöglichkeiten noch höchst ungleich; und eine große Zahl von Fakultäten müht sich in dem einen oder anderen Fach noch mit Notbehelfen ab, die schon vor fünfzehn Jahren nicht mehr zeitgemäß waren.

In mancher Hinsicht stellt die in den jüngsten amerikanischen Plänen verwirklichte Auffassung eine experimentelle Neuerung dar. Die einzelnen Institute sind entsprechende Einheiten und sind verantwortlich für die Pflege und den Unterricht der verschiedenen Wissenschaften. Aber zu gleicher Zeit sind sie auch Teile eines organischen Ganzen, wobei der Chemiker, Anatom, Physiologe, Bakteriologe und Pathologe auf seinem individuellen Feld mit all der Anregung und Gemeinsamkeit, die eine nahe Nachbarschaft geben kann, arbeitet. Anstatt der abgesonderten Institute des deutschen Typus, die dem Kampf um die getrennte wissenschaftliche Selbständigkeit entsprechen, wird Amerika daher in kurzem mehr zusammengefugte Strukturen besitzen, in denen die medizinischen Wissenschaften der Universität — die hoffentlich (!) so fest begründet sind, daß sie keine gegenseitigen Übergriffe, oder von seiten der Klinik keine Belastungen mehr zu befürchten haben — unabhängig oder in gemeinsamer Arbeit, je nach den Bedürfnissen des speziellen Unternehmens, verfolgt und gelehrt werden können. In Chikago, New Haven, Nashville, Rochester und mehreren Staatsuniversitäten werden diese modernen Anlagen äußerlich in gleich enger Verbindung mit den grundlegenden Naturwissenschaften der betreffenden Universitäten stehen. So wird der Physiologe dem Physiker so nahe sein wie dem Kliniker. Es wird interessant sein zu sehen, ob in der so geschaffenen Gelegenheit für „Gruppen"arbeit irgendwie eine Neigung liegt, den Gesichtskreis der daran beteiligten Wissenschaftler zu beschränken oder ihren Geist zu beengen. Genau das Gegenteil läßt sich hoffen; denn zwanglose Gruppierungen, die sich auflösen, wenn ihr Zweck erreicht ist, und sich leicht und natürlich wieder bilden, wenn neue Zwecke herangereift sind, müßten eigentlich von bester Wirkung zur Beförderung praktischer wie theoretischer Forschungen sein. Gefahren, die nur durch Anwendung richtigen Urteils abzuwehren sind, bedrängen sowohl den unabhängigen wie den ergänzenden Typ. Der unabhängige Institutstyp kann zu kostspieliger Verdoppelung und Mangel an Zusammenarbeit führen; der ergänzende Typ kann dahin neigen, die Kliniken ihrer besonderen Laboratorien zu berauben und die medizinischen Wissenschaften auf einen von den Kliniken gezeichneten Gesichtskreis zu beschränken.

Die Schnelligkeit und Leichtigkeit, mit der in den Vereinigten Staaten an begünstigten Orten eine vollständige und schnelle Umwandlung bewirkt wurde, ist vielleicht nicht ganz ohne Gefahr. Kraepelin hat darauf hingewiesen, daß bis zu einem gewissen Punkt die Ausrüstung den Erfolg vergrößert; darüber hinaus kann eine Vermehrung der Ausstattung auf Kosten des Erfolges gehen. Es gibt natürlich einige Dinge, die ohne teure und wohldurchdachte Ausrüstung überhaupt nicht versucht werden können. Gewisse moderne Probleme verlangen ihre angemessene Technik, Ausrüstung und Bedingungen. Andererseits ist die Ausrüstung für das Individuum, das sie brauchen will, nicht ausnahmslos wesentlich; und dabei geht die anregende Wirkung des Ausdenkenmüssens für diejenigen verloren, die sich die neueste Vorrichtung zu leicht vom Instrumentenmacher kommen lassen können[1]). Schließlich besteht immer die Gefahr — die in der Wirkung eines hochgradig mechanisierten Stadtlebens auf die allgemeine Erziehung so deutlich ist —, daß der Mechanismus dahin tendiert, die Arbeit der Sinne zu übernehmen und sie so schließlich zu lähmen. Ein gewisser Grad von Schwierigkeit, mehr Werkzeuge zu bekommen, ist gesund — besonders für junge Wissenschaftler. Es ist etwas an dem Argument — man darf es nur nicht übertreiben! —, daß Erleichterungen für gute Arbeit zwar von Vorteil sind, aber, historisch betrachtet, sie verhältnismäßig wenig Einfluß auf die grundlegenden Beiträge hatten, die unter schwierigen Bedingungen arbeitende Männer mit geringen Hilfsmitteln lieferten. „Ich kann in einer Scheune arbeiten," sagte Ehrlich, wobei er sich auf die verfallene Bäckerei und den alten Stall bezog, in denen er in Steglitz untergebracht war; „ich brauche wirklich nur Reagenzglas, Gas und Filtrierpapier[2])." Ein aufgegebenes Krankenhaus in Hampstead, das mit bescheidenen Mitteln ausgestattet wurde, bietet dem vom Medical Research Council gegründeten Forschungsinstitut ein gemütliches Heim. Die Mittelmäßigkeit ist, um offen zu sein, abhängiger als das Genie. Jedenfalls ist es von diesem Standpunkt aus genau so wichtig, daß junge amerikanische Forscher die einfachen Laboratorien sehen, in denen Hopkins und Einthoven es zu etwas gebracht haben, oder diejenigen, welche Kronecker in Bern geschaffen hat, indem er jährlich einen Apparat kaufte, — als die glänzenden Forschungsinstitute der Kaiser-Wilhelm-Gesellschaft in Dahlem.

---

[1]) Ein hervorragender medizinischer Forscher, den man wegen des Verlustes seiner rechten Hand bedauerte, erwiderte: „Der Verlust hat mich gezwungen, mit dem Kopf zu arbeiten." Nicht selten — obgleich natürlich nicht ausnahmslos — ließe sich dieselbe Bemerkung auf einen Mangel an Apparaten anwenden.

[2]) Marquardt: loc. cit. S. 63.

Vielleicht sollte ich von obiger Warnung einen Punkt ganz ausnehmen — Bücher und Zeitschriften. Die medizinische Literatur — historische Meisterwerke, die besten üblichen Lehrbücher, Zeitschriften und Zusammenfassungen — sollten leicht zugänglich sein. In dieser Beziehung waren vor dem Kriege die deutschen medizinischen Bibliotheken, Universitäts- und Institutsbibliotheken und die entsprechenden Bibliotheken der fortgeschrittensten amerikanischen Fakultäten sehr begünstigt. In England ist die Literatur der Welt in Cambridge, Oxford und ein paar Zentralinstituten in London zugänglich; aber die Londoner und die provinziellen Fakultäten wurden und werden unregelmäßig versorgt — ein paar Leute oder Institute sind auf der Höhe der Zeit, die übrigen hauptsächlich, wenn nicht gänzlich, von ein paar englischen Zeitschriften abhängig. In Frankreich ist die Lage im ganzen sogar noch unbefriedigender. Die Bibliothek des Institut Pasteur wurde auf der Höhe erhalten. Der Fakultätsbibliothek fehlt es an Mitteln, und außerdem liegt sie weit von den Krankenhäusern entfernt. Die Krankenhäuser selbst besitzen gewöhnlich ein paar Lehrbücher und bekommen ein paar französische Zeitschriften, obgleich man wertvolle Spezialsammlungen in Saint-Louis und der Salpetrière findet. Um sich selbst zu helfen, versucht die Vereinigung der Internen eine Bibliothek im Hotel Dieu aufrechtzuerhalten, aber ihre Zeitschriftensammlung ist sehr mangelhaft. Tatsächlich brauchen die Fakultäten, da die Forschung als zwingendes Motiv nicht existiert, keine vollständigen Reihen der wissenschaftlichen medizinischen Literatur. Die einzelnen, die sich in wissenschaftlicher Forschung betätigen, sorgen für sich selbst.

VIII. Die Laboratoriumswissenschaften.

Unterricht.

I.

Unterrichtsmethoden sollten mit Rücksicht auf die Fächer, auf die man es absieht, ausgebildet werden, obgleich sie unvermeidlich durch die Bedingungen beeinflußt werden, die vom Lehrplan, den Arbeitsmöglichkeiten und den Hilfsmitteln diktiert werden. Wir sahen, daß die medizinische Fakultät nicht erwarten kann, völlig ausgebildete Ärzte hervorzubringen; sie kann höchstens hoffen, Studenten mit einer beschränkten Wissensmenge auszurüsten, sie in der Methode und dem Geist der wissenschaftlichen Medizin auszubilden und mit einem Drang hinauszusenden, der sie auf Jahre hinaus zu aktiven Lernenden, zu Beobachtern, Lesern, Denkern und Experimentatoren machen wird. Wir folgerten auch, daß die allgemeine Einrichtung des Lehrplans, wenn sie vernünftig ist, diese Aufgabe ein wenig erleichtern, oder wenn unvernünftig, sie ein wenig erschweren kann; aber im allgemeinen hängt viel mehr, sogar sehr viel mehr vom Lehrer und von den Studenten, als von der Mechanik des Lehrplans oder Kunstgriffen des Unterrichts ab.

In dem Kapitel über den Charakter der modernen Medizin entschieden wir, daß die Medizin als induktive Wissenschaft anzusehen ist. Der intelligente Empirismus ähnelt der Wissenschaft; auch der Praktiker beobachtet sorgfältig, obgleich er vielleicht nicht imstande ist, die Grenzen genau zu definieren oder die Kausalbeziehungen festzustellen[1]). Ob wir nun genug wissen, um wissenschaftlich vorzugehen oder nicht, so kann die Medizin doch wenigstens in dem vorsichtigen und forschenden Geiste, der für die wissenschaftliche Forschung charakteristisch ist, gelehrt, ausgeübt und erweitert werden.

Die zu benutzenden Methoden ergeben sich ganz natürlich aus der allgemeinen Lage, die ich festzustellen versuchte. Es gibt, mit andern Worten, eine logische oder vernunftgemäße Methode, sich der Aufgabe zu nähern, die dem Fach und den zu erreichenden Zielen eigen ist, und die von lokalen Bedingungen ziemlich unabhängig ist. Welche Abweichungen sich auch aus der Tradition oder dem nationalen Genius ergeben mögen, so sind sich doch sicherlich medizinische Wissenschaft und medizinische Praxis genügend ähnlich, um gewisse gesunde zugrunde liegende Prinzipien der Darbietung anzudeuten, genau so wie auf sie gewisse gesunde zugrunde liegende Prinzipien der allgemeinen Anordnung hinweisen.

Als erstes schließt die Verwendung der Induktion auf seiten des Arztes aktives Beobachten, Nachdenken und Versuchen auf seiten des Studenten in sich; denn wenn der Typ der Ausbildung im allgemeinen den Typ der Praxis bestimmt, dann dürfen wir von einem Studenten, der nicht im aktiven Beobachten und Nachdenken ausgebildet ist, solches nicht verlangen. Ob der Student nur versucht, schon Bekanntes zu lernen (andern Bekanntes, wohlgemerkt, nicht ihm) oder Bekanntes zu praktizieren (ihm oder andern Bekanntes), oder das Unbekannte herauszufinden, immer muß er mit Hilfe der Beobachtung, des Nachdenkens und des Versuches vorgehen. Nun kann er jedoch nicht genau beobachten, wenn er gänzlich unwissend ist, da Beobachten,

[1]) Empirismus allein stellte den Nutzen der Fieberrinde bei Malaria fest; eine weniger alleinige — oder nachdenklichere, d. h. wissenschaftliche — Beobachtung führte zu einer immer klügeren Verwendung des Chinins, die jedoch noch immer nicht definitiv abgegrenzt war; schließlich wurde durch LAVERANS Entdeckung des Malariaparasiten die Kausalbeziehung oder -verbindung festgestellt. Aber insofern das Chinin nicht gegen alle Formen des Parasiten gleichförmig wirkt, ist der Zirkel noch nicht vollständig. Augenblicklich sucht man bei der Chemotherapie das Heil. Die ganze Sache ist eine Frage des Mehr oder Weniger, nicht eine des Alles oder Nichts.

wie wir schon feststellten, das Erkennen eines unbekannten Elementes bedeutet, das sich von etwas im Gedächtnis des Studenten Vorhandenem unterscheidet. Das Bekannte, von dem er anfänglich ausgeht, kann aus seiner allgemeinen Erfahrung oder aus seinem Wissen von der Schule und vom College her stammen. Von dieser Basis geht der Lehrer der Anatomie und Physiologie aus; von da an sollte der Student seine Beobachtungskraft eifrig üben, indem er weitere Belehrung von immer schärfer differenzierter Qualität sammelt und Gewohnheiten ausbildet, die dahin neigen, alle folgende Erfahrung lehrreich und konstruktiv zu machen. Was für Anatomie und Physiologie zu Anfang des medizinischen Studiums gilt, das gilt auch jedesmal für die anderen Fächer. Dadurch, daß er seine Fähigkeiten eifrig übt, wird er lernen, sich in einer Technik auszubilden, die alle Erfahrung zu seinem Wachstum beitragen läßt, und schließlich sich die verschiedenartigen praktischen Fertigkeiten aneignen, die er als Arzt und Forscher in Zukunft verwenden wird.

Der Student muß also dadurch ausgebildet werden, daß er selbst etwas tut; wenn ihm nur etwas gesagt wird oder er nur liest, ist seine Ausbildung passiv und bleibt daher im Angelernten stecken. Ihm wird der lebhafte Sinn für kleine aber bedeutsame Unterschiede fehlen; es ist leicht möglich, daß er die praktische Fertigkeit oder den Drang „etwas zu versuchen“, was der Arzt wie der Forscher braucht, nicht erwirbt; und obgleich er vielleicht pedantisch gelehrt ist, wird er wahrscheinlich nur ein unbestimmtes Gefühl von der Bedeutung seiner Wissensschätze haben. Aktive Beteiligung — etwas tun — ist daher der Grundton medizinischen Unterrichts. Es ist jedoch klar, daß der Student keinem Fach die zur völligen praktischen und stofflichen Beherrschung nötige Zeit widmen kann. Glücklicherweise ist der menschliche Geist so geartet, daß sich, nachdem man bis zu einem gewissen Punkt selbst wirklich etwas geübt hat, eine der direkten Erfahrung nahe verwandte Qualität dem Gehörten, Gelesenen oder passiv Gesehenen mitteilen läßt. Unsere Lernfähigkeit wäre wirklich gering, wenn wir nur d a d u r c h, d a ß wir etwas tun, lernen könnten. Der Mensch kann auch n a c h oder w ä h r e n d der Tätigkeit lernen; d. h. wenn wir typische und als Vorbild dienende Aufgaben auf einem gegebenen Gebiet genügend oft und gründlich ausgeführt haben, können wir unser Wissen auch bei mitternächtlichem Lampenlicht erweitern, ohne daß es die belebende Qualität verliert.

Der Student braucht jedoch, wie ich eben andeutete, noch mehr als das Vermögen der Wahrnehmung und das Interesse am Wahrnehmen. Er braucht etwas über die Fähigkeit des Beobachtens hinaus, nämlich die Fähigkeit des Zusammenfassens. Er muß, meine ich, darin ausgebildet werden, einzelne Daten in Beziehung zueinander zu sehen, allgemeine

Gesetze zu bemerken, historisch oder entwicklungsgeschichtlich aufzufassen. Überlegene Geister vollziehen diese intellektuellen Handlungen von selbst; gewöhnliche Geister müssen dazu gebracht werden — und glücklicherweise ist das möglich — sie zu vollziehen und Freude daran zu haben. Der Lehrer hat so zwei Aufgaben: den Studenten zum Wahrnehmen und ferner zum Verallgemeinern auszubilden. Wenn dem Studenten zu Anfang zuviel gesagt wird, lernt er die Verallgemeinerungen passiv oder verfrüht und wird wahrscheinlich ein schlechter oder voreingenommener Beobachter; hingegen wird es seiner Ausbildung, wenn er nicht über den Bereich seiner eigenen Sinne hinausgeht, an Tiefe und Umfassendheit fehlen, wenn sie auch, soweit sie reicht, reell ist.

In jedem gegebenen Fach braucht der Student daher eine wirkliche Erfahrung, die ihn befähigt, sich konkretes Wissen anzueignen, das sich durch Lektüre oder Erfahrung ausbauen läßt; die ihn befähigt, sich die praktischen Fertigkeiten anzueignen, die zur Erweiterung oder zur Anwendung seines wachsenden Wissensschatzes nötig sind; und er muß in sich die Gewohnheit des Verallgemeinerns bilden, so daß er die direkt oder indirekt erworbenen Einzelheiten seiner Erfahrung zusammenfügen kann.

II.

Gewöhnlich wendet man drei Methoden an, die Laboratoriumswissenschaften zu lehren: die didaktische Vorlesung, die demonstrierende Vorlesung oder Demonstration, und die praktische Übung. Allgemein gesprochen, wendet man alle drei in allen Ländern und bei allen Laboratoriumsfächern an; aber in den verschiedenen Ländern und den verschiedenen Fächern spielen sie eine sehr verschiedene Rolle; und je nachdem ist der Unterricht mehr oder weniger befriedigend und wirksam.

Die wohlgeleitete praktische Übung, in welcher der Student klug, aber nicht zu streng geleitet wird, müßte eigentlich das Rückgrat des Unterrichts sein, soweit es Zeit, Ausstattung und Personal erlauben. Ich sage „klug, aber nicht zu streng geleitet", denn es ist leicht möglich, für zuviel Beaufsichtigung zu sorgen in Form von Personen, Lehrbüchern, Texten oder Tabellen und auch eine „praktische Übung" so einzurichten, daß die Möglichkeit des Mißlingens beinahe, wenn nicht gänzlich, ausgeschaltet ist. Es ist schwer, genau zu beurteilen, wieviel — oder wie wenig — es dem Studenten nützt, einen Schnitt durch ein völlig richtig eingestelltes Mikroskop anzusehen, oder einen Knopf zu berühren oder auf eine Feder zu drücken, die eine Kette von Ereignissen in Bewegung setzt, die sicher ihren festgesetzten Verlauf nehmen werden. Andererseits kann man den Studenten, da die Zeit beschränkt und viele Experimente kompliziert sind, nicht alles allein machen lassen, denn die Möglichkeit besteht, daß es ihm allzuoft nicht gelingen würde, die Gelegenheit zur Beobachtung herzustellen, die das Experiment liefern soll. Der Wirrwarr, der aus dem gänzlichen Fehlen von Beistand und Beaufsichtigung entsteht, ist für die meisten Studenten, obgleich er erzieherisch vielleicht einer übergewissenhaften Organisation vorzuziehen wäre, keine nützliche Zeitanwendung.

Die richtig geleitete praktische Übung belehrt den Studenten hinsichtlich der Technik, mit deren Hilfe man wissenschaftliche Daten erlangt; sie schärft seine Beobachtungskraft; bildet ihn in der Fähigkeit der Induktion aus; lehrt ihn den Beweis — die unendliche Überlegenheit einer der Bestätigung zugänglichen Tatsache über eine dogmatische oder autoritative Feststellung; gibt ihm Wirklichkeitssinn hinsichtlich der besonderen Wissenschaft, mit der er es zu tun hat; schließlich kann sie ihm sogar den Reiz experimenteller Forschung enthüllen — vielleicht „das Göttlichste, was Menschen tun"[1]).

Aber die praktische Übung kann, so wertvoll sie auch ist, dem Studenten doch allein nicht die Kenntnis allgemeiner Prinzipien liefern, ebenso wenig wie sie ihm eine umfassende Auffassung vom Bereich der verschiedenen Wissenschaften geben kann. Die Darlegung des Lehrers muß bei beidem helfen. Der Lehrer muß die Phantasie des Studenten anfeuern; er muß die allgemeinen Prinzipien darlegen, ohne welche die praktischen Übungen nur unzusammenhängende Leistungen sind, deren jede vielleicht eine Lektion bezeichnet, die aber nicht alle zusammen zu einem Ganzen verschmelzen. Zwei Methoden stehen dem Lehrer offen: er kann, und müßte auch wirklich, die eigenen Experimente des Studenten als Ausgangspunkt seiner Ausführungen und Folgerungen reichlich benutzen; aber in großem, wenn auch bei den einzelnen Wissenschaften wechselndem Maß muß er sich an demonstrierende Vorlesung oder Demonstration halten. Im ersteren Fall gibt ihm der Hörsaal Gelegenheit, systematisch zu erklären und zu illustrieren; im letzteren bespricht er mit kleineren Gruppen jegliches Material, das vom Laboratorium oder der Klinik aus verfügbar ist. Beides sind objektive, in gewissem Sinn passiv-objektive Übungen, d. h. dem Studenten wird gesagt, etwas zu beobachten, und er macht sich daraufhin ans Suchen. Es ist jedoch sehr viel wahrscheinlicher, daß er etwas findet oder daß er weiß, ob er es findet oder nicht, wenn eine kleine Gruppe zwanglos um einen Lehrer versammelt ist, als wenn eine große Gruppe in einem Hörsaal sitzt und von Hand zu Hand gehende Präparate ansieht. Die Demonstration vor kleinen Gruppen ist jedoch bestenfalls weniger wertvoll als das individuelle Experiment; aber in weitem Maße ist sie die passendste zur Verfügung stehende Methode. Wieweit sie ausführbar

---

[1]) RUSSELL, BERTRAND: Essay on Leisure and Mechanism.

ist, hängt vor allen Dingen von dem Verhältnis zwischen Studentenzahl und Größe des Lehrkörpers ab — um die Größe des zur Verfügung stehenden Raums und Materials nicht zu erwähnen.

Die didaktische Vorlesung ist gewöhnlich ein Lehrbuch und eine Persönlichkeit. Es gibt Prinzipien, die sich innerhalb der Grenzen einer Vorlesungsstunde nicht illustrieren lassen; Phänomene, die zum Reproduzieren zu komplex sind, selbst wenn sich mit Hilfe von Tabelle, Tafel oder Lichtbild eine schwache Annäherung an die Wirklichkeit erreichen läßt. Für die Darlegung solcher Dinge ist die didaktische Vorlesung des Lehrers die einzige Zuflucht. Außerdem können einige Studenten, denen die gedruckte Seite allein relativ wenig vermittelt, lebhaftere Eindrücke bekommen, wenn der Lehrer, und zwar je kraftvoller und magnetischer, desto besser, der Feststellung der Tatsache oder des Prinzips vorher den Reiz seiner Persönlichkeit geliehen hat. Gelegentlich kann eine didaktische Vorlesung das Eis brechen; und der Student, der vorher keine Lektüre getrieben hätte, liest vielleicht im Lehrbuch oder einer Zeitschrift nach, was ihm auf diese Weise schon vorher erklärt worden ist. Es ist jedoch klar, daß der Wert der didaktischen Vorlesung fast ganz von dem Nachdruck und der überzeugenden Kraft des Vortragenden abhängt. Eine „trockne“ Vorlesung ist um nichts besser als ein Lehrbuch und kann leicht schlechter sein. Ein guter Redner kann mit Erfolg Interesse erwecken, Wissen vermitteln und breite Beziehungen aufzeigen. Im allgemeinen jedoch ist die Fähigkeit des Studenten, didaktisch vermitteltes Wissen zu verdauen, beschränkt; der Sättigungspunkt ist bald erreicht. Daher darf die systematische didaktische Vorlesung, wenn sie nutzbringend sein soll, nur sparsam Anwendung finden. Andererseits hat die Vorlesung, die tut, was das systematische Lehrbuch nicht tun kann — die typische Probleme darstellt, analysiert und in die richtige historische und wissenschaftliche Perspektive rückt, wobei sie alle Hilfsmittel eines ausgebildeten und erfahrenen Geistes zur Geltung bringt — eine solche Vorlesung hat ihre Bedeutung, und zwar eine immer wichtigere, gerade wegen der schnellen Wissenserweiterung und der vermehrten Notwendigkeit der Spezialisierung[1]).

[1]) Unter ausgezeichneten Lehrern und Forschern finde ich große Meinungsverschiedenheiten hinsichtlich des Nutzens der didaktischen Vorlesung. Einer der hilfreichen Kritiker meines Manuskripts erklärt das eine Extrem: „Eine Vorlesung sollte nie irgend etwas von dem, was das Lehrbuch gibt, enthalten.“ Ein späterer, nicht weniger kompetenter Kritiker erklärt zu meinem Text und der oben zitierten Glosse: „Es ist möglich, daß es so ist. Persönlich glaube ich es nicht. Die Pharmakologie ist uninteressant — nicht mit der Physiologie zu vergleichen — obgleich das experimentelle Fach sehr interessant ist. Vorlesungen erregen, wenn sie gut sind, Interesse, helfen den Studenten, Beziehungen zu sehen, die relative

Eben sprach ich von historischer Perspektive. Die Medizin hat eine spannende Geschichte sowohl hinsichtlich der Männer wie der Ideen. In Deutschland gibt es einige Professuren für Geschichte der Medizin, und in andern Ländern dringt man auf ihre Stiftung. Nicht im Geist des Widerspruchs gegen die Pflege der Geschichte der Medizin als solcher läßt sich jedoch auf die Unwahrscheinlichkeit hinweisen, durch eine Reihe von Vorlesungen den historischen Geist zu erschaffen, wenn er nicht schon die Gedanken und den Vortrag der ganzen Dozentenschaft durchdrungen hat. Ein geistvoller Lehrer wird unbewußt die jetzigen Ideen über physiologische Funktion und die jetzigen Auffassungen der verschiedenen Krankheitseinheiten vom entwicklungsgeschichtlichen wie vom philosophischen Standpunkt aus erklären. Auf diese Weise wird die Medizin nicht nur ein praktischer Beruf, sondern eine hochgradig intellektuelle Beschäftigung. Nicht selten haben die didaktischen Vorlesungen und Kliniken auf dem Kontinent eine stark historische Tendenz, welches aus Gründen, die mit der allgemeinen Erziehung zusammenhängen, bei Englisch sprechenden Völkern selten der Fall ist.

III.

Erfolgreiches Lernen aber ist nicht nur oder hauptsächlich eine Frage der besonderen, vom Lehrer angewandten Methoden; es ist weit mehr eine Frage der Haltung und Tätigkeit des Studenten. Streng genommen ist der Mensch, wie ich schon betonte, Autodidakt. Der Lehrer kann allerdings anregen, leiten, inspirieren; aber der Student lernt mehr, als daß er gelehrt wird. Ich will den Wert gesunder Methoden als solche ebensowenig unterschätzen, wie ich bei Besprechung des Studienplanes die logische oder vernünftige Anordnung als solche unterschätzen wollte. Es ist sicherlich besser, daß die Fakultät in befriedigender Weise für individuelles Experimentieren, reichlich für Gruppen- und

---

Bedeutung abzuschätzen, mit andern Fächern in Wechselbeziehung zu kommen, den Beweis festzustellen usw. Die Zeit ist zu kurz, um es möglich zu machen, daß der Student alles dieses aus eigner Kraft bekommen könnte. Er muß Hilfe haben. Wenn die Hilfe ihn schwächt — schlimm; wenn nicht — gut. X. hält viele didaktische Vorlesungen. Das tötet die Initiative seiner Studenten nicht. Es macht sie besser. Der größte Lehrer, den ich je hatte, war CHITTENDEN, der die didaktische Vorlesung sehr viel benutzte.“

Nichts könnte besser zeigen, wie unmöglich es ist, Unterrichtsmethoden zu standardisieren — es hängt so viel davon ab, was ein gegebenes Individuum mit einer gegebenen Methode leisten kann. Die experimentelle Methode selbst kann in plumper Hand ein völliger Fehlschlag sein. Es bleibt jedoch wahr, daß sich trotz individueller Verschiedenheiten, denen die äußerste Weite zu erlauben ist, doch gewisse Lehrprinzipien aufstellen lassen, wenn man sie auch nicht gerade sklavisch oder mechanisch zu befolgen braucht.

Vorlesungsdemonstrationen und, soweit nötig, für didaktische Unterweisung sorgt. Aber wenn auch die weiseste Einrichtung der Fakultät etwas helfen kann, ausbilden kann sie den unfähigen oder faulen Studenten doch nicht. Noch weniger wird ein verlängerter Drill den gewünschten Zweck erreichen. Er kann den Studenten befähigen, ein Examen zu bestehen — eine Leistung, die an sich von zweifelhaftem Wert ist. Aber die auf diese Weise erlernten Tatsachen entfallen dem Gedächtnis schnell, wenn keine Ideen und keine Stellungnahme da ist, die der bloße Drill, der mehr eine Anstrengung des Lehrers als des Studenten darstellt, nicht vermitteln kann. „Dein dummer Esel beschleunigt seinen Schritt nicht, weil er geschlagen wird." Es gibt allerdings eine Zeit — in der Kindheit und frühen Jugend —, wo Wiederholung, sogar Strafen, eine einfache Lehre oder Gewohnheit vielleicht für dauernd einprägt. Aber der Typ des Verständnisses, der in der medizinischen Praxis nötig ist, reicht viel zu tief, als daß man ihn sich auf so grobe Weise verschaffen könnte. Der Lehrer wird sich aufopfern — wir werden sehen, daß er es in gewissen Ländern nicht selten tut —, ohne den teilnahmslosen Studenten in einen Praktiker der wissenschaftlichen Medizin mit offnen Augen und offnem Sinn zu verwandeln. Der Lehrer darf niemals gleichgültig sein; aber andererseits richtet er sich zugrunde und rettet seinen Studenten nicht, wenn er eine übermäßige Verantwortung auf sich nimmt.

Ganz abgesehen von Einzelheiten, die einzeln dargestellt werden sollen, und trotz individueller Ausnahmen, die sich anführen lassen, kommt dem Beobachter die kontinentale Stellung dem Studenten gegenüber im Prinzip gesünder vor als die in Großbritannien und den Vereinigten Staaten herrschende. Der kontinentale Lehrer hat es mit einer gleichartigen, an Arbeit gewöhnten Studentenschaft zu tun. Die Universität, wo es dem Studenten freisteht zu lernen, ist scharf von der höheren Schule getrennt, in die er geschickt wird, um ausgebildet zu werden. In allen kontinentalen Ländern erledigt daher der Lehrer der Laboratoriumszweige, der gewöhnlich ausschließlich seinen Universitätsfunktionen lebt[1]), außerordentlich gut, was man von ihm erwartet, aber er überlastet seine Zeit und sein Gewissen nicht mit der Verantwortung für den einzelnen Studenten[2]). Wir werden sehen, daß die angewandten Methoden dem Studenten nicht immer die Möglichkeiten geben, zu denen die Natur des Faches ihn berechtigt; das ist ein Punkt, den man bei den verschiedenen Systeme als fehlerhaft verurteilen wird.

[1]) Der Fall des klinischen Lehrers ist in Kap. II gesondert besprochen.

[2]) Die übermäßige Freiheit in der Anordnung von Studienplänen ist in Kap. IV kritisiert worden. Das ist etwas anderes; denn es betrifft Dinge, von denen der Student nicht genug wissen kann, um darüber zu entscheiden; hierbei müßte ihm geholfen werden, wenn man ihn auch nicht zwingen sollte.

Außerdem kann die Auffassung des einen oder anderen Faches einigermaßen veraltet oder unangemessen sein; das zu kritisieren, habe ich auch schon Gelegenheit genommen. Wenn der kontinentale Professor es indessen unternimmt, in Anatomie, Physiologie oder Pathologie eine Darlegung oder Demonstration zu geben, tut er es gewöhnlich mit der Fülle des Wissens und der Autorität. Auch ist es nicht wahrscheinlich, daß es ihm an Geduld oder Interesse dem Studenten gegenüber fehlen wird; im Gegenteil, den meisten Lehrern auf dem Kontinent macht es Freude, einen eifrigen Studenten zu unterrichten; sie halten es nicht für die Aufgabe der Universität, für eine andere Art von Studenten zu sorgen. Allerdings wird es gelegentlich ein Lehrer, der sich für die Forschung interessiert, nicht vermögen, das Fach als ein Ganzes darzubieten[1]). Beispiele dieser Art aber sind viel zu selten, als daß sie als Anklage gegen die Stellung dienen könnten, die auf dem europäischen Kontinent die Universität dem Studenten gegenüber hinsichtlich dessen Selbstverantwortung einnimmt. Es ist ganz natürlich, daß der Student in allen Ländern die günstige Gelegenheit zu oft vorübergehen läßt. Daher wendet er sich an Drillmeister, die er aus eigener Tasche bezahlt. In dem Maße, wie der Drillmeister auf Grund mangelhaften Unterrichts und mangelhafter Organisation floriert, muß man die Universität tadeln. Sofern er aber existiert, weil die Professoren nicht dem Studenten die Arbeit abnehmen wollen, sofern bleibt die Universität ihrer Aufgabe treu. Es ist schade, daß sich die Examina nicht so einrichten lassen, daß der letztere Gebrauch unnötig wird.

Es stimmt auch, daß die Verantwortlichkeit des Studenten in Oxford und Cambridge und in einigen amerikanischen Laboratorien nicht

---

[1]) Ausländer verdammen manchmal den deutschen Universitätsprofessor sehr auf Grund seiner Gleichgültigkeit gegen das Unterrichten; gelegentlich hört man in Deutschland eine scharfe Kritik im selben Sinne. Im ganzen läßt sich, meiner Meinung nach, diese Kritik weder aus der Literatur noch aus den Tatsachen rechtfertigen. Die deutsche Diskussion über Theorie und Zweck der Universität erkennt die Verpflichtungen, die der Universität durch die Berufsausbildung auferlegt sind, völlig an — siehe z. B. PAULSEN: Die deutsche Universität — und irgendeine der Dutzende von Inaugural- und anderen Ansprachen, die von den verschiedenen Fächern, ihrer Stellung im medizinischen Lehrplan, der besten Methode, sie darzubieten usw. handeln. Biographien und Memoiren großer Lehrer und Forscher vermitteln denselben Eindruck — ein Eindruck, der in meinem Fall durch Beobachtung in vielen Universitäten und in verschiedenen Fakultäten bestätigt wird. Soweit ich urteilen kann, gilt das gleiche von Holland, der Schweiz und Skandinavien — Länder, die, wie Deutschland, Forschung und Lehre in ihrer Auffassung der Universität vereinigen. Nicht das Interesse des Lehrers am Unterrichten, wie ich zeigen werde, sondern die Form, in welcher der Unterricht häufig ausgeführt wird, ist es, die man gerechterweise — und manchmal scharf — kritisieren darf.

dem Lehrer aufgebürdet wird. Aber anderswo in Großbritannien und viel zu häufig in Amerika — selbst in den stärksten Universitäten — nimmt die Fakultät eine übermäßige Last auf sich. In den britischen Fakultäten werden offiziell Lehrklassen angezeigt, um die jüngeren Instruktoren, zu einer Zeit, wo man sie nicht in Routinearbeit aufbrauchen sollte, zu befähigen, Studentengruppen für verschiedene Examina einzupauken; und so mechanisiert ist die Einrichtung, daß in einigen Fakultäten verschiedene Lehrgruppen gleichzeitig gedrillt werden, um den unbedeutenden Unterschieden in den Examina der verschiedenen Universitäten zu genügen. In Amerika überschätzt die medizinische Fakultät gleichfalls ihre Verantwortlichkeit für das Durchkommen des Studenten. Ein gänzlich übertriebenes Maß von Aufmerksamkeit wird darauf verwandt, die Präsenz zu kontrollieren, Studenten Zensuren aufzuschreiben, zu kontrollieren, zu wiederholen und zu beaufsichtigen — im allgemeinen, seine Arbeit für ihn zu tun. Nach vier Jahren höherer Schule und zwei bis vier Jahren College hat der Medizinstudent, der von Tag zu Tag, manchmal von Stunde zu Stunde „kontrolliert werden" muß, seinen Beruf verfehlt. Und das ist besonders an Instituten der Fall, deren Ausstattung und Lehrmethoden jedem wirklichen Bedürfnis entsprechen. Wie ich schon bemerkte, erreichen Mittelmäßigkeit und Unfähigkeit in Amerika wahrscheinlich ein Niveau, das über ihrem natürlichen liegt; aber zweifellos werden die Lehrkräfte auf Kosten der besten Studenten und zum Schaden der medizinischen Wissenschaft mehr oder weniger unwürdig verwendet. Bei aller Gewissenhaftigkeit sollte der Gebrauch gesunder Methoden genügen; man müßte es dem reifen Universitätsstudenten und seiner Familie überlassen, aus ihnen Nutzen zu ziehen oder nicht — auf seine oder ihre Verantwortung.

IV.

Der Unterricht in der Anatomie hält sich viel strenger an ein Muster als der in irgendeinem anderen Fache. In allen Ländern — ausgenommen nur die jämmerlichen Geschäftsfakultäten, die jetzt in den Vereinigten Staaten fast ausgestorben sind — seziert der Student; in allen Ländern werden demonstrierende Vorlesungen und Demonstrationen gehalten; fast überall spielt die didaktische Vorlesung eine Rolle. Aber die drei Arten des Unterrichts sind verschiedenartig kombiniert; und die Haltung des Lehrers zum Studenten weicht beträchtlich voneinander ab. Große Verschiedenheiten existieren auch hinsichtlich der Rolle, die die Histologie und Embryologie spielen.

Der wissenschaftliche Wert des Sezierens ist selbstverständlich; und es ist kein Zufall, daß sich die medizinische Ausbildung nicht eher zu organisieren begann, als bis vor wenig mehr als einem Jahrhundert das

Sezieren durch den Studenten selbst die Stelle der eleganteren Demonstration durch den Professor oder Prosektor einnahm. Aber das Sezieren selbst muß von zwei Seiten aus angesehen werden: 1. wieviel davon ist nötig, 2. bis zu welchem Grad ist der Student dafür verantwortlich, seine eigenen Probleme herauszuarbeiten. Was das erstere angeht, so hat sich das Sezieren zu wenig durch die neuerlichen Entwicklungen in der Medizin verändert. In den meisten Ländern müssen die Studenten noch genau so viel sezieren wie in den Tagen, als es keine anderen Zugänge zur Wissenschaft des menschlichen Körpers gab. In Schweden z. B. wird einem gesagt, daß man von jedem Studenten erwartet, den ganzen Körper dreimal zu sezieren. Proteste in Deutschland, Großbritannien und Amerika gegen die nutzlose Zeitverschwendung auf übermäßig vieles Sezieren und gegen eine verkehrte Wertschätzung haben durchaus zu wenig Wirkung gehabt. Infolgedessen wird die Aufmerksamkeit des Studenten bei belanglosen Einzelheiten der Struktur und Form festgehalten, wo man doch etwas Zeit für andere Zwecke sparen könnte. Unglücklicherweise blicken die Lehrer selten über die Schranken ihres eigenen Faches hinaus. In dieser Hinsicht unterscheidet sich der Anatom nicht wesentlich vom Chirurgen oder Ophthalmologen. Historisch gesehen war aber der Anatom einmal alleiniger Besitzer des vorklinischen Feldes; daher muß er, wenn man ihn dazu bringen kann, den Studienplan als ein aus aneinandergereihten Teilen bestehendes Ganzes anzusehen, mehr aufgeben als irgend jemand anders. Gelegentlich einmal ist ein Anatom diesem Opfer gewachsen: MALL z. B. verringerte den relativen Umfang des Faches als Ganzem bedeutend und verteilte Zeit und Nachdruck neu, indem er einen beträchtlichen Teil der vorher zum Sezieren bestimmten Zeit der Histologie, Embryologie und Spezialstudien gab; und außerdem übernahm er einen Teil der Arbeit, die früher der Physiologie zugewiesen war.

Die Lehrer sind ungeheuer verschieden darin, wieviel Aufsicht sie beim Sezieren geben. Auf dem Kontinent wird, allgemein gesprochen, die individuelle Aufsicht nicht übertrieben; der Student hat für sich selbst zu sorgen. In Frankreich geht eine halbstündige erklärende Vorlesung dem Sezieren voraus, bei dem der Student ohne übermäßige persönliche Kontrolle arbeitet; doch klagt ROUX-BERGER, daß er dem neben ihm liegenden Lehrbuch viel zu mechanisch folgt[1]). Das Fach wird immer noch als Handlanger der Chirurgie betrachtet, da die jüngeren Lehrer hauptsächlich angehende Chirurgen sind — eine Sachlage, die schlecht für die Anatomie ist, welche nicht vorwärts kommt, und schlecht für die Chirurgie, die sich nicht allein auf die Anatomie,

[1]) ROUX-BERGER, J. L.: Reflexions sur l'Etude et l'Enseignement de l'Anatomie (La Presse Médicale, 1. März 1913). Diese Kritik läßt sich ebenso auf andere Länder anwenden.

sondern auch auf die Physiologie und andre Wissenschaften stützen sollte. In den Vereinigten Staaten, wo es an einigen Fakultäten im Verhältnis zur Größe der Studentenschaft mehr Assistenten gibt als irgendwo sonst auf der Welt, arbeitet der Student manchmal unter so strenger Beaufsichtigung, daß der Assistent ihm beinahe die Hand führt. Die Arbeit ist nicht dann am anregendsten und nützlichsten, wenn sie, wie es unter den eben genannten Bedingungen sein kann, am geschicktesten ausgeführt wird, sondern wenn sie unter lockerer Zentralleitung in einer von wissenschaftlichen Ideen erfüllten Atmosphäre getan wird. Auf andere Weise könnte ein gegebener Student sich im Augenblick wohl mehr Tatsachen angeeignet und ein saubereres Präparat geliefert haben, doch würde seine Fähigkeit zum Beobachten, Denken und Lesen zweifellos gelitten haben.

Die demonstrierende Vorlesung mit ihren Spezialpräparaten, ihren Modellen, Lichtbildern und jetzt auch ihren Röntgenbildern wird in Deutschland, Skandinavien, einigen englischen und den besten amerikanischen Fakultäten zur Behandlung solcher Abschnitte benutzt, die der Student durch seine Präparate nicht befriedigend herausbekommen kann — des Lymph- und Nervensystems z. B. An einigen Orten wird das Röntgenbild vor kleinen Gruppen benutzt, um einzelne Teile in Beziehung zueinander, Veränderungen durch Alter, Bewegung, Funktion usw. zu zeigen. Das Münchner Institut liefert ein auffallendes Beispiel dafür, wie die demonstrierende Vorlesung in die Rechte des Seziersaals einzugreifen scheint; denn die Studentenschaft ist im Vergleich zur Größe des Seziersaals, des Lehrkörpers und zur Menge der verfügbaren Leichen so zahlreich, daß Sektionen und Demonstrationen des Professors mit einem sinnreichen Projektionsapparat wohl mit Unrecht die eigenen Bemühungen des Studenten ersetzen.

Systematische didaktische Vorlesungen über allgemeine Prinzipien und Beziehungen haben vielleicht noch eine Stätte im Unterricht der Anatomie, aber sicherlich nur eine sehr kleine. Wenn das wahr ist, wird die didaktische Vorlesung in Schottland, in den weniger fortschrittlichen englischen Fakultäten, in Frankreich, gelegentlich in Deutschland und in vielen amerikanischen Fakultäten stark übertrieben.

Embryologie und Histologie verwenden gewöhnlich die in der Anatomie herrschenden Methoden. Es ist jedoch eine eigentümliche Tatsache, daß der Student in Ländern, wo sie durch eine volle Professur vertreten werden, selten frisches Material bekommt. In Frankreich und Schweden z. B. hört er einen Zyklus von Vorlesungen, die durch Projektionen auf die Leinwand illustriert werden, und er arbeitet mit schon präparierten und mikroskopischen Schnitten; seine Aufgabe ist, ein Bild oder eine Beschreibung zu verifizieren, eine Struktur zeichnen und dann identifizieren zu können. Überall, wo man das Fach von der Physiologie auf die Anatomie übertragen hat, macht der Student während des Kursus zahlreiche frische Präparate, wie in den besseren amerikanischen Fakultäten gewöhnlich der Fall ist.

Die Lage bezüglich des anatomischen Unterrichts läßt sich auf folgende Weise kurz zusammenfassen: der Student leistet aktive Arbeit; er beobachtet, wobei ihm demonstriert wird, was er nicht selbst tun oder sich vorstellen kann, er hört Erklärungen dessen an, was sich nicht konkret aufzeigen läßt. Aber in der auf das Fach verwandten Zeitmenge, in der Ausschaltung des relativ Unwichtigen, im Nachdrucklegen auf das Wichtigere — d. h. von den Knochen auf die Eingeweide — und in der Entwicklung einer funktionellen Auffassung der Struktur, in all diesem hat sich der anatomische Unterricht bis jetzt noch keineswegs allgemein den modernen Bedürfnissen angepaßt. In vielen Ländern seziert der Student zu viel und zu mechanisch, und in anderen müßte man die Demonstration und demonstrierende Vorlesung auf Kosten des didaktischen Unterrichts verstärken. Was den Unterrichtsstoff angeht, so muß man den obigen Bericht über die Methoden mit dem Bericht über die Auffassung und Ausrüstung im vorhergehenden Kapitel in Verbindung bringen. Je formaler und struktureller, je weniger physiologisch der Unterricht ist, desto enger hält er sich gewöhnlich an den altmodischen Seziersaal, und desto häufiger wird die didaktische Vorlesung verwandt.

V.

Einem glücklichen Ausgleich am nächsten gekommen ist die englische Methode des physiologischen und biochemischen Unterrichts. Typische, vom Studenten selbst ausgeführte Experimente stellen, soweit das praktisch durchführbar ist, das gesamte Gebiet auf physikalischer wie chemischer Seite dar; die Ausrüstung ist angemessen; die Aufsicht ist verständig, ohne allzu väterlich zu sein; es gibt gemeinschaftliche Arbeit, indem zwei oder drei Studenten die Details komplizierter oder schwieriger Probleme zusammen ausarbeiten; es ist für so viel Herumtasten und Fehlermachen, wie erziehlich ist, Gelegenheit geboten; und es existiert so viel vernünftige Sicherheit eines schließlichen Erfolges, wie sie im Interesse und zum Vorteil des Studenten nötig ist.

Es ist jedoch klar, daß viele klassische Experimente zu schwierig oder teuer sind (wenn man alles: die Zeit, die Energie und Kosten berücksichtigt), um vom Studenten oder einer Studentengruppe gemacht zu werden; diese demonstriert der Professor. Die Gesetze zur Einschränkung der Vivisektion schaffen allerdings eine ärgerliche Lage, aber die von Sherrington erfundene Methode der Dezerebration hat sich als Rettung der physiologischen Demonstration erwiesen. Schließlich benutzt man Lehrbücher oder Vorlesungen, um die Lücken, welche die praktische Übung und die Demonstration gelassen haben, zu füllen, und um Prinzipien darzustellen, die der Student selbst nicht finden könnte. Einige hervorragende Lehrer bringen es fertig, ihre besten Studenten für die Literatur — sogar für die Originalquellen zu interessieren.

Es ist interessant und bedeutsam, zu beobachten, wie die Engländer sich an die oben skizzierten praktischen Züge halten, ohne Rücksicht auf die Zahl der Auszubildenden oder auf die Kärglichkeit der finanziellen Mittel. Die Londoner Krankenhausschulen sind meist von bescheidener Größe, und die ihnen zur Verfügung stehenden Geldmittel sind sehr beschränkt. Der physiologische Unterricht wird jedoch in der eben beschriebenen Weise durchgeführt. Cambridge, Edinburg[1]) und Glasgow sind große Fakultäten, deren Studenten sich auf Hunderte belaufen; aber niemand denkt daran, die praktischen Übungen des Studenten zu beschränken oder die demonstrierende und didaktische Vorlesung des Professors übermäßig auszubauen. In Cambridge sind die Studenten gleichzeitig damit beschäftigt, individuelle Arbeit in der Physiologie und in der Biochemie zu leisten. Der Stab ist klein, aber die Einrichtung ist zugleich einfach und wirksam. Die Klasse wird in zwei Gruppen geteilt — eine Anfängergruppe von etwa 180, und eine mehr fortgeschrittene (mittlere) Gruppe von eben über 250[2]). Dreimal wöchentlich hört die Anfängergruppe einstündige demonstrierende Vorlesungen und verbringt die nächsten zwei Stunden bei praktischer Arbeit im Laboratorium. Zu diesem Zweck teilt sich die Klasse in Untergruppen von ungefähr 80, die sich mit Biochemie, Froschexperimenten und Histologie beschäftigen, wobei jeder einzelne wöchentlich eine praktische Übung in jedem der drei Fächer bekommt. Die mittlere Gruppe wird ähnlich behandelt. Die wenigen Lehrer gehen inoffiziell von einem zum

[1]) In Edinburg wurden 1919—1920 einer Klasse von über 400 Studenten praktische Übungen in experimenteller Physiologie, Biochemie und Histologie gegeben; mit dem Rückgang der Immatrikulation seit der Zeit betrug die Klassenstärke 1921—1922 in jedem der praktischen Kurse ungefähr 250.

[2]) Aus dieser großen Zahl werden die Vielversprechendsten ein oder zwei Jahre länger für Spezialarbeiten dabehalten; ihre Anzahl beträgt durchschnittlich zwölf. Sie „kommen mit allen Forschern des Ortes, alten und jungen, zu den inoffiziellen Teegesellschaften, wo die Arbeit freundschaftlich besprochen wird, und dieser Verkehr bildet keinen geringen Teil ihrer Ausbildung", schreibt Sir Walter M. Fletcher in einem Brief.

Ich kann die Bedeutung gerade einer solchen Auswahl, zusammen mit einer inoffiziellen Förderung des tüchtigen Studenten, gar nicht zu stark betonen; deswegen bemühe ich mich so darum. Es ist nicht nur für ihn und für die Wissenschaft gut, es ist auch die beste Art, für den gewöhnlichen Studenten ein ordentliches Tempo festzusetzen, viel wirksamer als irgendeine Organisation oder Rechenschaft.

andern und geben Hilfe und Erklärung in vernünftigem Maße. Die Vorsorge für Raum und Ausstattung ist keineswegs luxuriös. Es ist klar, daß sich praktische Arbeit leisten läßt, wenn nur die Lehrkräfte wissen, wie.

Die praktischen Züge des englischen Systems wurden in Amerika, sobald der Weg frei war, eingeführt. Von Anfang an waren sie in der biologischen Abteilung der Johns-Hopkins-Universität im Gebrauch; das Praktische an ihnen wurde durch die Einführung von standardisierten Apparatformen, die PORTER von Harvard erfunden hat, wesentlich vergrößert, mit dem Resultat, daß man ein physiologisches Unterrichtslaboratorium jetzt ebenso leicht ausrüsten kann wie ein chemisches Unterrichtslaboratorium. In schneller Aufeinanderfolge sind so die Lehrstühle der Physiologie vom didaktischen auf den demonstrierenden und experimentierenden Standpunkt gebracht worden. Der Prozeß der Modernisierung ist jedoch noch nicht völlig abgeschlossen. Trotzdem übertrifft die Installierung hinsichtlich der Angemessenheit und Ausdehnung an den führenden amerikanischen Instituten alles, was in der alten Welt zu finden ist. Der amerikanische Stab ist in einigen Fällen größer — zum Teil weil die amerikanischen Studenten, wie ich zeigte, zu genau überwacht werden, zum Teil weil den schwächeren Studenten zu häufig eine übermäßige Aufmerksamkeit gezollt wird und zum Teil wegen der Leidenschaft des Amerikaners, sich in mechanischer und normierter Form um Einzelheiten zu kümmern. Man nennt das „Leistungsfähigkeit", aber richtiger würde man es als ungünstig für die höhere Leistungsfähigkeit betrachten. Jedoch muß man mit aller Offenheit hinzufügen, daß eine zwar abnehmende, aber immer noch mehr oder minder beträchtliche Zahl von Fakultäten das Fach in mechanischer, lebloser Weise aus Lehrbüchern unterrichten; didaktische Vorlesungen wärmen es wieder etwas auf, und manchmal belebt ein Projektionsapparat das Ganze. In dieser Hinsicht wie in andern, sind die besten amerikanischen Beispiele dem, was man anderswo findet, gleichwertig. In der Stufenleiter der Qualität aber, in den Unterschieden zwischen dem Besten, Minderen und Schlechtesten ist kein anderes Land der Welt den Vereinigten Staaten ähnlich.

Auf dem Kontinent hat, vielleicht mit Ausnahme der kleinen Institute, von denen Bern und Amsterdam ausgezeichnete Beispiele liefern — denn dort machen es die Professoren, trotz dürftiger Unterstützung und ungenügender Ausstattung, möglich, einen praktischen Kursus durchzuführen —, die praktische Arbeit hinsichtlich ihres Umfangs wie ihrer relativen Wichtigkeit wenig Bedeutung. In Schweden ist sie beschränkt, an der medizinischen Fakultät Dänemarks existiert sie praktisch nicht.

In Deutschland wird vielleicht genügend Zeit dafür angesetzt;

gewöhnlich wird ein Praktikum sowohl in Physiologie wie in physiologischer Chemie gefordert; aber die Ausführung ist nur zu oft oberflächlich und manchmal mechanisch, und seine untergeordnete Stellung zeigt sich an der Tatsache, daß es, anstatt mit den Vorlesungskursen in Beziehung gebracht und vom Professor beaufsichtigt zu werden, ohne Zusammenhang in einem anderen Semester und von anderen Lehrern gehalten wird. Nach allen Richtungen hin und zu allen Zwecken wird das Fach demonstrierend und didaktisch dargeboten. Für diese Darstellung ist kein Lob groß genug. Der Diener, der bei der Vorbereitung der Experimente, die gezeigt werden sollen, hilft, ist ein Mann von einfacher Herkunft und beschränkter Bildung; aber er hat seinen Posten seit Jahren inne; sein Stolz auf das Laboratorium ist lebhaft; er strahlt im widergespiegelten Ruhm seines Chefs, und sein Respekt vor ihm geht in Ehrfurcht über. Der Professor selbst ist gewöhnlich ein Meister in der Kunst der Darstellung. Er behandelt die Geschichte seines Faches nur gelegentlich, aber wirksam; er beleuchtet den wissenschaftlichen oder praktischen Einfluß des Prinzips, das er illustrieren will; er spricht mit Kraft, oft mit Beredsamkeit; Tabellen, Modelle und Projektionsapparat ergänzen die Demonstration. Alles, was Kunst und Geschicklichkeit zur Belebung des Faches vermögen, geschieht in den besten deutschen physiologischen Hörsälen; und doch steht der Unterricht an Wirksamkeit noch unter dem früher charakterisierten britischen Unterricht. Man gibt verschiedene Gründe für die Beibehaltung der unbefriedigenden Einrichtungen an: Mangel an Ausrüstung, die Unmöglichkeit, praktische experimentelle Kurse an den großen Universitäten einzurichten, Mangel an wirklichem Bedürfnis nach praktischer Arbeit auf seiten des Studenten. In den glücklichen Zeiten der deutschen Universitäten hätte sich die Ausrüstung sicher beschaffen lassen. Die Sache ist die, daß die Deutschen weder die Bedeutung noch die Ausführbarkeit praktischer physiologischer Studentenarbeit erkannt haben; und die finanzielle Abhängigkeit des Professors von den Kolleggeldern hat die Einführung individueller praktischer Arbeit ernstlich gehindert; daher haben sie das organisatorische Problem, das damit gegeben war, nicht angepackt. Es fehlt, wie ich sagte, deutscherseits nicht an Kritik der Mängel ihres medizinischen Unterrichts; die vorgeschlagenen Abhilfen aber treffen den springenden Punkt nicht, nämlich das übermäßige Vorherrschen der demonstrierenden Vorlesung, welcher der Professor irrtümlich als dem einzigen Mittel anhängt, die Einheit in der Darbietung seines Faches aufrechtzuerhalten.

Am unbefriedigendsten ist die Lage in Frankreich. Zwar wurde nirgends während des 19. Jahrhunderts mehr zur Entwicklung der Physiologie getan als dort; man braucht nur an Magendie und Claude Bernard zu erinnern. Aber der Medizinstudent hat daran kaum teilgenommen. Die beiden obengenannten Gelehrten arbeiteten und lehrten außerhalb der medizinischen Fakultät. Die allgemeine Laboratoriumsausrüstung ist geringfügig und veraltet. Die praktischen Arbeitsmöglichkeiten für den Studenten sind in Paris, Lyon und selbst in Straßburg dürftig; besser, wenn auch nicht ausreichend, in Nancy. Selbst die Froschexperimente, welche die Pariser Studenten ein Jahr lang machten, haben jetzt aufgehört; in Biochemie gibt es zehn festgesetzte Übungen praktischen Charakters. Gelegentlich kommt allerdings eine Demonstration vor — ein paar für die ganze Klasse, ebenso viele vielleicht für kleinere Gruppen[1]); aber im wesentlichen kommen die Vorlesungen dem didaktischen Typ nahe —, und zwar so sehr, daß es nichts schadet, wenn die Präsenz sehr unregelmäßig ist, was auch in der Tat der Fall ist. Ich selbst war kürzlich Zeuge einer Vorlesung über experimentelle Physiologie, bei der selbst Wandtafel und Kreide nur sparsam benutzt wurden; mir sagte der Professor, daß keine andere Methode möglich sei, da eine Demonstration bei einer großen Klasse nicht gesehen wird, und keine Arbeitsmöglichkeiten für kleine Gruppen oder einzelne da sind. Ein Lehrbuch, und, in der Not, die Dienste eines Einpaukers, bringen den Studenten sicher durchs Examen; und ein beschreibendes Wissen dieser Art rüstet den Studenten in der Physiologie für seine gleichzeitigen klinischen Studien aus, denen alle Wissenschaften konsequent untergeordnet werden.

VI.

Die Pharmakologie besteht aus vier Unterabteilungen: Materia medica, Rezeptierkunst, Toxikologie und experimenteller Pharmakologie.

Der Unterricht in Materia medica braucht nur wenig Aufmerksamkeit zu beanspruchen. Er ist eigentlich ein Überblick über den Inhalt eines Lehrbuches, der durch Vorzeigen von Präparaten illustriert wird, die in Flaschen oder Schachteln von Hand zu Hand gegeben oder vom Lehrer in die Höhe gehalten werden, damit die ganze Versammlung sie sieht. Der Student sieht so, wie eine Droge oder eine Pflanze aussieht; er bekommt etwas von den Bedingungen zu hören, unter denen oder für die man sie gebrauchen soll, und was ihre Wirkungen sind oder sein sollen. Vor 50 Jahren schlug Huxley mit seinem gesunden Instinkt für die Entdeckung des erzieherisch Nutzlosen vor, „es gänzlich abzuschaffen". Die auf diesen fast gänzlich wirkungslosen, um nicht zu

---

[1]) Die Vorschriften sehen vor, daß ein Student nach Bezahlung einer Gebühr im Forschungslaboratorium die Experimente für sich wiederholen kann, die vor der Klasse demonstriert worden sind; bis zu der Zeit meines Besuches aber hatte noch kein Student von dieser Möglichkeit Gebrauch gemacht.

sagen, positiv schädlichen Unterricht verwandte Zeitmenge ist sehr verschieden; das Fach nimmt in konservativen Instituten Großbritanniens, Frankreichs und in den geringeren Fakultäten der Vereinigten Staaten einen großen Platz ein. Der Student jedoch, der die Nutzlosigkeit bald fühlt, bleibt häufig fort, wenn sein Besuch nicht „kontrolliert" wird, was in den amerikanischen Instituten nur zu wahrscheinlich ist. Natürlich muß der Arzt über die Arzneimittel, die er benutzt und von denen andere sprechen, Bescheid wissen; aber nicht alles mehr oder minder Wichtige braucht ein besonderes Unterrichtsfach zu sein. Die Tatsachen und Vorstellungen von der Herkunft und dem Aussehen von Drogen, die von Wert sind, kann sich der Student sehr gut nebenbei, auf seinem Weg durch die Pharmakologie und die medizinische Klinik erwerben.

Auf dieselbe Art lassen sich Rezeptschreiben und Pharmazie, für die einige Stunden gesondert gebraucht werden müssen, praktisch nebenbei in der medizinischen Klinik und dann während der Tätigkeit als Internist erwerben. Viel von dem, was noch gelernt werden muß, ist eine Folge des Überlebens komplizierter, jetzt veralteter Rezeptmethoden. Mit der Erhöhung der Anforderungen in jeder Richtung muß man etwas über Bord werfen; und diese Fächer sind sicherlich von geringster erziehlicher Bedeutung.

Toxikologie und experimentelle Pharmakologie lassen sich mit Nutzen zusammen betrachten. Beides sind Wissenschaften, auf denen weiter aufgebaut wird. Ihre allgemeinen Prinzipien und Fragestellungen, wie nämlich die Drogen in das Gewebe eindringen, verteilt, modifiziert, ausgeschieden werden, müssen die Grundlage des therapeutischen Unterrichts bilden — wenn auch die Therapeutik nicht wirklich gut unterrichtet werden kann, wenn nicht im Grundlegenden gut ausgebildete klinische Lehrer das Fach am Krankenbett lehren[1]).

Mit der Verurteilung der Materia medica zu einem Nebenfach bleibt für die didaktische Methode im pharmakologischen Unterricht weniger Raum. Die Demonstration und, soweit es die Zeit erlaubt, das individuelle Experiment sind hauptsächlich wertvoll.

Es ist sonderbar genug, daß Großbritannien, das in der Physiologie so viel geleistet und durch Fraser, Lauder Brunton, Cushny und Dale bedeutende Beiträge zur Pharmakologie geliefert hat, keinen weitgehend praktischen Unterricht zu entwickeln vermochte; wahrscheinlich weil das Fach als solches sich in der Theorie noch nicht von der Praxis befreit und den Rang und Umfang eines Instituts oder Laboratoriums erreicht hat. In Edinburg, Cambridge und University College, Kings

[1]) In Stockholm rangiert das Fach jedoch, entgegen dem Urteil des Amtsinhabers, gänzlich mit den theoretischen Zweigen.

und dem Royal Free Hospital, London, wird es mit Demonstration und individueller Ausrüstung geboten. In Glasgow gibt es weder praktische noch demonstrierende Arbeit — nur didaktischen Unterricht. So studiert der in Physiologie so gut unterrichtete englische Medizinstudent Materia medica und Therapeutik gewöhnlich didaktisch, gerade wie er es in der vorphysiologischen Zeit tat. Man hat die Materia medica sogar keineswegs ausgeschaltet, selbst dort, wo moderne Pharmakologie gelehrt wird. Allgemeingesprochen beschränkt sich das Fach in Frankreich auf Materia medica, und die Pharmakologie als selbständige experimentelle Wissenschaft gibt es kaum. Spuren einer experimentellen Richtung sind jedoch in Paris zu finden, wo ein Agrégé 25 Demonstrationen gibt und Mäuse, Kaninchen und Frösche dabei benutzt. In Straßburg folgt der augenblickliche Amtsinhaber der deutschen Methode, die unten beschrieben ist.

In Deutschland geht es der Pharmakologie wie der Physiologie. Jede Universität hat ihr Lehr- und Forschungsinstitut; und die Forschung ist, besonders nach der chemischen Seite, hochentwickelt. Diesen deutschen Instituten, die sich seit über einem halben Jahrhundert eifrig mit kritischer und schöpferischer pharmakologischer Forschung befaßt haben, und den Laboratorien anderer Länder, die größtenteils mit in Deutschland ausgebildeten Männern besetzt sind, hat man den Fortschritt in der wissenschaftlichen Therapeutik hauptsächlich, wenn auch nicht allein, wie wir oben gesehen haben, zu verdanken. Gelegentlich verbindet sich auch der Pharmakologe mit dem Kliniker zu gemeinsamem Unterricht und gemeinsamer Forschung. Doch bleibt die Belehrung auf demonstrierender Basis. Der Student der Anfangssemester findet fast keine Gelegenheit zu praktischer Arbeit. Die demonstrierende Vorlesung ist allerdings ausgezeichnet, und die Forschungsatmosphäre, welche die Universitätsinstitute und Kliniken durchdringt, trägt in etwas dazu bei, trotz des Mangels an praktischer Ausbildung den kritischen Sinn des Studenten zu entwickeln. Überdies beschränkt man die unfruchtbare Langeweile der Materia medica gewöhnlich auf ein bescheidenes Maß. Die holländische, dänische und schwedische Pharmakologie stammt aus Deutschland und hat gewöhnlich seine Methoden beibehalten; in Utrecht und Leiden aber werden jetzt praktische Laboratoriumskurse geschaffen.

Vielleicht der wirksamste und anregendste pharmakologische Unterricht findet sich in der kleinen Zahl der erstklassigen amerikanischen Fakultäten. Vorlesungen mit guten Demonstrationen geben einen allgemeinen Überblick über das Gebiet der Toxikologie und Pharmakologie; gleichzeitig erprobt der Student experimentell die Wirkung wichtiger Arzneimittel entweder einzeln oder in kleinen Gruppen. Die Tendenz, fortgeschrittene Arbeitsmöglichkeiten zu bieten (der man, sonderbar genug, in Amerika begegnet, wo nur zu oft in den medizinischen Universitätsfakultäten Lehrpläne und Verordnungen für Schuljungen herrschen), zeigt sich ebenso deutlich darin, daß gelegentlich ein Lehrer noch über den praktischen Kurs hinausgeht, in dem der Student die klassischen Experimente macht, und einer Gruppe von Studenten ein kleineres Problem gibt, das sie unter geeigneter Aufsicht ausarbeiten, genau wie eine wissenschaftliche Forschungsarbeit. Eine eifrige Gruppe, die in Physiologie, Pathologie und Biochemie schon ausgebildet ist, kann so unter vernünftiger Leitung eine beträchtliche Einsicht in die Technik und das Ziel der Pharmakologie gewinnen. Solche Entwicklungen im Geist des Seminars, das bei humanistischen Fächern schon lange in Gebrauch ist, tragen viel dazu bei, die berufliche und akademische Seite der medizinischen Ausbildung zusammenzubringen. Die Pharmakologie läßt sich zur Illustration dessen anführen, was ich als ein grundlegendes Prinzip der medizinischen Ausbildung betont habe. Es ist vollkommen klar, daß ein umfassender Kursus in experimenteller Pharmakologie, der demonstrierend oder praktisch oder auf beide Arten alle medizinischen Mittel illustriert, die der Student später verwendet oder anwenden sieht, innerhalb der Grenzen eines medizinischen Studienplanes völlig undurchführbar ist. Glücklicherweise läßt sich, wie ich schon zeigte, eine allgemeine Stellung, die den Studenten und den Praktiker beeinflußt, durch ein vernünftiges Maß von Beobachtung und Praxis erzielen und durch Lektüre und Diskussion leicht noch weiter ausdehnen. Der Lehrer der Pharmakologie hat daher in seinen Demonstrationen und seinem praktischen Kurs den Studenten ganz konkret von den spezifischen und weitreichenden Wirkungen gewisser klassischer Drogen zu überzeugen. Wenn der Student diese Lektion einmal gelernt hat — daß diese Agentien mittelbar wirken, daß sie ganz bestimmte und oft unerwartete Resultate zeitigen, und daß ihre Wirksamkeit wenig Verwandtschaft mit den unkritischen Theorien der präpharmakologischen Tage hat —, dann müßte seine kritische und beobachtende Haltung gegenüber der Behandlung mit Arzneimitteln ein für allemal feststehen. Kliniker von der rechten Sorte — dies ist ein Punkt, auf den ich im nächsten Kapitel aufmerksam machen werde — werden diese Haltung durch ihre eigene vorsichtige und kritische Verwendung von Drogen und ihre sorgsame Erläuterung der Art, wie ein gegebenes Agens wirkt, wenn es überhaupt wirkt, stärken. Durch Lektüre wird der Student dann weiteres, zugleich konkretes und kritisches Wissen erwerben. Auf diese Weise wird die sorgfältige, systematische und gemeinsame Ausführung einer ausgewählten Experimentengruppe den Studenten mit einer Erfahrung versehen, die sich durch seine Studien in experimenteller Pathologie, in den Kliniken und während seiner ganzen späteren Praxis erweitern wird.

VII.

Genau so klar wie bei der Pharmakologie ist es auch bei der Pathologie und Bakteriologie, daß sie zugleich grundlegende und klinische Wissenschaften sind. Beide reichen, wie ich schon zeigte, an Umfang weit über das Krankenhaus hinaus; und beide erfordern, besonders vom Standpunkt der medizinischen Ausbildung, die enge Beziehung zum Krankenhaus, bei der ich schon in dem einen oder anderen Zusammenhang verweilte. Vom Standpunkt des Unterrichts aus kann ich noch weitergehen: die Pathologie läßt sich nicht aufs vorteilhafteste unterrichten — d. h. sie läßt sich nicht ohne ernstliche Nachteile und Notbehelf unterrichten —, wenn das Fach nicht auf der breiten Grundlage als beschreibende, vergleichende und experimentelle Wissenschaft, wie es sein muß, in einem Institut untergebracht ist, das geographisch ein Teil der Krankenhausanlage ist und von einem Professor geleitet wird, der ex officio der Pathologe des Krankenhauses ist.

Diese Bedingungen sind ohne Ausnahme in Deutschland, Holland, der Schweiz, Dänemark und Schweden — mehr oder weniger selten in anderen Ländern erfüllt. Wir können also sofort schließen, daß allein in den erwähnten Ländern die Bedingungen für einen wirklich erfolgreichen Unterricht gegeben sind. Wieweit der Unterricht gesunden Gebrauch davon macht, ist eine andere Sache. In Deutschland z. B. zeigte ich, daß unglücklicherweise die experimentelle oder physiologische Seite der pathologischen Institute nicht allgemein entwickelt ist. Der Unterricht ist daher fast gänzlich morphologisch und histologisch. Es wird heute ganz allgemein zugegeben, daß die morphologische Seite, großenteils infolge von VIRCHOWS überragendem Einfluß, teilweise auch wegen der schweren Last der Autopsien, übertrieben wird. KREHL in Heidelberg und andere haben allerdings auf die physiologische Seite Nachdruck gelegt; aber ihre Tätigkeit hat die Pathologen nicht allgemein beeinflußt, so daß der Medizinstudent auch weiterhin der Autopsie, dem frischen Präparate und dem Sammlungspräparat eine relativ übermäßige Aufmerksamkeit zollt. Es ist überdies gerade der Zweck der engen Beziehung zum Krankenhaus, daß im Licht der klinischen Berichte die Autopsie gemacht wird und frische Präparate studiert werden. Vor 30 Jahren war das allgemeinüblich; aber mit der starken Inanspruchnahme des Klinikers in anderen Richtungen wird „der gute alte Brauch“ weniger gewissenhaft beobachtet, so daß der deutsche Student sein übermäßig morphologisches Studium nur zu oft verfolgt, als ob es eine Wesenheit für sich wäre.

Was Demonstration betrifft, so läßt der Unterricht wenig zu wünschen übrig. Die Prinzipien des Faches werden systematisch und breit dargelegt und illustriert; reiches frisches und konserviertes Material wird durch die Klasse gegeben; Zeichnungen und Bilder werden an die Wand geworfen; Schnitte werden gezeigt; am Ende der Vorlesung kann der Student die Sachen von nahem ansehen, während der Sektionssaal täglich reichlich weitere nichtsystematische Gelegenheit zur Belehrung und Illustration gibt.

Hinsichtlich der aktiven Teilnahme des Studenten läßt sich die Lage nur schwer charakterisieren. Praktische Sektionskurse für Verarbeitung von Material, für Protokollschreiben oder für das Studium allgemeinen oder speziellen frischen Materials werden geboten, und zwar manchmal, besonders an den kleineren Universitäten, vom Chef selbst; häufiger jedoch von Assistenten und Privatdozenten. In diesen Kursen kann dem Studenten offenbar eine individuelle Arbeitsgelegenheit unter vernünftiger Aufsicht geboten werden; es kann aber auch geschehen, daß, wo der Besuch größer ist als die Arbeitsmöglichkeiten, der praktische Kurs in eine Demonstration des Lehrers übergeht. LUBARSCH, der jetzige Leiter des Berliner pathologischen Instituts, hat in einer neuerlichen Abhandlung[1]), der es keineswegs an Offenheit fehlt, den Punkt eigentlich zugegeben: „Den Unterricht derartig abzuhalten ist allerdings nur möglich, wenn man ihn so gestaltet, wie es in den mikroskopischen, demonstrativen und diagnostischen Kursen möglich ist, daß man nur die allgemeinen und zum Verständnis der Untersuchungen nötigen Dinge vor der gesamten Teilnehmerschaft bespricht, die Hauptsache der Unterweisung aber mit möglichst viel bewährten Hilfsarbeitern in kleinen Gruppen vornimmt und so dafür sorgt, daß nacheinander jeder der Teilnehmer persönliche Unterweisung vom Professor erhält. Das erfordert allerdings ein ungewöhnlich großes Maß an Arbeits- und Lehrfreudigkeit und ist namentlich an den großen Universitäten nur schwer durchzuführen. Besser wäre es vielleicht, wenn man von vornherein dafür sorgte, daß die Zahl der Lehrer mit der Zahl der Studierenden wächst und die Zahl der Teilnehmer an den Übungen usw. beschränkt wird."

Selbst unter den jetzigen Verhältnissen braucht jedoch der eifrige und strebsame Student nicht zu leiden; er kann das Material bekommen; und dem Lehrer bereitet es im allgemeinen Freude, seine Fragen zu beantworten, seine Aufmerksamkeit auf die Literatur zu lenken und die Probleme mit ihm zu besprechen. Aber es kann auch passieren, daß der weniger unternehmende Student ohne eigene Schuld leidet, während andere — an den großen Universitäten wahrscheinlich eine sehr beträchtliche Zahl — ihre medizinischen Studien absolvieren mit wenig oder nichts, was über einen demonstrierenden Unterricht in pathologischer Anatomie hinausgeht, ausgenommen insoweit die Art und der Druck des pathologischen Examens den Studenten zwingen, sich irgend-

1) Loc. cit. S. 55—56.

wie, an der Universität oder einem anderen pathologischen Institut, wenigstens ein Minimum von praktischem Wissen anzueignen. In der mikroskopischen Anatomie bekommt er oft Schnitte, die er nach der Vorlesung, in der sie mit Hilfe des Lichtbildes besprochen worden sind, studiert und zeichnet. Weiterhin kann er sich als Famulus vor seinem Examen einem Institut für eine Zeit von sechs Wochen bis zu drei Monaten anschließen und auf diese Weise den wirksamsten und anregendsten Unterricht, der überhaupt möglich ist, empfangen. Von dem deutschen Unterricht läßt sich daher sagen, daß er in Morphologie und Histologie auf seiten der Demonstration alle wesentlichen Bedingungen erfüllt, während auf praktischer Seite das Resultat weitgehend von verschiedenen Bedingungen abhängig ist — teils von der Haltung des Professors und seiner Assistenten, teils von der Arbeitsmenge, die für das Krankenhaus geleistet werden muß, teils von der Größe der Studentenschaft, vor allen Dingen aber von der Initiative des einzelnen Studenten. Natürlicherweise ist die Lage in den kleinen Universitäten günstiger als in den großen; denn in jenen ist die tägliche Krankenhausarbeit leichter, und der Student kommt mit dem Professor oder Assistenten leichter in persönlichen Kontakt.

Ausgenommen darin, daß der Kliniker und die Studenten den Autopsien regelmäßiger beiwohnen, läuft die holländische Anordnung praktisch mit der deutschen parallel. Die pathologische Anatomie hat die Vorherrschaft. In den anderen angrenzenden Ländern sind Verschiedenheiten der Lehrmethode vielleicht weniger bedeutsam als Organisationsverschiedenheiten. So gibt es in Stockholm getrennte Professuren für spezielle und allgemeine Pathologie. Unter diesen Umständen muß sich die Einheit der Führung schwer sichern lassen. Andererseits wird offenbar in Schweden und in Dänemark wirksamer für individuelle Arbeit gesorgt als in Deutschland; sie ist Pflicht in dem Sinne, daß kein Student ihr entgehen kann. In Stockholm z. B. — und etwas Ähnliches existiert in Kopenhagen — erwartet man von dem Studenten, daß er zehn Monate lang an Sektionen teilnimmt, wobei der Umfang seiner Teilnahme von seinem Eifer und seiner Geschicklichkeit abhängt; kleine Gruppen besuchen die Sektionen, und es wird Gelegenheit gegeben, mikroskopische Schnitte zu machen.

Die akzessorische Stellung der Pathologie in Großbritannien bildet für den ordentlichen Unterricht in diesem Fach ein unüberwindliches Hindernis. Erstens fangen Pathologie und innere Medizin zusammen an, und das Resultat davon ist, daß die Pathologie niemals auf eigenen Füßen steht. Der experimentelle Unterricht ist unentwickelt, obgleich man für eine biochemische Abteilung der pathologischen Abteilung des University College, London, Vorsorge getroffen hat. Mit Ausnahme von Glasgow bilden die theoretische Pathologie der medizinischen Fakultät und die praktische Pathologie des Krankenhauses geographisch zwei Teile; und obgleich man sich in Manchester, Edinburg[1]) und University College, London, bemüht hat, eine Einheit zustande zu bringen, kann man nicht sagen, daß sie in Form eines pathologischen Instituts Gestalt gewonnen hat. Der Unterricht ist konkret und individuell. Mit Hilfe demonstrierender Vorlesungen werden die allgemeinen Prinzipien erklärt und illustriert, wobei frisches Material aus dem Krankenhaus, Sammlungspräparate und Lichtbilder reichlich benutzt werden, und die Klassen sind so organisiert, daß jeder Student in der Erkennung der gewöhnlichen Erkrankungen sorgfältig ausgebildet wird. Kürzlich hat man in Edinburg und Manchester das Fallsystem eingeführt, um den Unterricht in spezieller Pathologie und klinischer Mikroskopie mit dem medizinischen Unterricht zu verknüpfen. Der Student erhält ein Resumé der Krankengeschichte eines Falles und des Sektionsbefundes; dann verlangt man von ihm, einen Bericht des Falles vom anatomischen und pathologischen Standpunkt aus zu geben; auf diese Weise wird er darauf geführt, das Material zu studieren und die Autoritäten zu konsultieren. Außerdem wird er mit viel Eifer in der Beobachtung von Sammlungspräparaten gedrillt — vielleicht sogar zuviel, denn das Examensgespenst drängt sich zu sehr in den Vordergrund; er famuliert auch bei den Autopsien und nimmt praktische Kurse in klinischer Mikroskopie. An sich sind diese Züge, soweit sie reichen, gut. Aber sie reichen nicht weit genug. Dem Wesen nach liefern sie eine geringwertige Ausbildung, wenn sie nicht mit dem Studium aller anderen wesentlichen Daten der einzelnen Fälle verbunden ist[2]). Gelegentlich — man kann die klinische Einheit von St. Bartholomews als Beispiel nennen, und das nicht als das einzige — werden die Befunde im Laboratorium und am Krankenbett zusammen ermittelt und erklärt; aber in vielen Fakultäten arbeitet man nicht systematisch an einer wirksamen Wechselbeziehung. Ein zweiter Mangel geht sogar noch

[1]) Durch Übereinkunft der Universität mit dem Königl. Krankenhaus ist der Professor der Pathologie jetzt ex officio Pathologe des Krankenhauses, aber wie in den anderen erwähnten Orten liegt sein Laboratorium in der medizinischen Fakultät; die Arbeitsmöglichkeiten des Krankenhauses und der Fakultät sind nicht verbunden oder vermehrt worden.

[2]) Dergleichen war einst in den Vereinigten Staaten fast allgemein, wo der Student in einem chemischen Laboratorium Urinanalysen machte, aber nicht für Kranke auf den Stationen. Von einigen Fakultäten läßt sich das oder etwas Ähnliches (kaum im Fall von Urinanalysen) immer noch sagen, doch wird in den besseren amerikanischen Fakultäten viel „klinische Mikroskopie“ von Internisten und Studenten in Laboratorien betrieben, die mit den Stationen verbunden sind. Auf diese Weise werden Pathologie und Bakteriologie als Wissenschaften von dieser besonderen alltäglichen Arbeit befreit, und die alltägliche Arbeit ist, wie es sein soll, eng mit dem einzelnen Patienten verbunden.

tiefer: der Unterricht, der Absicht nach so praktisch und der Methode nach so konkret und bestimmt, muß in tiefer produktiver wissenschaftlicher Tätigkeit ein Gegengewicht oder eine Ergänzung finden. Doch ist eine solche wissenschaftliche Tätigkeit, teils als Resultat der Geschichte, teils als Resultat bestehender Bedingungen, bis jetzt auf dem Gebiet der Pathologie nur sporadisch gewesen. Der Pathologe, der dem Krankenhaus dient, konzentriert seine Lehrbemühungen auf die unmittelbaren Bedürfnisse des Studenten und ist glücklich, wenn er in der Lage ist, Probleme von praktischer und nicht von fundamentaler theoretischer Bedeutung zu erforschen.

„Die Aufgabe der pathologischen Abteilung einer medizinischen Fakultät", schreibt Professor DEAN, „ist es, die Art von Pathologie zu lehren, die jeder Mediziner kennen sollte." In der Tat ist das eine ihrer Funktionen, und sie darf nicht vernachlässigt werden; aber da das Fach sein Augenmerk zu starr auf diese offenbare Wahrheit gerichtet hat, ist es in Großbritannien meist ein Werkzeug des Klinikers und Chirurgen geblieben, zur augenblicklichen Verzweiflung einiger Pathologen von größerem Gesichtskreis.

Viel weniger befriedigend ist die allgemeine Lage in Frankreich, wo der theoretische Unterricht von großenteils didaktischem Charakter an der Fakultät vor sich geht, während die praktische Arbeit — Autopsien machen, frische Fälle studieren — in den verschiedenen Krankenhäusern ohne zentrale Kontrolle stattfindet. An der Fakultät hört der Student viel und sieht Endresultate — Sammlungspräparate oder projizierte Schnitte; aber nichts wird in seiner Gegenwart oder vor seinen Augen getan. Seine eigene Teilnahme beschränkt sich darauf, ein Glasgefäß anzufassen oder durch ein Mikroskop hindurchzusehen. Am Krankenhaus können Internisten und Externisten in größerem oder geringerem Maß an den Tätigkeiten des Leichenhauses teilnehmen — die je nach dem Interesse des Stabes sehr wechselt: überhaupt keine Autospie oder oberflächliche Autopsie durch einen grünen Externisten oder schließlich gründliche Autopsie durch einen guten Assistenten[1]). Aber für den Durchschnittsstudenten ist nicht angemessen gesorgt. Ein Student könnte sein Examen machen, ohne nur je eine Obduktion gesehen zu haben. Spezielle Kurse praktischer Art werden geboten; und viele Studenten machen sie sich zunutze. In diesen empfängt der gewöhnliche Student das Beste seiner pathologischen Ausbildung, aber in keinem Fall wird ihm das Fach als ein Ganzes dargeboten; und zwischen der theoretischen Darlegung an der Fakultät, der Autopsie im Leichen-

---

[1]) So werden die Autopsien in einem Pariser Krankenhaus von Externisten gemacht, die „alles verderben" (Zitat); in einem anderen von einem Assistenten, einem früheren Internisten, der für ein nominelles Gehalt seine Morgen im Leichenhaus verbringt.

haus und der Krankengeschichte auf der Station bleibt die Kluft unüberbrückt.

Die einzige Ausnahme der allgemein in Frankreich existierenden kläglichen Zustände ist Straßburg, wo das Vorhandensein eines pathologischen Instituts einen völlig anderen Unterrichtstyp angeregt hat. Es besteht eine Vereinheitlichung; der Professor ist Herr über das Material. Daher stehen seine Vorlesungen, das Leichenhaus, das frische Material vom Operationssaal und die klinischen Berichte alle in organischer Beziehung zueinander. Der Student kommt mit diesem allen in der Person seines Professors und dessen Stab in unmittelbaren Kontakt. Er hilft im Sektionsraum, kann Schnitte präparieren, frisches Material studieren — alles unter Aufsicht der Lehrer, welche die Prinzipien der Wissenschaft im Hörsaal dargelegt haben. Es wird interessant sein, den Einfluß zu beobachten, den Straßburg auf die Stellung der Pathologie im übrigen Frankreich ausübt.

In Amerika ist die Lage eher komplizierter und ungleicher, als sie hinsichtlich des übrigen Lehrplans ist. Man überlege einen Augenblick die Tatsachen, die sich auf den wesentlichen Teil des Faches beziehen: einige medizinische Fakultäten (etwa ein Dutzend) besitzen Institute vom deutschen Typus, d. h. pathologische Abteilungen, die gleichmäßig in der medizinischen Fakultät und im Krankenhaus untergebracht sind, geleitet von einem Professor, welcher der Pathologe des Krankenhauses ist, weil er Universitätsprofessor ist; einige weitere haben eine ähnliche Organisation auf dem Papier; aber die medizinische Fakultät mit ihrer Unterrichtsabteilung kann sich an einem Ort befinden, und das Hospital mit seinem Leichenhaus an einem ganz anderen; andere haben einen Professor, der nominell der Pathologe des Krankenhauses ist, während tatsächlich ein Lehrer geringeren Ranges, gewöhnlich ein junger Chirurg, das Leichenhaus auf seine Weise leitet — manchmal gut und manchmal sehr dürftig; schließlich gibt es Fakultäten, die nicht einmal diesen Schatten von Beziehung haben. In der erstgenannten Gruppe, wie Harvard, Yale, Washington University, der University of Michigan, Johns Hopkins und McGill, ist der Unterricht hinsichtlich der Organisation und Leitung allem in der alten Welt Existierenden überlegen; denn er kombiniert einen auf das Mindestmaß reduzierten didaktischen Unterricht mit einem demonstrierenden Unterricht vor kleinen Gruppen, die nacheinander den wichtigsten pathologischen Veränderungen folgen[1]),

[1]) Die Überlegenheit der Organisation ist nicht ohne ihre eigene Gefahr: denn dies schnelle Hindurchgehen, das immer nur einen Blick aus der Vogelschau liefert, kann den Studenten irreführen oder die mitgeteilte Wissensmenge normieren; es wird ihm schaden, wenn er nicht die aufeinanderfolgenden Stadien eher angeregt als befriedigt — eifrig auf neues Lernen und neue Taten bedacht, verläßt.

mit regelmäßigen pathologischen Konferenzen, in denen sich Pathologen, Kliniker und fortgeschrittene Studenten treffen, und schließlich mit individueller Arbeit des Studenten, genau wie in der Physiologie. Das Museum ist gewöhnlich weniger vollständig und wird weniger häufig benutzt als in Großbritannien. Manchmal besteht auch eine relative Unterlegenheit gegenüber einigen englischen und kontinentalen Fakultäten in der Anzahl der Autopsien; aber vielleicht wird dieser Mangel ausgeglichen durch die gründlichere Ausnützung der kleineren Sektionszahl, die sich aus der vorherrschenden Stellung der chemischen und experimentellen Studien im Unterricht sowohl, wie in der Forschung erklärt.

Die nächste Gruppe von Fakultäten — Cornell, Columbia und Chikago z. B. — haben auf dem Papier genau dieselbe Auffassung von dem Fach und dem Unterrichtsplan wie die obenerwähnten. Aber da ihnen ein pathologisches Institut in Kontakt mit den Kliniken fehlt, müssen sie Hilfsmittel der einen oder anderen Art ersinnen. Es besteht immer die Gefahr, daß der Unterricht in zwei Teile zerfällt — den theoretischen und experimentellen Anteil, den die medizinische Fakultät liefert; und die speziellen und Autopsieanteile, die das Krankenhaus liefert. Glücklicherweise werden Fakultäten dieses Typus schnell in vereinheitlichte Institute verwandelt.

Was die übrigen angeht — numerisch eine große Gruppe —, wäre es reine Wiederholung, ausführlich darüber zu sprechen. Sie rangieren von Fakultäten, in denen eine ernste Kluft zwischen der medizinischen Fakultät und dem Krankenhaus besteht, bis herunter zu Fakultäten, in denen dürftig oder überhaupt nicht illustrierte didaktische Vorlesungen den Studenten eher auf ein Examen vorbereiten, als daß sie ihn in eine umfassende Wissenschaft einführen[1]). Noch einmal, das Beste, was Amerika bietet, ist vielleicht das Beste, was überhaupt zu finden ist, und das Schlechteste, was irgendwo in den in diesem Bande behandelten Ländern existiert, kommt an Schwäche nicht an das Dürftigste in Amerika heran. Zahlenmäßig genommen, sind die Besten noch keineswegs zahlreich, aber sie vermehren sich stetig an Zahl und Bedeutung.

Außer dem akademischen pathologischen Institut, das die Kliniken und die medizinische Fakultät verbindet, haben die Institute manchmal

---

[1]) Die Universität von Toronto befindet sich in folgender Lage: die pathologische Abteilung hat ein Gelände inne, das dem Toronto General Hospital unmittelbar benachbart ist, wo der Hauptteil des klinischen Unterrichts vor sich geht, aber der pathologische Stab der Fakultät ist nicht ex officio der pathologische Stab des Krankenhauses; die Kluft ist überbrückt, weil der von einer gemeinsamen Kommission gewählte Krankenhauspathologe in den Fakultätsstab aufgenommen wird. Man kann diese Einrichtung nicht als theoretisch gesund betrachten.

das Glück, Beziehungen zu bilden, die ihre Versorgung mit Sektionsmaterial wesentlich vergrößern. So stehen in Berlin die pathologischen Institute nichtakademischer Krankenhäuser unter Titulardozenten der Universität, die vom pathologischen Stab der Universität ganz unabhängig sind, und die den Studenten ausgezeichnete Möglichkeiten zur Arbeit und zum Studium, in Gruppen oder einzeln, bieten. In den Vereinigten Staaten teilen die zwei Fakultäten von Philadelphia, deren jede ihre eigene gut organisierte pathologische Abteilung hat, den ungeheuren Autopsiedienst des städischen Krankenhauses unter sich, das mit der medizinischen Abteilung der Universität von Pennsylvania wirklich in unmittelbarer Verbindung steht. Das Material des Leichenschauers und das Bellevue-Hospital, Neuyork, bereichern gleichmäßig die drei medizinischen Fakultäten, von denen jedoch bis jetzt noch keine ein pathologisches Institut vom richtigen Typ besitzt. In der Harvard-Universität liefert die angeschlossene Gruppe von Krankenhäusern, welche die Universitätskliniken bilden, viel Material, das früher durch die Hilfsmittel des Boston City Hospital vermehrt wurde, und es heute noch bis zu einem gewissen Grade durch die des Massachusetts General Hospital wird.

VIII.

Die noch nicht besprochenen Fächer — Bakteriologie, gerichtliche Medizin und Hygiene — bedürfen kaum eines Kommentars vom Standpunkt der Lehrmethode aus. Die Bakteriologie wird gewöhnlich in enger Verbindung mit der Pathologie und klinischen Mikroskopie gelehrt, in Amerika geht sie ihnen voran; in Großbritannien und den besten Fakultäten der Vereinigten Staaten verwendet man gut illustrierte Vorlesungen und eine Reihe von praktischen Übungen, die der Student selbst ausführt. In Frankreich wird der gewöhnliche Vorlesungstyp an der Fakultät gehalten; einige praktische Stunden werden in Paris großen Gruppen gegeben, die in einem früheren Semester einen Vorlesungskursus besucht haben, den der praktizierende Arzt, welcher Professor der Bakteriologie ist, gehalten hat; wahlfreie praktische Kurse aber stehen am Pasteurinstitut oder im klinischen Laboratorium eines Krankenhauses zur Verfügung. In Lyon ist das hygienische Institut im Gebäude der medizinischen Fakultät entwickelt worden, und ein zweijähriger Kursus wird für Medizinstudenten, Studenten der Pharmazie, der tierärztlichen Medizin und für Inspektoren abgehalten. Ähnlich ist in Straßburg der Chef des Pasteurinstituts Professor der Bakteriologie, und praktische Arbeit für die Abteilung, Serumherstellung, die Ausbildung von Gesundheitsbeamten, Forschung und die Unterweisung von Medizinstudenten in Bakteriologie und öffentlicher Gesundheitslehre sind unlöslich ineinander verschlungen.

Die gerichtliche Medizin wird in Deutschland und Frankreich demonstrierend dargeboten; der Pariser Amtsinhaber ist ein vollbeschäftigter Fachmann; in einigen kleineren französischen Universitäten, in Nancy z. B., ist der amtshabende Professor zugleich praktischer Arzt und offizieller Experte; so groß ist jedoch seine Begeisterung, daß er mit kleinen Mitteln allmählich eine außerordentlich interessante, schön geordnete und gehaltene Sammlung zusammengebracht hat, und seine Vorlesungen und Demonstration ziehen Studenten in großer Zahl an. Das Fach wird in Edinburg und an Guys und St. Bartholomews Hospital in London gepflegt, wird aber in den Vereinigten Staaten praktisch ignoriert.

Die Hygiene variiert ungeheuer[1]). In Deutschland, England und Schweden werden didaktische illustrierte Vorlesungen gehalten; in Deutschland und in Schweden, in Stockholm und Upsala existieren hygienische Institute in der medizinischen Fakultät; in Frankreich geht das Fach zum großen Teil in der Bakteriologie auf; in den Vereinigten Staaten spielt es hauptsächlich eine indirekte Rolle — in der Bakteriologie und inneren Medizin, und was noch wichtiger ist, in einer allmählich merkbaren Veränderung der Ansicht, die dahin tendiert, die gesamte medizinische Fakultät mit dem Gedanken der präventiven Medizin zu durchdringen. Man hat jedoch an der Yale-, Harvard-, Columbia-, Cornell- und Vanderbilt-Universität Lehrstühle für Hygiene errichtet und Schulen für öffentliche Gesundheit, die ihren entsprechenden medizinischen Fakultäten ebenbürtig sind, werden in Pennsylvania[2]), Harvard und Johns Hopkins ausgebaut.

IX.

Der vorstehende Bericht läßt es deutlich zutage treten, daß es reichlich Gelegenheiten zu Reformen und Verbesserungen im Laboratoriumsunterricht gibt. Die Mängel sind verschiedenartig: in Großbritannien neigt die Unterweisung dazu — wobei die Physiologie allgemein auszunehmen ist —, zu praktisch oder zu didaktisch, in den germanischen Ländern zu theoretisch zu sein. Sie muß im praktischen wie theoretischen Sinn angemessen sein. Geld ist natürlich nötig; aber Geld ist keineswegs die erste oder einzige Erwägung. Einheit der Auffassung ist das erste Erfordernis; dann würde die feste Entschlossenheit,

---

[1]) Ich spreche hier von Hygiene als einem Fach im medizinischen Lehrplan, nicht von einer Unterweisung in Hygiene, die für Leute bestimmt ist, welche in den Gesundheitsdienst eintreten. Daher nimmt der Text keine Rücksicht auf solche Kurse, die zum „diploma in public health“ (D. P. H.) in Großbritannien führen.

[2]) Der Chef der Abteilung gibt den Medizinstudenten hygienische Unterweisung.

in allen Laboratoriumsfächern die in England für den physiologischen Unterricht ausgearbeiteten Prinzipien einzuführen, eine ungeheure Verbesserung ohne irgendwelche Ausgaben bewirken. Bis jetzt jedoch besteht, außer in den besten amerikanischen Fakultäten, über die Tatsache, daß alle medizinischen Wissenschaften auf ähnliche Weise gelehrt werden müßten, noch keine Übereinstimmung, d. h. daß die Pharmakologie, Biochemie und andere Fächer dem Prinzip nach unterrichtet werden müßten, wie die Anatomie jetzt allgemein unterrichtet wird, sowohl praktisch wie demonstrierend. Die Reformpläne, die im Augenblick am reichlichsten in Deutschland vorhanden sind, haben diesen fundamentalen Zug nicht aufgenommen. Man kann mit Sicherheit sagen, daß weder mehr Vorlesungskurse, mehr Jahre noch irgendein anderer Vorschlag, der in tatsächlichen oder nur theoretischen Reformen in Großbritannien oder Deutschland gemacht wurde — in Frankreich wird weniger diskutiert —, die augenblicklichen Resultate stark modifizieren wird; ebensowenig werden die besseren Arbeitsmöglichkeiten und die bessere Organisation der besten amerikanischen Fakultäten irgendwie mehr als ein gutes Durchschnittsresultat zeitigen, bis wir im Ernst vom europäischen Kontinent das Wesen der akademischen Freiheit und von England das Wesen der Ehrenkurse übernehmen, d. h. eine frühe Auswahl der Tüchtigsten und ihre sorgfältige Förderung durch Lehrer, die sich für die Wissenschaft und für sie interessieren.

IX. Die Kliniken.

a) Auffassung und Ausstattung.

I.

Ich bespreche Krankenhäuser und Laboratorien nur aus Bequemlichkeitsgründen in gesonderten Kapiteln; denn das Krankenhaus sollte das Laboratorium des klinischen Lehrers sein, und die für den Physiologen wesentlichen Bedingungen sind ebenso wichtig für die Lehre und Forschung des Internisten. Theoretisch hat man diesen Punkt schon längst zugegeben; in Wirklichkeit aber ist er noch weit von vollständiger Verwirklichung entfernt.

Ich betonte, ohne mich in Sophistereien einzulassen, ob die Medizin eine Wissenschaft, eine Kunst oder beides sei, daß sie das fundamentale Kriterium der Wissenschaft angenommen hat, denn sie hat sich zur kritischen Erforschung von Tatsachen verpflichtet, soweit unsere Kräfte unter Zuhilfenahme jedes bekannten Mittels uns führen können. Einem modernen Arzt kann allerdings die genaue und gründliche Beschreibung eines anormalen Zustandes mißlingen; es ist möglich, daß er sich durch Zufall oder Tradition in der Wahl des therapeutischen Verfahrens leiten läßt; er kann sich in der vermuteten Wirksamkeit der Mittel, die er anwendet, täuschen; jedenfalls aber weiß er, daß es seine Sache ist, genau zu beobachten. Er weiß aus seinem Studium und seiner Erfahrung, warum er den gewählten Pfad verfolgt und was er von ihm zu erwarten hat; er soll beobachten, ob seine Analyse des Zustandes und seine praktischen Schritte durch den Verlauf der Ereignisse bestätigt werden; und wenn Unwissenheit und Unerfahrenheit — sei es seine persönliche oder die des ganzen Standes — der Genauigkeit und Bestimmtheit Schranken setzen, sollte er sich dieser Tatsache scharf bewußt sein.

Von der wissenschaftlichen Auffassung der praktischen Medizin in der eben ausgesprochenen Form kann man nicht sagen, daß sie vor fünfzehn Jahren irgendwo allgemein galt. Aber ohne Frage waren die klinischen Lehrer der nordeuropäischen Universitäten in dieser Richtung im ganzen am weitesten gegangen. Auf Grund ihrer Ausbildung, Lage und Arbeitsmöglichkeiten waren sie fast der gleichen Art wie die Lehrer in den sog. medizinischen Wissenschaften. Gründliches Studium und gründlicher Unterricht vom pathologischen und gelegentlich vom physiologischen Standpunkt durch organisierte Gruppen, die ursprünglich zu diesem Zweck ausgewählt und mit allem möglichen Rüstzeug ausgerüstet waren, war für die Universitäten Deutschlands[1]) und die gewöhnlich mit ihm zusammengestellten Länder typisch, wie im selben Maße vielleicht für kein anderes Land. Und dies galt ebenso für die Chirurgie, Gynäkologie und Pädiatrie wie für die innere Medizin. Die „Klinik" des deutschen, österreichischen, Schweizer, dänischen oder schwedischen Professors war das Gegenstück zum „Institut" des Anatomen, Physiologen und Pathologen. Er hatte seinen Stab, dessen Mitglieder ihre Zeit zum großen Teil, in manchen Fällen gänzlich, über eine Reihe von Jahren der Lehre und Forschung widmeten; er hatte seine chemischen und biologischen Laboratorien für die laufende Arbeit, zu Forschungszwecken und bis zu einem gewissen Grad für den Unterricht des Studenten; er war selber ursprünglich in Pathologie, Chemie oder Physiologie ausgebildet worden. Aber obgleich der Umfang des Laboratoriums viel größer war als gleichzeitig in irgendeinem anderen Land, kann man wohl mit Recht sagen, daß im ganzen die Laboratorien nur als — allerdings unentbehrliche und wichtige — Hilfsmittel oder Supplemente der Tätigkeit des Klinikers angesehen wurden. Man kann auf diesen Punkt nicht zuviel Nachdruck legen, teils weil selbst in Deutschland die Kliniker nach Neigung und Standpunkt verschieden waren, teils weil man sich in

[1]) Dieselbe Auffassung verkörperte und verkörpert sich in Deutschland in gewissen nichtakademischen Kliniken, z. B. in Berlin, Dresden, Düsseldorf usw.

acht nehmen muß, scharfe Linien zu sehen, wenn sich die Tatsachen wahrheitsgemäß nur durch sorgfältiges Nuancieren darstellen lassen.

Im Vergleich zur eben skizzierten deutschen Auffassung der Medizin, nämlich daß die Medizin primär eine klinische Tätigkeit sei, die zugleich durch Biologie und Chemie unterstützt wird — war die gleichzeitige britische Auffassung überwältigend klinisch. Einfache Laboratoriumsverfahren, die in der Hauptsache in den pathologischen oder bakteriologischen Laboratorien ausgeführt wurden, wurden mehr oder minder allgemein in Diagnose und Behandlung verwendet; aber nirgends in der allgemeinen Medizin und Chirurgie wurde die Rolle, die ein umfassender Gebrauch der biologischen oder chemischen Technik spielen könnte, in angemessener Weise geltend gemacht. Die führenden Kliniker waren gute pathologische Anatomen; einige waren in Physiologie gut ausgebildet; aber als Kliniker lebten sie von ihrer Vergangenheit, trieben vom Leichenhaus ab und waren ohne Kontakt mit der experimentellen Physiologie.

In Frankreich ähnelte die allgemeine Lage der Großbritanniens stark; aber gelegentlich waren doch Ausnahmen von wirklich modernem Typ, wie WIDALS Klinik mit ihren gut entwickelten Forschungslaboratorien, geschaffen worden. In Amerika ließen sich Medizin und Chirurgie nur als chaotisch beschreiben. Sie waren überwältigend klinisch und meist nach altmodischen, um nicht zu sagen veralteten Grundsätzen aufgebaut. Eine tüchtige Ausbildung in Pathologie war verhältnismäßig selten. Zwischen den anderen Laboratorien und den Kliniken, wenn man die Stationen überhaupt Kliniken nennen kann, bestand sehr wenig Verbindung. Es fehlte jedoch nicht an Anzeichen des Fortschritts. Wenigstens wurde das klinische Laboratorium, das mehr zu Diagnose- und Lehr- als zu Forschungszwecken verwendet wurde, schnell eingeführt; in einigen Orten, besonders überall da, wo sich OSLERS Einfluß bemerkbar machte, wurden die Sektionen in enger Verbindung mit der Klinik durchgeführt. In Baltimore betrachtete man auch die Chirurgie vom experimentellen Standpunkt aus. So erzwang sich eine Gruppe von Männern, die daran interessiert war, in Amerika die deutsche Methode einzuführen, nämlich die Krankheit so anzusehen, daß sie mindestens die Anwendung von Laboratoriumsmethoden auf klinische Probleme in sich schlösse, den Weg nach vorn.

II.

Für das Studium der Krankheit und die Ausbildung der Studenten braucht man Patienten unter völliger Kontrolle in Krankenhausstationen und unter teilweiser Kontrolle im Ambulatorium oder in der Poliklinik. Ist der Gesichtspunkt rein klinisch, so hat man hauptsächlich darauf zu achten, daß genügend Material da ist; in dem Maße aber, wie Laboratoriumsmethoden eine Rolle spielen, muß die Sonderung des Materials weiter ausgedehnt werden, Arbeitsmöglichkeiten im Laboratorium sind nötig, und ein Kontakt mit den grundlegenden Naturwissenschaften wird immer fruchtbarer.

Vor zehn Jahren entsprach die materielle Lage genau den verschiedenen Gesichtspunkten, die ich charakterisiert habe. Jede deutsche Universität besaß unter Leitung eines Professors gesonderte und gewöhnlich ausreichende Kliniken für Medizin, Chirurgie, Geburtshilfe und Gynäkologie, Pädiatrie, Psychiatrie und die verschiedenen Spezialfächer; jede Klinik hatte ihre notwendigen chemischen und biologischen Laboratorien, ihr Tierhaus, eine photographische und Röntgenausrüstung und eine Bibliothek. Die klinischen Institute lagen so nahe wie möglich beieinander und, was ebenso wichtig ist, sie lagen, wo es zu machen war, bei den Laboratorien, in denen die grundlegenden Naturwissenschaften gepflegt wurden. So war die medizinische Fakultät geographisch ein vereinheitlichtes Ganzes, dessen verschiedene Teile unabhängig funktionierten, wenn auch nicht ohne beträchtlichen Einfluß, aufeinander. Die klinischen Institute waren vom selben Typ wie die Institute für Physik, Chemie und Biologie — alle unabhängig, alle angemessen ausgerüstet und alle mit Lehre und Forschung beschäftigt. Natürlich gab es Verschiedenheiten des Maßstabes und der Eleganz. In Berlin und Kopenhagen waren die Kliniken neu und glänzend, ebenso die chirurgische Klinik in Zürich, die chirurgische und neurologische Klinik in Utrecht, die Kinderklinik in Wien — um Beispiele zu nennen. In Würzburg, München, Stockholm und Bern waren die Gebäude alt, die Ausrüstung von verschiedenem Datum und verschiedener Qualität. Aber die dahinterstehende Idee war so sehr ähnlich, daß der Professor nicht selten die veralteten Notbehelfe in Bern, München oder Wien den zeitgemäßen Arbeitsmöglichkeiten vorzog, die er dadurch, daß er anderswohin ging, hätte bekommen können. Wie es auch immer nach außen erscheinen mochte: jedenfalls wurde die klinische Medizin mit jeglicher Hilfe, welche damals Pathologie, Bakteriologie, Chemie oder Physik bringen konnten, betrieben und gelehrt.

Ich sagte, daß die Universität zu Zwecken des Krankheitsstudiums und der Studentenausbildung die vollständige Kontrolle einer genügenden Masse klinischen Materials haben muß. Die Universitäten Nordeuropas kamen dieser Bedingung auf verschiedene Weise nach, wobei jedoch nie die Vollständigkeit der Kontrolle oder die genügende Menge des Materials in Frage gestellt wurde. In Preußen gehörte die ganze Universität mit dem Krankenhaus, in dem der klinische Unterricht vor sich ging, dem Staat; das Krankenhaus war daher ein Universitätskrankenhaus in demselben Sinn, wie das physikalische Laboratorium ein Universitätsinstitut war; ein Professor der medizinischen Fakultät hatte dieselbe Stellung, dieselbe Autorität und dieselben Rechte in seiner Klinik, wie sie der Physikprofessor im physikalischen Laboratorium hatte, und zwar aus genau demselben Grunde, weil nämlich der Staat beide geschaffen hatte und unterhielt, um der wissenschaftlichen Ausbildung und der Forschung zu dienen. Dem Verwalter — etwa dem amerikanischen Superintendent entsprechend — waren die Verwaltungsgeschäfte übertragen, aber es war seine Aufgabe, die Dinge für den Berufsstab leicht und glatt zu machen.

Außerhalb Preußens wechselte die äußere Beziehung. Einige Kliniken waren städtisch, andere provinziell, noch andere Privatanstalten. Gelegentlich wurden die verschiedenen Typen — der staatliche, provinzielle, städtische, private — zusammengestückt, um die „Universitäts"kliniken zu bilden; in den größten Städten existierten akademische und nichtakademische Kliniken nebeneinander in demselben großen Krankenhaus. In größerem oder geringerem Maße existierte eine ähnliche äußere Verschiedenheit auch in anderen nordeuropäischen Ländern. So war das „Serafimerlasarettet" in Stockholm, das der Fakultät ihre meisten Kliniken liefert, ursprünglich eine Stiftung; aber seine Hilfsquellen werden durch den Staat, die Stadt und die Abteilung unterstützt; die Kinderklinik war zum Teil aus privaten, zum Teil aus städtischen Mitteln unterhalten.

Sehr bedeutsamerweise machte all dies vom funktionellen Standpunkt aus keinen wirklichen Unterschied. Der Professor hatte seine Betten — soviel er brauchte und manchmal mehr als er brauchte; das Aufnahmesystem sollte es ihm, soweit durchführbar, ermöglichen, das Material auszuwählen, was seinem Urteil nach für Ausbildungs- und Wissenschaftszwecke wertvoll war; seine Laboratorien und seine Bücherei wurden vernünftig unterstützt, sei es vom Staat, sei es aus anderen Quellen oder von beiden; und er lehrte, wie es ihm gefiel. In allen diesen wesentlichen Hinsichten war die Sachlage so einheitlich, daß ausgezeichnete Kliniker, wenn sie von einer Universität auf eine andere berufen wurden, häufig von einer staatlichen in eine städtische Klinik übergingen. Denn eine vollständige, ungehinderte Universitätskontrolle war so fest begründet und das Ansehen der Universitätsfakultät war so groß, daß, wenn einmal ein Krankenhaus oder eine Klinik in Beziehungen zur Universität getreten war, der Machtbereich der Universitätsfakultät nicht in Frage gestellt oder geschmälert wurde. Untergeordnete Fragen erhoben sich allerdings, wo es sich um das Geld handelte — über die Zahl und das Gehalt von Assistenten, die mehr für den Unterricht als für den bloßen Krankenhausdienst nötig waren, oder über die Kosten von Laboratorien, die in der Hauptsache der

Forschung und nicht so sehr der täglichen Arbeit dienten. Aber ein Übereinkommen war selten schwierig und in jedem Fall nicht anders als die Ausgleichung zwischen Abteilungen, die von Zeit zu Zeit innerhalb jedes Lehrinstituts nötig sind.

Die praktischen Zwecke, auf die man in Großbritannien hinzielt, ließen sich sehr gut erreichen, vorausgesetzt, daß einfache alltägliche Laboratorien für den elementaren Unterricht eingerichtet wurden, und vorausgesetzt ferner, daß die Fakultät zu den großen Krankenhäusern mit reichlichem Material Zugang hatte. In London fielen die zwei Gruppen von Arbeitsmöglichkeiten, allgemein gesprochen, zusammen — obgleich nicht ohne Ausnahme —, weil die Fakultäten aus den Krankenhäusern erwachsen sind. Überdies erfreute sich der unterrichtende Stab großer Freiheit auf den Stationen, weil sie Mitglieder des Krankenhauses waren, ehe sie klinische Lehrer wurden — nicht Mitglieder des Krankenhausstabes kraft ihrer Ernennung zu Lehrposten. Eine Fakultätskontrolle existierte in Großbritannien, aber sie bedeutete nicht wirklich eine Ausbildungskontrolle. Die in Frage stehenden Krankenhäuser waren allgemeine Krankenhäuser, die ursprünglich für medizinische und chirurgische Fälle gedacht waren. Demnach war das Material, obgleich reichlich genug, doch wenig ausgesucht und gewöhnlich gemischt — eine Sachlage, die für den Unterricht nicht gut und für die Forschung verhängnisvoll ist. So gab es in Edinburg sieben chirurgische und acht medizinische Abteilungen, jede mit vierzig bis fünfzig Betten. Fälle jeder Art fanden sich in jeder Abteilung. Es gab zu wenig Betten, und doch vertrug sich die Last der täglichen Routinearbeit schlecht mit den Anforderungen des Unterrichts. Die medizinischen und chirurgischen Fälle waren unter zu viele Ärzte und Chirurgen verteilt; die moderne Pädiatrie war, außer in Glasgow, unbekannt; die Neurologie war über die medizinischen Betten verteilt; für die Psychiatrie kamen nur wenige Geisteskranke in Frage; Geburtshilfe und Gynäkologie waren an verschiedener Stelle untergebracht. Viele Fakultäten hatten ihren Unterricht in einem oder mehreren dieser Zweige in gesonderten Spezialkrankenhäusern zu erteilen. In bezug auf die Ausstattung waren alle Institute mangelhaft. Ein Leichenhaus und ein klinisches Laboratorium waren das meiste, was sie an Unterrichtsmöglichkeiten hatten. Eine regelrechte Forschungsausstattung lag außerhalb ihrer Sphäre. Schottland und die Provinzen wichen von London nur insofern ab, als die benutzten Krankenhäuser gewöhnlich noch zerstreuter lagen, obgleich in Edinburg durch einen glücklichen Plan die Fakultät und das Royal Infirmary nahe zusammenlagen. Dort wenigstens existierte ein das Ganze betreffender Plan.

In Frankreich war die Lage im ganzen ähnlich, und zwar aus demselben Grunde: denn die französische wie die englische medizinische Fakultät hatte es mit dem Hervorbringen von Doktoren zu tun, nicht mit der medizinischen Wissenschaft oder einer Ausbildung von Universitätsqualität. Die Pariser Krankenhäuser waren entweder ungeheure, zerstreut liegende, allgemeine Krankenhäuser, die außer einem Leichenhaus und Unterrichtsräumen schlecht ausgerüstet waren, oder es waren ebenso ungeheure, zerstreut liegende Spezialkrankenhäuser, eins für Hautkrankheiten, ein anderes für Geburtshilfe, wieder ein anderes für chronische oder geistige Krankheiten. Man hatte mit Neubauten begonnen; und einige glänzende moderne Kliniken — für Lehre und Forschung gut ausgerüstet — waren errichtet worden. Aber das allgemeine Niveau wurde nicht beeinflußt, wenn für ein paar Größen einmal, ganz unsystematisch, etwas geschaffen wurde. Außerhalb von Paris herrschten dieselben Zustände. Gelegentlich, wie in Nancy, lag das Krankenhaus neben der Fakultät und wurde von ihr monopolisiert; aber nirgends war ein Lehrkrankenhaus im Sinn einer Gruppe von Universitätskliniken zu finden.

Die amerikanischen Verhältnisse waren chaotisch und bis zu einem gewissen Grade beschämend, nicht selten skandalös. Der Ausdruck „Lehrkrankenhaus“ kam in Gebrauch, aber das Lehren war sehr selten so hervorragend, aktiv und systematisch, daß es den Aufbau, die Ausrüstung und die Leitung eines Instituts bestimmt hätte. Einige Universitäten besaßen oder kontrollierten tatsächlich Krankenhäuser — selbst dann noch eher Krankenhäuser als Kliniken —, die Universität von Michigan und von Pennsylvania z. B.; Michigan hatte in der Tat seit langem außerhalb stehende Männer auf wichtige klinische Posten berufen; die Kontrolle in Philadelphia war jedoch unwirksam, denn die lokale Ärzteschaft hatte die meisten — nicht alle — Posten inne[1]), mehr auf Grund beruflicher Tüchtigkeit als ihrer Lehrleistungen. In der Regel hatte der Verwalter mehr Macht als der Professor. Überdies benutzten die wenigen Institute, die Lehrkrankenhäuser besaßen, auch die übrigen Krankenhäuser oder Krankenhausdienststellen des zerstreuten Typs, den ich gleich beschreiben werde.

In Baltimore hatte man einen ernsten Versuch gemacht, die deutsche Auffassung der Universitätskontrolle im Interesse der Ausbildung einzuführen. Das Johns Hopkins Hospital war eine von der Johns-Hopkins-Universität gesonderte Körperschaft, wenn auch mit einem übergreifenden Direktorat. Der Gründer hatte jedoch in seinem Testament den weisen Wunsch ausgedrückt, daß das Krankenhaus, für das er Vorsorge getroffen hatte, den Bedürfnissen der medizinischen

[1]) Unter den Ausnahmen kann man z. B. OSLER nennen, der von der McGill-Universität, Montreal, berufen wurde als klinischer Professor der Medizin — eine ausgesprochen ausbildnerische Stellung.

Abteilung der Universität, wenn sie gegründet wäre, dienen möchte; und die Bevollmächtigten beider Institute hatten loyal und klug zusammengearbeitet, um dieser knappen Instruktion eine breite Basis zu geben. Kleine Stationen waren für Medizin, Chirurgie, Gynäkologie und Geburtshilfe eingerichtet worden; andere bedeutende Fächer fehlten jedoch, soweit sie nicht in der poliklinischen Abteilung vertreten waren. Zu Beginn wurde ein klinisches Laboratorium für die Belehrung von Studenten in Verbindung mit der täglichen Arbeit auf den Stationen eingerichtet. Soweit etwa Stellungen in Betracht kamen, war das ganze Krankenhaus unter Universitätskontrolle. Eine aktive, produktive Abteilung für Pathologie verband die Stationen untereinander, und ein Laboratorium für experimentelle Chirurgie blühte in bescheidenen Räumen. Die äußerlich imposante Ausrüstung war nichtsdestoweniger den deutschen Kliniken derselben Zeit weit unterlegen; dennoch war das Institut an Organisation und Personal anderen amerikanischen Instituten weit voraus.

Eine zahlreiche Gruppe medizinischer Fakultäten erteilte ihren klinischen Unterricht in allgemeinen oder Spezialkrankenhäusern, die über die ganze entsprechende Stadt verstreut waren und bei keinem noch so weiten Sprachgebrauch Kliniken genannt werden konnten. Bestenfalls waren diese Krankenhäuser Siechenhäuser des britischen Typs; es waren bequeme, manchmal luxuriöse Aufenthaltsorte für die Kranken; aber Wissenschaft und Ausbildung hatten praktisch nichts mit ihrer Ausrüstung, Organisation und Führung zu tun gehabt. Es bestand daher wenig Sympathie und noch weniger Zusammenarbeit zwischen den Laboratoriums- und klinischen Lehrern, wo sie weder geographisch noch nach ihrer Ausbildung eine Einheit bildeten. Fakultäten an demselben Orte wetteiferten miteinander, Arbeitsmöglichkeiten im Krankenhaus zu erringen, indem sie Fakultätsstellungen häufig an Ärzte und Chirurgen vergaben, die schon Krankenhausposten innehatten, und so ein gesundes Verfahren vollkommen umkehrten, mit dem Resultat, daß ein klinischer Unterricht, wie er im nächsten Kapitel beschrieben werden soll, unzusammenhängend in zwölf oder fünfzehn, manchmal mehr, allgemeinen oder speziellen Krankenhäusern vor sich ging. Allgemeingesprochen war für die Chirurgie besser gesorgt — ein deutliches Zeichen für den Mangel an ausbildnerischen Zwecken. Gerechtigkeitshalber muß ich hinzufügen, daß sich an einigen Orten durch einen verhältnismäßig langen Kontakt eine Tradition zu bilden begann, die der medizinischen Fakultät entgegenzukommen trachtete. So hatte das Massachusetts General Hospital eine ziemlich bestimmte, wenn auch nicht vollständige, Beziehung zur Harvard, und das Presbyterian Hospital in Chikago eine sympathetische Verbindung mit dem Rush Medical College; aber noch vor zwölf Jahren war das Band kaum irgendwo stark genug, um eine stärkere Spannung auszuhalten. Eine wirksame Kontrolle, die in erster Linie von der Fakultät — sei es recht- oder gewohnheitsmäßig — ausgeübt wird, war außerhalb Baltimore und Ann Arbor praktisch unbekannt. Die Folge davon war, daß klinische Lehrer von Universitätsgrad kaum existierten, weil sie nicht ausgebildet werden konnten und weil sie ferner, wenn ausgebildet, keine Stellung gefunden hätten.

Es ist jetzt vielleicht kaum nötig hinzuzufügen, daß die vorhergehende Beschreibung auf die besseren Fakultäten für die Zeit von etwa 1910 bis 1912 paßt. Schweigen kann man von den übrigen, die jetzt schnell aussterben und die nur eine schattenhafte — manchmal nur eine nominelle — Verbindung mit Krankenhäusern hatten, die entweder von ärmlicher Qualität oder so weitgehend privat waren, daß sie überhaupt keine nennenswerten Möglichkeiten für Lehrzwecke darboten. Diese Institute nahmen nur Kranke auf, manchmal unter elenden Bedingungen; sie hatten keinen Sektionsraum, keine klinischen Laboratorien, Registratur oder Bibliothek. Selbst die einfachen praktischen Ziele, welche die medizinischen Fakultäten in England erstrebten, waren für sie gänzlich unerreichbar. Die Lehrer waren vielbeschäftigte Praktiker, gewöhnlich Graduierte der Fakultäten, in denen sie „lehrten". Auf ihrem tiefsten Punkt — und der wurde in verschiedenen Städten durch das ganze Land erreicht — waren die Verhältnisse einfach betrügerisch.

III.

Wenn ich versuche, den Wechsel, der in der Auffassung der Medizin in den letzten Jahren stattgefunden hat, auszudrücken, so vergleiche ich natürlich die fortgeschrittensten Stellungen der beiden Perioden. Die Medizin schreitet mit sehr ungleichmäßiger Front voran; die Frontlinie war vor fünfzehn Jahren außerhalb Deutschlands dünn besetzt und in Deutschland selbst nicht vollkommen gerade. Die heutige Frontlinie ist über den damals besetzten Punkt hinausgeschritten; aber zahlenmäßig ist es kaum mehr als eine Rekognoszierung. Dahinter existiert jede mögliche Spielart von Theorie und Praxis, die nur je existiert hat, immer noch weiter; nur die Proportionen ändern sich, und im ganzen ändern sie sich in einer Vorwärtsbewegung.

Ich sagte, daß die fortschrittlichste Ansicht vor zehn Jahren eine medizinische Klinik als aus Stationen zusammengesetzt betrachtete, mit denen chemische und bakteriologische Laboratorien verbunden waren. Die Laboratorien sind heute verschiedenartiger und mehr spezialisiert, aber der Unterschied liegt nicht im Umfang der Laboratoriumsausrüstung, sondern viel eher in der Nuance der gegenseitigen Beziehungen. Es ist schwer, den Unterschied nicht zu scharf zu betonen, aber vielleicht werde ich nicht mißverstanden werden, wenn ich schon Gesagtes wiederhole, nämlich daß der wissenschaftliche Kliniker der eben verflossenen Generation seine Laboratorien als untergeordnete Hilfsmittel ansah; sie lieferten ihm Werkzeuge, Methoden, Technik, die als Supplemente zur klinischen Beobachtung und Erfahrung im Krankheitsstudium, bei der Patientenbehandlung und der Ausbildung von Studenten zu brauchen waren. Wenn ich mich nicht irre, ist die, wenn auch noch so dünne Schranke, die in den Worten „untergeordnet“ oder „Supplement“ lag, in den letzten Jahren durchbrochen worden. Anatomie, Pathologie, Physiologie, Chemie und Physik sind ebensowenig Werkzeuge des Klinikers als sie Werkzeuge des Pharmakologen sind; sie entwickeln sich zum eigentlichen Stoff der Medizin sowohl wie der Pharmakologie. Die klinische Beobachtung wird nicht im Licht der Tatsachen, die man in den benachbarten Laboratorien gesichert hat, interpretiert; aus jeder beliebigen Quelle strömen die Tatsachen ineinander, um die Idee oder das Bild der Krankheit zu schaffen. Eine vollständige Darlegung von jedem Standpunkt aus — vom anatomischen, bakteriologischen, pathologischen, physiologischen, klinischen Standpunkt aus — kann unmöglich das Werk eines einzigen Mannes sein. Aber gerade hier macht sich die Veränderung, die über die Medizin gekommen ist, bemerkbar; denn der Anatom, Pathologe, Physiologe und Chemiker erstatten dem Kliniker nicht nur Bericht, sondern sie bilden eine Gruppe mit ihm; sie studieren ihr Problem zusammen; er ist nur Primus inter pares.

Daraus entsteht eine sonderbare komplizierte Sachlage. Ich habe gezeigt, was diese Entwicklung für die Medizin bedeutet: einen zusammengefaßten und vereinheitlichten Angriff auf das Unbekannte, eine zusammengefaßte und vereinheitlichte Darbietung des Bekannten vor dem Studenten. Es ist jedoch ebenso wichtig, sich klarzumachen, was sie nicht bedeutet. Sie bedeutet nicht, daß die sog. medizinischen Wissenschaften, Bakteriologie z. B., selbst wenn sie in die medizinische Fakultät einbegriffen sind, irgendwie durch Rücksichtnahmen, die mit der Klinik zusammenhängen, beschränkt sind. In dem Augenblick, wo das eintritt, werden sie wieder untergeordnet und sind auf dem Weg zu verhältnismäßiger Unfruchtbarkeit. Gleichzeitig mit ihrer speziellen Entwicklung in der einen oder anderen medizinischen Klinik, je nach der augenblicklichen Vorliebe der Ärzteschaft, muß jede einzelne von ihnen — Pathologie, Bakteriologie, Physiologie usw. — unabhängig, ohne unmittelbare Beziehung zur Belehrung der Studenten, vergleichend und experimentell gepflegt werden. Seite an Seite muß eine unabhängige Entwicklung als Wissenschaft und eine fortschreitende Ergänzung in der Aufhellung medizinischer Probleme vor sich gehen.

Der eben angedeutete Standpunkt wird von einigen jüngeren Männern in Nordeuropa vertreten. England bahnt sich noch langsam seinen Weg zu der Auffassung hin, die in fortgeschrittenen kontinentalen Ländern schon vor zehn Jahren in großem Umfang erreicht war. Frankreich hat innerhalb der in Frage stehenden Zeit keine merkliche Veränderung erfahren. Der größte Fortschritt ist jedoch in Amerika gemacht worden, wo man eine bedeutsame Anregung aus Forschungsinstituten empfangen hat — besonders der medizinischen Klinik des Rockefeller Instituts. In den letzten paar Jahren sind so ein halbes Dutzend medizinische Kliniken vergrößert und nach Grundsätzen reorganisiert worden, die noch einen Schritt über die Stellung der deutschen Kliniker, als deren Schüler man die amerikanische Gruppe wohl direkt oder indirekt betrachten kann, hinaus bedeutet[1]). Eine ähnliche Lage existiert in Amerika in der Pädiatrie, die im Unterschied von der sich jetzt in Großbritannien entwickelnden und in Amerika ganz allgemeinen Auffassung, an der Johns Hopkins, Washington University, Yale, Cornell, New York University, von Männern entwickelt worden ist, die Czerny, Finkelstein und Pirquet direkt oder indirekt weitgehend verpflichtet sind. Wenn diese Männer zum medizinischen Denken und zur medizinischen Praxis überhaupt irgendeinen Beitrag geliefert haben, besteht er in der vollkommenen Darlegung von Tatsachen, ohne Rücksicht auf die klinische oder Laboratoriumstechnik, durch die sie festzustellen sind. Für sie besteht die Frage nicht, ob klinische Beobachtungen oder Laboratoriumsresultate den Vorrang haben — alle sind gleichmäßig „Beobachtungen", bei deren Erlangung die Sinne, mit oder ohne künstliche Hilfe, mitarbeiten; und nicht nur die Sinne eines Menschen, sondern die zusammenarbeitenden Sinne einer kompetenten Arbeitsgruppe.

IV.

Vom Standpunkt des Fortschritts in der Ausrüstung läßt sich für Deutschland wenig berichten, großenteils vielleicht deswegen, weil die materielle Ausrüstung vor zehn Jahren schon die Ansicht jener Zeit ausdrückte — und die ist beinahe noch die fortgeschrittene Ansicht unserer eigenen Zeit. Neue Krankenhäuser und Laboratorien wurden bis zum Ausbruch des Krieges immer weiter errichtet, aber sie waren im Prinzip nicht von den schon reichlich vorhandenen Krankenhäusern und Laboratorien verschieden. Der Typ läßt sich charakterisieren als der unabhängiger, in sich selbst geschlossener Kliniken, jede mit angemessenen Forschungslaboratorien und alle im pathologischen In-

[1]) Während dies geschrieben wird, ist eine medizinische Professur in Kopenhagen ähnlich besetzt worden.

stitut zusammentreffend. Aber die Kliniken standen kaum miteinander, auch nicht mit den Laboratoriumswissenschaften, außer der Pathologie, in engerer Beziehung, obgleich die feste und vereinheitlichte Anlage und der Besitz der gleichen Universitätsideale sie kräftig an der Erziehung wie an der Forschung mitarbeiten ließen. Von Ländern mit demselben Standpunkt ist zu berichten, daß man in Lund, Upsala, Leiden und Kopenhagen die Rekonstruktion von Krankenhäusern in großem Maßstabe unternommen hat. Die Kopenhagener Anlage ist eine glänzende Verkörperung der Idee gesonderter, benachbarter und leicht zu erreichender Institute, wobei jede einzelne Klinik angemessen mit Laboratorien versorgt ist für die alltäglichen Untersuchungen, für den Unterricht der Studenten und für die Forschung des Professors und seines Stabes; wohingegen unglücklicherweise die Leidener Kliniken, die über ein großes Gebiet verstreut sind, einander zu schwer zugänglich sind. Pläne für eine neue medizinische Fakultät und ein neues Krankenhaus waren in Amsterdam gefaßt worden. Überall in diesen Ländern jedoch machte der Krieg der Rekonstruktion ein Ende.

In Frankreich ist das neue Krankenhaus in Lyon, in dem die Universität ihren medizinischen Unterricht abhalten wird, fast fertig; aber seine von der Universität und den Laboratorien der medizinischen Fakultät entfernte Lage beweisen genügend, daß es die modernen Ideen bezüglich der Verwandtschaft der Medizin mit den medizinischen Wissenschaften nicht verkörpert; in Paris hörte der Fortschritt in der Rekonstruktion praktisch mit dem Ausbruch des Krieges auf. In Großbritannien ist der bedeutendste Zuwachs zu den 1912 bestehenden Arbeitsmöglichkeiten die Rekonstruktion des University College Hospital, das in Großbritannien zum erstenmal eine medizinische und chirurgische Klinik mit modernen Lehr- und Forschungserfordernissen ausrüsten wird. Als einzigartige Ausnahme von dem noch allgemein herrschenden Mangel an Differenzierung besitzt Sir Thomas Lewis dort eine wirkliche Herzklinik von vierzehn Betten mit aller nötigen Forschungsausrüstung — und für diese kleine Klinik findet er, nebenbei bemerkt, „volle Beschäftigung“, und zwar eher zuviel als zuwenig. Vielversprechende improvisierte Ergänzungen hat man auch in St. Thomas und St. Bartholomews gemacht, um den Mitgliedern der neuerrichteten Einheiten Forschungsmöglichkeiten zu geben.

V.

Es ist noch nicht lange her, wie ich schon zeigte, daß die Bemühungen in Amerika sich hauptsächlich darauf richteten, Laboratorien und Kliniken einander nahezubringen; heute ist der Kampf darauf gerichtet, die Laboratorien der Kliniken zu schaffen. Ich habe schon festgestellt, daß in Deutschland vor fünfzehn und mehr Jahren die Krankheit das Stadium eines Gegenstandes experimentellen wie klinischen Studiums durch den Kliniker erreicht hatte, der für ein solches Studium nicht nur Patienten, sondern auch Laboratorien brauchte. Die in Frage stehenden Laboratorien, die gewöhnlich einfach der Ausbildung und dem Interesse des Professors entsprachen, spielten eine verhältnismäßig kleine Rolle sowohl im alltäglichen Studium aller Kranken wie im alltäglichen Unterricht aller Studenten — das beides ging in den allgemeinen pathologischen und bakteriologischen Instituten vor sich. In Amerika hatte, wie ich auch schon gezeigt habe, eine etwas andersartige Entwicklung stattgefunden; denn hier hatten sich, in unmittelbarer Verbindung mit den medizinischen Stationen, klinische Laboratorien zu allgemeinen diagnostischen und Unterrichtszwecken entwickelt; so erfreuten sich alle Patienten solcher Wohltaten, wie sie die Laboratoriumsdiagnose geben kann, und die Studenten konnten in den besten Fakultäten ihre Patienten gleichzeitig im Bett und im anschließenden Laboratorium studieren. Für diese zwei Zwecke war das mit den Stationen verbundene klinische Laboratorium hauptsächlich für bakteriologische und chemische Arbeit ausgerüstet. Diagnose, Behandlung und Unterricht waren hauptsächlich die Funktionen der in Frage stehenden Laboratorien.

Bei der wachsenden, wenn auch noch beschränkten Annahme der Auffassung, daß es nicht nur die Funktion der Universitätsklinik ist, Patienten zu behandeln und Studenten auszubilden, sondern die Krankheit zu erforschen, hat sich das klinische Laboratorium der letzten zehn Jahre als unzureichend erwiesen. Es hat natürlich nicht seine Stellung oder seine Bedeutung verloren — denn es wird noch für die Diagnose und die Ausbildung der Studenten in der Methode gebraucht. Aber wie die Sachen heute liegen, können weder unabhängige noch koordinierte Abteilungen in Pathologie, Bakteriologie und Biochemie die Stelle von Forschungslaboratorien in der Klinik einnehmen, die für das Studium von Problemen, wie sie die Klinik aufstellt, ausgerüstet sind. Eine Entwicklung, die der in Deutschland angetroffenen ähnelt, aber, wie wir sehen werden, in einigen Punkten beträchtlich über sie hinausgeht, findet so in Amerika statt und fängt gerade an, sich in den britischen Einheiten zu zeigen: nämlich, die Kliniken beginnen, sich ihre eigenen Forschungslaboratorien zu schaffen, außer ihren Tages- und Unterrichtslaboratorien, genau wie der Pathologe und Biochemiker schon lange außer den Unterrichtsgelegenheiten auch Forschungsmöglichkeiten besessen haben. Die Zugänge zur Krankheit sind tatsächlich so zahlreich wie die Speichen eines Rades: physiologisch (und zwar chemisch, physikalisch oder physikalisch-chemisch), rein chemisch, schließlich biologisch (und zwar bakteriologisch, parasitologisch, morphologisch, embryologisch oder genetisch). Das deutsche klinische Forschungslaboratorium war geeignet, sich auf den besonderen Zugang zu konzentrieren, der dem Professor zusagend war; die neueren amerikanischen Typen sind variierter, weniger konstant und alle verschieden. Es ist klar, daß Beschränkungen hinsichtlich des Geldes und der Menschen eine schematische Vollständigkeit und Einförmigkeit sowohl undurchführbar wie unerwünscht machen. Die Kliniken müssen daher je nach der Kapazität des Chefs, dem Typ der verfügbaren Assistenten, dem Charakter des Materials und den zur Verfügung stehenden Fonds verschieden sein. Auch kann keine dauernd genau so bleiben, wie sie jetzt zufällig ist. Von Zeit zu Zeit werden die Arbeiter von einem Feld auf ein anderes übergehen müssen; und mit dem Wechsel des Personals und der Ausarbeitung von Ideen wird man einige Richtlinien fallen lassen, andere neu aufnehmen. So vereinigt im Augenblick eine medizinische Klinik eine Gruppe von Arbeitern, von denen der eine hauptsächlich an Stoffwechsel- und chemischen Problemen interessiert ist, ein anderer an ansteckenden Krankheiten, der dritte an Problemen der Respiration, der vierte an Herzzuständen. Jede Gruppe hat ihre erforderlichen Patienten und Laboratorien. Andere Gruppen oder Individuen interessieren sich für noch andere Probleme — Tuberkulose, Syphilis usw. Die auseinanderfallenden Tätigkeiten müssen durch den Chef koordiniert werden — natürlich nur durch einen leichten Druck.

Die Organisation von Kliniken des beschriebenen Typus stellt viele Probleme dar. Die Spezialisierung neigt dazu, tangential zu werden — doch fordern die Bedürfnisse der Behandlung, des Unterrichts und oft auch der Forschung, daß die Fäden von Zeit zu Zeit zusammengebracht werden. Eine Duplikation ist unvermeidlich, da aber die finanziellen wie menschlichen Hilfsquellen beschränkt sind, kann nicht jede Klinik eine medizinische Fakultät im kleinen werden. Es ist eine Frage des Urteils, wann sich der Kliniker lieber an den Physiker, Physiologen oder Biochemiker wenden soll, als sich oder seinen Stab weiter nach der physikalischen, physiologischen oder biochemischen Seite zu entwickeln. Und auf der anderen Seite ist es eine Frage des Urteils, wieweit der Physiker, Physiologe oder Biochemiker von ihren eigenen Problemen abgelenkt werden dürfen, um mit dem Kliniker zusammenzuarbeiten. Beides wird vorkommen: Männer, die auf ihre Weise mit einer Sache nicht weiterkommen, werden sich zurückziehen, studieren und von anderen Gesichtspunkten aus das Problem angreifen. Ein Kliniker, der ursprünglich an einem rein klinischen Problem interessiert ist, kann sich auf diese Weise in die reine Chemie zurückgezwungen sehen; wenn er keine schon fertige Angriffsmöglichkeit findet, muß er eine erfinden; bei der Rückkehr in seine Klinik muß er seine Methode einem biologischen Problem anpassen; er hat Glück, wenn er daraufhin nicht gezwungen ist, eine physiologische Anpassung vorzunehmen, ehe er vollkommen gerüstet ist, das klinische Problem anzugreifen, mit dem er anfing! Selbst dann noch ist der Weg wahrscheinlich weder gerade noch glatt; ob man sich in irgendeinem besonderen Augenblick auf eine weitere Ausbildung des Klinikers, oder auf eine Zusammenarbeit mit Chemikern oder Physiologen, oder auf beides verlassen soll, hängt von den Umständen ab. Allgemeingesprochen, läßt sich eine Zusammenarbeit leichter in den neueren amerikanischen Fakultäten als in Frankreich oder Deutschland einrichten, wo die verschiedenen Einheiten eine lange Geschichte der Unabhängigkeit haben. Aber es ist offenbar, daß keine Regel festgesetzt werden kann oder darf: die Lage muß dehnbar und verschiedenartig bleiben; das Pendel kann sehr wohl in einem Institut oder einer Abteilung nach der einen Seite schwingen und irgendwo anders nach der anderen. Gerade die erreichte Unbeständigkeit und Verschiedenartigkeit der Einrichtung, wenn sie nur solide, kontrolliert, geduldig, tiefgründig ist, ist fruchtbarer Forschung, anregender Belehrung und hilfreicher Krankenfürsorge günstig. Aber klares Urteil ist nötig — und ein immer gesunderes Urteil in dem Maße, wie die Organisation und die Verantwortlichkeiten immer komplizierter und aktiver werden.

VI.

Die Menge des nötigen klinischen und poliklinischen Materials hängt offenbar teilweise von der Größe des ärztlichen Stabes, teilweise von der Zahl der Studenten ab; wenn man nachdenkt, ist es klar, daß sie auch von der Methode und Theorie der Belehrung abhängt. Wenn man z. B. allein oder hauptsächlich theoretische Vorträge anwendet, sind weniger Patienten nötig: wenn mehr ein gründliches Studium gewisser Typen von Fällen getrieben wird, als ein oberflächlicher und zusammenfassender Versuch, „das ganze Gebiet durchzunehmen", ist sorgfältig ausgesuchtes Material wichtiger als die bloße Masse. Etwas hängt auch von der Länge der Behandlungsdauer ab. Eine Klinik für innere Medizin oder Pädiatrie muß bei den gleichen übrigen Verhältnissen größer sein als eine Klinik für Geburtshilfe oder Ophthalmologie.

Die medizinischen Fakultäten in Deutschland, Österreich, der Schweiz, Holland und Dänemark besitzen in der Regel die nötige Zahl von Spezialkliniken mit einer vernünftigen, manchmal sogar übermäßigen Bettenzahl, und sie stehen fest unter vollständiger Universitätskontrolle. Medizin, Chirurgie und Pädiatrie haben je hundert Betten oder mehr, Geburtshilfe und Psychiatrie fünfzig bis fünfundsiebzig, die verschiedenen Spezialgebiete dreißig bis fünfundsiebzig. In Frankreich ist das Material der Quantität nach enorm, aber Sonderung und Kontrolle, im Universitätssinne, sind mangelhaft; in Paris zerstört die Zerstreutheit über das weite Stadtgebiet die organische Einheit. Dasselbe gilt von Amsterdam. In England gibt es für Medizin und Chirurgie gewöhnlich genügend Patienten, in der Regel in den Krankenhäusern, die unmittelbar mit der medizinischen Fakultät verbunden sind; aber die Krankenhausorganisation ist so, daß kein Lehrer genug Betten besitzt, und die, welche er besitzt, sind zu gemischt, um ausreichendes Material zum Studium zu bieten. Den klinischen Einheiten ist, durch einen Prozeß allmählicher Konsolidierung, neuerdings mehr versprochen worden; so wird die medizinische Einheit in St. Thomas (London), jetzt mit vierzig Betten, auf sechzig steigen; und sie werden praktisch noch weiter vermehrt und einigermaßen spezialisiert durch die freundliche Mitarbeit des übrigen klinischen Stabes, der manchmal Fälle an diejenigen abgibt, die besonders für sie interessiert sind. Ähnliche und sogar noch auffallendere Entwicklungen finden in anderen Krankenhäusern statt oder sind in Aussicht genommen. Die Pädiatrie im modernen Sinne existiert außer der schon erwähnten Ausnahme nicht[1]; und die Lehr- und Forschungsmöglichkeiten in der Geburtshilfe sind ungleich, zerstreut und daher für Unterrichtszwecke ganz außerhalb der Universitätskontrolle[2]). Kliniken für andere Zweige existieren nicht; aber gelegentlich ist für irgendein Spezialfach gesorgt, wie z. B. für Neurologie in Queens Square, London. In Edinburg ist die Zahl der zur Verfügung stehenden Betten im Vergleich zu den immatrikulierten Studenten ausgesprochen beschränkt, und man mußte die Lehrmethoden dem anpassen, um dieser verhältnismäßigen Knappheit zu begegnen.

Auf dem Papier scheinen viele amerikanische Fakultäten genügend Material zu besitzen — d. h. wenn die Betten der Krankenhäuser, in denen der Unterricht vor sich geht, einfach gezählt werden; aber diese Aufstellung ändert sich gründlich, wenn wir, wie wir es müssen, die „adoptierten" Krankenhäuser oder Krankenhausabteilungen ausscheiden, in denen die Stellung der medizinischen Fakultät unsicher ist, oder die Krankenhäuser, die so weit unter den anerkannten Maßstäben stehen, daß sie den Studenten eher schaden als helfen. Selbst dann noch werden die Krankenhäuser, die in Amerika als von der Universität kontrolliert gelten, selten so geleitet, daß die Patienten mit Rücksicht

---

[1]) Es gibt jedoch 78 Betten für Kinder im London Hospital.

[2]) Eine moderne geburtshilfliche Klinik ist am University College Hospital (London) in Bau. Für Einzelheiten betreffs Geburtshilfe und Gynäkologie in Großbritannien siehe Notes on the Arrangements for Teaching in Obstetrics and Gynecology etc. von Janet M. Campbell, M. D., M. S., herausgegeben vom Gesundheitsministerium (London, His Majesty's Stationery Office, 1923). Eine Aufstellung gleicher Art sollte auch für andere Zweige gemacht werden.

auf die Unterrichtsbedürfnisse des Studenten oder die Forschungsbedürfnisse des Stabes aufgenommen werden. Denn einige Krankenhäuser sind gezwungen, danach zu fragen, ob der Patient etwas zu den Kosten seiner Behandlung beitragen kann oder nicht, während andere, die als gemeinnützige Anstalten unterhalten werden, die Patienten annehmen, wie sie sich melden. Hinsichtlich der Menge und des Charakters des Materials müssen daher die „klinischen Arbeitsmöglichkeiten", von der eine amerikanische Medizinschule spricht, sorgfältig geprüft werden, ehe man sicher sein kann, was sie wirklich bedeuten[1]). Die günstigsten Bedingungen finden sich in einer kleinen Zahl von Instituten, unter denen man z. B. von Harvard sagen kann, daß es angemessene Kliniken für Medizin, Chirurgie, Pädiatrie und Psychiatrie besitzt; Johns Hopkins: kleine Kliniken für Medizin und Chirurgie, angemessene Kliniken für Pädiatrie, Geburtshilfe, Psychiatrie und eine moderne urologische Klinik; Columbia: innere und chirurgische Klinik; Pennsylvania: Medizin, Chirurgie und Geburtshilfe, einschließlich Gynäkologie; Yale: Medizin, Chirurgie, Pädiatrie und Geburtshilfe; Washington University: Medizin, Chirurgie und Pädiatrie[2]); Western Reserve: Medizin und Chirurgie; Cincinnati: Medizin, Chirurgie und Pädiatrie. In eigentlich allen diesen Fällen sind sich Krankenhaus und Universität auf Grund eines Kontraktes oder Einverständnisses so nahe gekommen, daß die Universität das Recht besitzt, den klinischen Stab zu ernennen, und dies Recht ist schon ausgeübt worden, indem man Männer mit moderner Ausbildung berufen und so den lokalen Einfluß gebrochen hat, der die Ausbildung und Praxis miteinander vermengte.

Von den großen Staatsuniversitäten besitzt California ein bescheidenes modernes Krankenhaus; Iowa vollendet jetzt eine angemessene Reihe von Klinken; Michigan[3]) und Wisconsin haben gebaut, aber noch nicht eröffnet, ersteres ein geräumiges, letzteres ein bescheidenes Krankenhaus; andere Staatsuniversitäten haben mit einer eigenen klinischen Entwicklung erst begonnen — Minnesota z. B., Kansas und Nebraska. Krankenhäuser, die mit Staatsuniversitäten in den Vereinigten Staaten verbunden sind, befinden sich in einer etwas heiklen

[1]) Eine mittlere Größe ist die beste, wenn man bei der Annahme von Fällen auswählen kann. Wenn eine Auswahl unmöglich ist, sind größere Zahlen nötig, da sie mit mehr Wahrscheinlichkeit das Nötige liefern.

[2]) Eine geburtshilfliche Klinik soll gerade gebaut werden.

[3]) Michigan hat jedoch schon lange ein Universitätskrankenhaus besessen, mit einer Abteilung nicht nur für Medizin und Chirurgie, sondern auch für gewisse Spezialfächer (z. B. Dermatologie); es hat auch schon lange wirksame Beziehungen zu der staatlichen psychiatrischen Klinik gehabt.

Lage. Wenn sie keine herzlichen und hilfreichen Beziehungen mit der staatlichen Ärzteschaft unterhalten, kann die gesetzliche Unterstützung gefährdet werden. Sie brauchen ein Material, das an Qualität verschiedenartig genug und an Quantität ausreichend ist, um Lehre und Forschung aufrechtzuerhalten. Gehen sie über diesen Punkt hinaus, so können sie in Wettbewerb kommen mit der Ärzteschaft, die die Staatsuniversität selber ausgebildet hat — besonders im Fall von Patienten, die für medizinische und chirurgische Dienste bezahlen können. Es ist grundlos zu vermuten, daß die Ärzteschaft irgendeines Staates dem Universitätskrankenhaus, an dem die Mitglieder der Ärzteschaft hauptsächlich ausgebildet werden, die Menge und die Art des Materials, das für Lehre und Forschung nötig ist, mißgönnen würde; aber wenn der Unterricht gut ist, sollten die praktischen Ärzte Patienten außer denen, die das Staatskrankenhaus für Unterrichts- und wissenschaftliche Zwecke braucht, behandeln können. Man braucht nicht erstaunt zu sein, wenn ein Staatskrankenhaus, das über diesen Punkt hinausgeht, die Feindschaft der Ärzteschaft erregt, mit der es so konkurriert.

Die kanadischen Fakultäten zeigen keine wesentlichen Unterschiede: Toronto hat Zutritt — allerdings bei nicht allzu strengen Anforderungen vom Universitätsstandpunkt aus — zu den großen medizinischen und chirurgischen Stationen am Toronto General, und auf weniger sicherer Grundlage zu dem geräumigen Kinderkrankenhaus; McGill zu zwei großen allgemeinen Krankenhäusern, von denen keins gänzlich von Universitätsidealen beherrscht wird.

Fast ohne Ausnahme ergänzen die amerikanischen medizinischen Fakultäten die Kliniken, die sie besitzen, und verbessern den Unterricht in den fehlenden Zweigen, indem sie Fühlung nehmen und alle nur möglichen verschiedenen Arten von Beziehungen anknüpfen, die für Ausbildung und Wissenschaft wirksam sind; aber im ganzen ist man berechtigt zu sagen, daß die Art von Vollständigkeit und Homogenität, vom Standpunkt der genügenden Bettenzahl, der Ausrüstung für Lehre und Forschung, der Kontrolle der Ausbildung und der Festigkeit der Anlage, die für die medizinischen Fakultäten der nordeuropäischen Universitäten charakteristisch ist, heute in keiner einzigen Universität in Frankreich (außer Straßburg), Belgien, Großbritannien, Kanada oder den Vereinigten Staaten zu finden ist.

VII.

Im allgemeinen ist die poliklinische Abteilung weder vom Standpunkt der Lehre noch der Forschung wirksam organisiert. Ihre Bedeutung ist sicherlich klar genug; bis zu einem beträchtlichen Grade zeigt der ambulante Patient den Prozeß der Krankheit mehr in seinem Anfangsstadium als der Patient auf den Stationen. Es ist daher häufiger möglich, ihm durch Behandlung oder Beratung zu helfen; dem Forscher bietet er Gelegenheit, mehr mit gerade in Wirksamkeit befindlichen Ursachen als mit Endresultaten in Berührung zu kommen. Schließlich wird es kein kleiner Prozentsatz der Patienten eines jungen Arztes sein, die über Leiden und Schmerzen klagen, bevor sie gezwungen sind, das Bett zu hüten.

Die Beziehung zwischen Klinik und Ambulatorium ist ihrer äußeren Form nach zufriedenstellend in Nordeuropa, wo jede Klinik der Regel nach ihre eigene Poliklinik hat, die von einem dem Chef verantwortlichen Assistenten geleitet wird[1]). Auf diese Weise liefern die poliklinischen Patienten Material für die Stationen; sie werden auch bei praktischen Kursen benutzt. In Großbritannien dient das Ambulatorium gewöhnlich dem ganzen Krankenhaus; und es wird gewöhnlich von Assistenzärzten geleitet, die jedesmal, wenn es nötig ist, Fälle in die Stationen schicken[2]). Auch spielt die Poliklinik, wie wir sehen werden, regelmäßig eine Rolle in der klinischen Ausbildung.

In Amerika ist die Sachlage wieder nach Form und Qualität verschieden. Einige allgemeine wie einige Spezialkrankenhäuser besitzen geräumige, gut ausgerüstete und gut geleitete Ambulatorien, die vom Standpunkt des Studenten wie des Patienten mit den verschiedenen Kliniken im Zusammenhang arbeiten. Washington University ist eins aus der kleinen Zahl von Beispielen, die man nennen kann. Medizinische, chirurgische und spezielle ambulante Patienten werden in unmittelbarer Verbindung mit dem medizinischen, chirurgischen und Spezialdienst des Barnes Hospital behandelt; ambulante Kinder in Verbindung mit der Kinderklinik. Nicht selten jedoch ist die „Dispensary", wie die poliklinische Abteilung genannt wird, selbst in sog. Lehrkrankenhäusern, praktisch unabhängig. Sie wird von zeitweise beschäftigten Ärzten geleitet und ist mehr oder weniger vom Krankenhausdienst losgelöst.

In allen Ländern sind die praktischen Schwierigkeiten sehr groß, den poliklinischen Patienten wirksame Dienste zu leisten oder den Studenten eine gründliche Belehrung zu geben. Die Zahl der zu behandelnden Patienten ist enorm; Raum, Arbeitsmöglichkeiten und Zeit, alles ist beschränkt. Fast notwendig wird die Arbeit Jüngeren anvertraut, die davon abtreiben in dem Maß, wie ihre berufliche Tätig-

---

[1]) In Kopenhagen ist die Poliklinik in der Medizin, Chirurgie und Neurologie getrennt; in der Pädiatrie, Dermatologie, Otologie und Gynäkologie ist sie ein Teil der Klinik.

[2]) In einigen Krankenhäusern (University College und St. Bartholomews z. B.) tun auch ältere Mitglieder des Stabes im Ambulatorium Dienst.

keit zunimmt. Vom Standpunkt der Ausbildung aus werden die Dinge eher schlechter als besser, wenn man zerstreut liegende lokale Ambulatorien benutzt, wo junge Ärzte und, wie in Edinburg und München, ältere Studenten Erfahrungen sammeln und Patienten behandeln ohne Ausrüstung, Organisation und Aufsicht. Ebensowenig ist es wahrscheinlich, daß der Hausbesuch eines Studenten, der, wenn nötig, einen Vorgesetzten herbeirufen darf, dem Studenten oder Patienten viel hilft.

Gewisse Experimente, die jetzt im Gange sind, haben sich soweit bewährt. So sehen im New Haven Dispensary und in der poliklinischen Abteilung des Johns Hopkins Hospital die Abteilungen für Pädiatrie Mutter und Kind nach vorheriger Verabredung[1]). So wird die Zahl der Patienten auf die beschränkt, die sorgfältig behandelt werden können; die Zeit der Mutter wird gespart; kluge und dauernde Zusammenarbeit kann geleistet werden; und dem Studenten wird nicht positiv geschadet, wie dann, wenn er an einem Ramschbetrieb teilnimmt. Cornell Medical School (Neuyork) hat ihren fast freien und unbeschränkten Ambulanzdienst aufgegeben zugunsten einer relativ billigen Einrichtung, die sich auf eine Krankenzahl beschränkt, die ordentlich behandelt werden kann.

VIII.

Klinisches Material in genügender Quantität und Verschiedenartigkeit ist in großen Städten leicht zu bekommen. Die Stadt ist daher der natürliche Platz für die medizinische Fakultät. Jedoch sind Universitäten durch historische Zufälligkeiten nicht selten in kleinen Städten angelegt worden — Lund und Upsala in Schweden, Marburg und Gießen in Deutschland, Oxford und Cambridge in England, Ann Arbor, Iowa City und Charlottesville in den Vereinigten Staaten. In Nordeuropa hat man nie vorgeschlagen, die medizinische Fakultät solle, um klinisches Material zu bekommen, von der übrigen Universität losgelöst werden und sich in einer mehr oder weniger entfernten Stadt niederlassen; denn man weiß, daß die Universität eine organische Gemeinschaft von Studenten und Gelehrten ist — ein intellektuelles und geistiges Ganzes, dessen Leben von ihrer sozialen Einheit abhängt. Wenn dies für alle Zeiten der Vergangenheit wahr ist, so ist es in einem noch weiteren und vielleicht noch tieferen Sinne auch heute wahr, wo die Wissenschaft die gegenseitige Abhängigkeit allen Wissens aufgestellt hat. Die Medizin ist nur im oberflächlichsten Sinne ein gesondertes

[1]) In New Haven wird das Verabredungssystem auf die anderen poliklinischen Abteilungen ausgedehnt, z. B. Medizin, Frauenklinik und gewisse Spezialfächer.

Gebiet. Die Ablösung der medizinischen Fakultät von der Universität, um leichten Zugang zu Patienten zu haben, opfert daher die Einheit der Universität, um einen Zweck zu erfüllen, der sich gewöhnlich auch anders erreichen läßt.

Durch ökonomische und administrative Maßnahmen[1]), die wir hier nicht zu beschreiben brauchen, haben die medizinischen Fakultäten Nordeuropas das Problem gelöst: sie bringen den Patienten zur Universität. In Großbritannien hat man dies Bestreben unglücklicherweise nicht aufgenommen. Der schottische Student von St. Andrews verläßt die Umgebung, die Atmosphäre und den wissenschaftlichen Kontakt der Universität, um seine klinischen Jahre in den Krankenhäusern von Dundee zu verbringen; nachdem der Student von Oxford oder Cambridge sich der besten wissenschaftlichen Möglichkeiten erfreut hat, schraubt er das Niveau seiner Ausbildung herunter, wenn er sich nach London begibt, um klinische Erfahrungen zu sammeln. Sicherlich liegt nicht irgendwelche besondere Schwierigkeit darin, die medizinischen Fakultäten der historischen englischen Universitäten, Oxford und Cambridge, nach der klinischen Seite auszubauen. In Amerika ist dies in Ann Arbor und Iowa City befriedigend geleistet worden: an der Universität von Wisconsin ist es fast vollendet. Es könnte in Lincoln, Nebraska, in Austin, Texas, in Berkeley, California oder in Charlottesville, Virginia geschehen. Es gibt nur wenige amerikanische Universitätsstädte, die so eingeengt sind, daß das Problem wahrscheinlich unlösbar ist[2]). Hier drängt die Erfahrung sowohl Europas wie Amerikas eine Schlußfolgerung auf: die Einheit der Universität ist durchaus notwendig; eine intelligente Gesetzgebung und Verwaltung können das Problem der klinischen Materialbeschaffung lösen.

„Die Einheit der Universität", sage ich, „ist notwendig." Als um 1890 die Johns Hopkins Medical School gebaut wurde, sorgte man für eine benachbarte Lage der Laboratorien und Kliniken; aber es fiel niemandem ein, daß es vielleicht ebenso wichtig wäre, die medizinische Fakultät mit der übrigen Universität zu identifizieren. Fünfzehn Jahre später beging man ebenso unbewußt denselben Irrtum, als die neuen Harvard Laboratorien in Boston, anstatt in Cambridge, gebaut wurden. Mit der Tatsache, daß sich alle Tätigkeiten der medizinischen Fakultät mehr und mehr auf Chemie, Physik und Biologie verlassen müssen, und daß die experimentelle Arbeit der medizinischen Fakultät für den Chemiker, Physiker und Biologen immer wichtiger wird, sind die Vor-

[1]) Krankenversicherung; ein kurzer Bericht darüber ist zu finden in Bulletin VI, Carnegie Foundation, S. 291—92.

[2]) Z. B. Fayetteville, der gegenwärtige Sitz der Universität von Arkansas, und Boulder, der Sitz der Universität von Colorado.

züge einer Vereinheitlichung aller Universitätsfakultäten unwiderleglich deutlich geworden. In der Regel herrscht diese Vereinheitlichung durch historischen Zufall an gewissen europäischen Universitäten — in Edinburg z. B. und Nancy; sie kam auf natürliche Weise in einigen amerikanischen Städten zustande — in verschiedenen Staatsuniversitäten, in der Universität von Pennsylvania, in Toronto und Mc Gill; sie ist beschlossen in Verbindung mit den neuen Anlagen in Chikago, Nashville und Rochester (Neuyork). Anders gelegene Fakultäten, entweder in Städten, die von ihren entsprechenden Universitäten weit abliegen[1]), oder, was häufiger ist, an mehr oder weniger entfernten Punkten derselben oder benachbarter Städte, arbeiten unter einer Hemmung, die, wenn überhaupt, nur durch außerordentliche Bemühungen um die Erweiterung und Vertiefung des Bereiches der medizinischen Wissenschaften beseitigt werden kann. Inzwischen ist klar geworden, daß die Halbfakultät, die nur die vorklinischen Zweige bietet oder die geteilte Fakultät, die die vorklinischen Zweige auf dem Feld der Universität und die klinischen Zweige in einer entfernten Stadt bietet[2]) und die zerstreute Fakultät, die ihre Laboratorien an einer Stelle kombiniert und ihre klinischen Arbeitsmöglichkeiten über die lokalen Krankenhäuser verstreut hat[3]), sich weder vom wissenschaftlichen Standpunkt noch von dem der Ausbildung erfolgreich verteidigen lassen[4]), wenn man auch in einigen Fällen sich mit der vollendeten Tatsache wird abfinden müssen, daß die Fakultät anderswo liegt.

In diesem Zusammenhang mag ein Wort über die Größe der medizinischen Fakultät gesagt werden; denn offensichtlich ist weder eine Konzentration der Laboratorien und Kliniken, noch eine Nachbarschaft der medizinischen Fakultät und der Universität möglich, wenn es nicht eine relativ kleine Fakultät ist. Dem Ideal nach ist die Größe der medizinischen Fakultätseinheit festgesetzt, wenn man eine einzige Frage beantwortet: eine wie große anatomische oder physiologische Abteilung kann ein einziger Chef leiten, ohne die Prinzipien eines gesunden Unterrichts aufzugeben oder sich und seinen Stab so schwer

---

[1]) Cornell Medical School, die medizinischen Abteilungen der Universität von Illinois, der Universität von Nebraska, der Universität von Indiana, der Universität von Texas usw.

[2]) Universität von Kansas, Universität von California, Stanford Universität, Universität von Aberdeen.

[3]) Z. B. Paris und viele amerikanische Fakultäten — College of Physicians and Surgeons, Neuyork, New York University usw.

[4]) Die meisten Londoner Krankenhausfakultäten sind in der gleichen Lage wie die amerikanische Fakultät, die von ihrer Universität entfernt liegt. Das University College aber ist eine Ausnahme. Es ist wirklich eine vereinheitlichte Universität, obgleich technisch ein College der Universität von London.

zu belasten, daß sie weder wirksam lehren noch forschen können? Die Menschen sind allerdings verschieden; aber wahrscheinlich bedeuten im Durchschnitt hundert Studenten eine recht schwere Last. Nach dieser Annahme braucht die Universität also nur auf dem Feld der Universität für Laboratorien und Kliniken zu sorgen, die imstande sind, Gruppen von etwa hundert Studenten unterzubringen[1]).

Praktisch jedoch ist das Problem weniger einfach. Wenn z. B. gut ausgerüstete, finanzierte und geleitete klinische Arbeitsmöglichkeiten außerhalb der Universität zur Verfügung stehen — die drei Bedingungen sind alle wichtig —, wird ein gewisses Maß von Dezentralisation auf der klinischen Seite tunlich. Studenten, die in den vorklinischen Wissenschaften gründlich ausgebildet sind, mögen so in einem gewissen Ausmaß vom Universitätsterrain abwandern, vorausgesetzt, daß die draußen liegenden Krankenhäuser in Ausrüstung und Zielen vom Universitätstypus sind. Es besteht aber immer die Gefahr, daß die Arbeitsbedingungen geringwertiger sind, denn die Ausbildungsbehörden können wenig von dem wissen, und wissen auch in der Regel wenig von dem, was außerhalb der Universität passiert. In den großen europäischen Zentren — Paris, Wien und Berlin, wie auch in kleineren Städten — Amsterdam und Stockholm —, in denen eine beträchtliche Dezentralisation herrscht[2]), sind die Bedingungen beträchtlich verschieden; aber im ganzen weichen die Männer, die in den entfernteren Kliniken Universitätsunterricht erteilen, im Typ nicht von denen ab, deren Kliniken der Universität näher liegen; sie haben allerdings weniger Kontakt mit anderen Wissenschaftlern in Laboratorien oder Kliniken. Ein solcher Kontakt läßt sich in den großen Städten immer nur mit Mühe herstellen; er wird jedoch immer und immer schwieriger in dem Maße, wie die Männer sich vom Zentrum der Tätigkeit fortbewegen.

In Amerika werden außerhalb der Universität liegende Krankenhäuser weitgehend benutzt und im ganzen bis jetzt mit unbefriedigenden Resultaten. Die Krankenhäuser selbst sind oft minderwertig; ihre Leitung weniger sympathisch; die Kliniken sind selten von akademischem Typ; und die Bedingungen, wie man die Ernennungen der Ärzte und den Dienstbetrieb handhabt, sind gewöhnlich ungesund. Wie wir gesehen haben, sind in Amerika klinische Anstellungen auf Grund von Universitätsidealen noch nicht allgemein, selbst dort, wo

---

[1]) Das Problem ist leichter für die Kliniken zu lösen, da die Studenten über die verschiedenen Kliniken in verschiedener Reihenfolge verteilt werden können. Es ist wichtig, biegsam zu sein, sonst werden wir auf das Klassensystem zurückgeworfen.

[2]) In Berlin z. B. gibt es vier Universitätskliniken für innere Medizin, zwei in der Charité, zwei etwas weiter weg.

die Universität scheinbar die Kontrolle hat; je weiter die Universität abliegt, desto mehr überwiegt der berufliche über den akademischen Charakter. Daher steht die Belehrung, besonders in den zerstreuten Krankenhausdiensten, leicht auf rein klinischem Niveau — und ist noch dazu oft von ärmlicher Qualität. Doch lassen sich Ausnahmen, die auf Besseres hindeuten, feststellen, wofür die Harvard Klinik am Boston City Hospital, die sich gegenwärtig der ausgezeichneten Hilfsquellen des Thorndike Memorial Laboratory erfreut, ein vortreffliches Beispiel bietet[1]).

X. Die Kliniken.

b) Unterricht.

I.

Es gibt im Unterricht der klinischen Medizin keine Prinzipien, die nicht gleichzeitig auch für den Unterricht in den Laboratoriumsfächern gälten. Der Student wie der Lehrer gebrauchen ihre Sinne, mit oder ohne Hilfsmittel, um gegenüber einem früher gezeichneten Hintergrund (dem Bild des normalen Menschen) Tatsachen aufzuzeigen, die zusammengefügt sie befähigen, ein Bild zu entwerfen, das sie nach seinen hervorstechendsten Zügen zunächst versuchsweise benennen. Der Kontrast der zwei vor ihrem geistigen Auge befindlichen Bilder (des Normalen und des Anormalen) stellt für sie ein Problem für ein therapeutisches Verfahren dar. Probleme, von denen nicht zwei jemals gleich sind, sich deutlich zu machen und zu lösen — das ist die Aufgabe sowohl des Hausarztes wie des Universitätsforschers. Zu diesem Zweck versucht er nach der Sammlung der gegebenen Tatsachen eine Hypothese und schlägt ein bestimmtes Verhalten ein. Wenn seine Benennung — oder Diagnose — richtig, und sein positives oder negatives therapeutisches Verfahren vernünftig ist, wird sich der normale Zustand, gänzlich oder teilweise, wieder herstellen, je nachdem menschliches Geschick und Wissen helfen oder nicht; wenn sein therapeutisches Verfahren unrichtig ist, wird die Natur negativ antworten, und er kann Gelegenheit haben, es noch einmal zu versuchen — wenn ihm nicht, was häufig geschieht, die Natur die Sache aus der Hand nimmt und sie selbst behandelt. Auf jeden Fall gehört zu dem Prozeß Beobachtung, Induktion und Experiment, worauf wieder — ins Unendliche — Beobachtung, Induktion und Experiment folgen.

---

[1]) Dezentralisierte Kliniken lassen sich jedoch, wenn sie ordentlich ausgerüstet und mit Ärzten versehen sind, vorteilhaft für die Ausbildung nach der Erwerbung des Doktorgrades benutzen. Diese Benutzung ist in Wien, Berlin und Paris hoch entwickelt. S. Carnegie Bulletin VI, Kap. XIV.

Man muß annehmen, daß der Student bei seinen früheren Studien eine Anschauung vom gesunden Körper, Kenntnis der allgemeinsten Krankheitslehren erworben hat und die Fähigkeit, gewisse Werkzeuge zu gebrauchen, die seine Sinne unterstützen, unmöglich aber ersetzen können. Fortan soll ihm seine klinische Ausbildung helfen, seine Erfahrung auszudehnen, zu organisieren und auszulegen; und jeder Schritt darin wirkt in vielen Richtungen — mehrt seine Kenntnis des gesunden Körpers, erneut und bereichert so früher erworbene Kenntnisse in Anatomie und Physiologie und fügt nacheinander die Anschauungen von typischen Krankheitsverläufen hinzu, deren jeder mit allen im Individuum liegenden Einzelunterschieden sein besonderes Bild gibt. Es liegt also im Wesen der klinischen Medizin selbst, daß sie genau so gelehrt werden sollte, wie Anatomie und Physiologie und Pathologie es wurden. Der Student muß im Beobachten, muß im Generalisieren auf Grundlage der Beobachtung ausgebildet werden. Beim Beobachten muß er Augen, Ohren, Finger am Krankenbett gebrauchen, soweit sie förderliche Tatsachen liefern können, und im Laboratorium, bei der Prüfung beweisender Kleinigkeiten, wie sie die bloßen Sinne allein nicht enthüllen können. Im rechten Moment kann das Wissen und Begreifen des Studenten durch Demonstration und gelegentlich sogar durch theoretische Darlegung erweitert werden. Und wenn einmal sein Geist hinlänglich gebildet ist, kann sein Wissen schnell und erheblich durch Lektüre, Besprechung und Erörterung ausgebaut werden. In all dem liegt keine besondere Schwierigkeit. Der Übelstand kam tatsächlich davon her, daß, worauf ich wiederholt hingewiesen habe, die medizinischen Fakultäten selten homogen sind; moderne Ideen sind in den sog. Laboratoriumszweigen zur Herrschaft gekommen, aber gleichzeitig wird die klinische Unterweisung oft noch immer von Männern gegeben, die, wissenschaftlich betrachtet, rückständig sind.

Es gibt also verschiedene Arten des klinischen Medizinunterrichts, von denen jede ihre Rolle zu spielen hat, nämlich 1. Studium oder Beobachtung des individuellen Patienten durch den ganzen Krankheitsverlauf hindurch, unter richtiger Anleitung und Kontrolle des Studenten; 2. Vorführung von Fällen durch den Lehrer; 3. Darlegung der Prinzipien. Natürlich können die verschiedenen Methoden von verschiedenen Lehrern gleich erfolgreich verschieden kombiniert werden, und im Fortschreiten des Studenten neigen sie mehr und mehr dazu, bei jeder Übung, ob am Krankenbett oder im Hörsaal, sich zu vermengen. Wie die Geschichte jedoch zeigt, haben verschiedene Völker sich, wie wir sehen werden, merkwürdigerweise mit mehr oder weniger Nachdruck vorzugsweise der einen der drei Methoden zugewandt.

II.

Ich nehme die englische Methode zuerst, weil sie ihrem Wesen und ihren Möglichkeiten nach wohl die richtigste ist. Ich habe die Ausbildung, mit der der britische Student gewöhnlich die Klinik betritt, schon kurz charakterisiert: sie ist meistens kurzsichtig praktisch — zu wenig phantasievoll, um eine wirklich moderne klinische Struktur zu tragen. Und ich habe auch den britischen Lehrer der klinischen Medizin charakterisiert — mit wenigen Ausnahmen, deren Bedeutsamkeit ich nicht übersehe, ein Praktiker oder Konsiliarius, der darauf bedacht ist, die Medizin zu praktizieren und Leute auszubilden, die sofort mit Kranken vertraut sein wollen, und weniger gerüstet sind, mit der schnellen Entwicklung der klinischen Wissenschaft Schritt zu halten oder zu ihr beizutragen.

Die Grenzen, innerhalb derer die britische klinische Ausbildung arbeitet, sind so von Anfang an deutlich vorgezeichnet. Nach einem kurzen vernünftigen Kursus in physikalischer Diagnose — eine neue Verordnung, obgleich schon lange in Gebrauch[1]) — beginnt der Student mit einer Serie klinischer Posten, auf deren jedem er in unmittelbarer und verantwortlicher Beziehung zu Patienten steht. Die Krankenhausstellen sind, wie ich gezeigt habe, in kleine Einheiten mit winzigem Personal aufgeteilt — einem Chef, einem Oberarzt und zwei oder drei kürzlich approbierten Assistenten[2]). Jeder solchen Gruppe wird eine kleine Anzahl Studenten zugewiesen, die daraufhin organische Teile der kleinen Organisation werden. Jeder von ihnen hat gewisse Pflichten in Verbindung mit gewissen Patienten zu erfüllen — wobei die jedem Studenten zugewiesene Anzahl von Betten oder Kranken beträchtlich je nach der Anzahl der Studenten und der Masse des verfügbaren Materials wechselt. Sie machen die Tätigkeit des Arztes mit — nehmen Krankengeschichten auf, untersuchen, stellen Diagnosen und schlagen eine Behandlung vor. Sie haben freien Zutritt zu den Stationen und sind sogar ein Teil der funktionierenden Maschine[3]); man nimmt an, daß ein Vorgesetzter ihnen hilft, wenn sie in Schwierigkeiten sind, und daß der Chef oder einer seiner Genossen ihre Arbeit beauf-

---

[1]) In einem Studienplan mit einer langen Tradition kann viel getan werden, was im Schema nicht erscheint. Das gilt für alle europäischen Länder.

[2]) In Amerika würden wir „kürzlich graduiert" sagen.

[3]) Es besteht jedoch eine beträchtliche Verschiedenheit betreffs der Stunden, während welcher die Stationen den Praktikanten und Assistenten offenstehen: am University College, London, z. B. haben die Studenten täglich vier Stunden Zutritt zu den Patienten — eine entschieden zu kurze Zeit; am Guys, neun; am Royal Infirmary, Edinburg, fünf.

sichtigt und kontrolliert[1]). Wenn Runden gemacht werden, steht der Student seinen Kameraden und seinem Lehrer gegenüber; nachdem der diensttuende Arzt ihn ausgefragt hat, verbreitet er sich mehr oder weniger ausführlich über den Fall, vergleicht, erklärt, generalisiert. Gewöhnlich macht er seinen Unterricht am Krankenbett schnell, oberflächlich, oft fast zufällig ab.

Als Klinizist wird der Student in der typischen Londoner Fakultät sechs Monate als „klinischer Praktikant" arbeiten, drei bei Krankenhauspatienten und drei bei poliklinischen Patienten und weitere drei Monate als pathologischer Praktikant, indem er an bakteriologischen und pathologischen Arbeiten teilnimmt, wie sie die Station oder das Leichenhaus liefert. Als Co-Assistent („dresser") betritt er in der Chirurgie einen ähnlichen Weg. Die Geburtshilfe weicht nur insofern ab, als die beiden Praktikantenzeiten (bei klinischen und poliklinischen Patienten) jede einen Monat laufen und das Krankenhausmaterial meist spärlich ist. Ähnliche Einrichtungen bestehen in allen anderen Abteilungen, die die Fakultät besitzt: Augen-, Hautkrankheiten usw. Alles in allem muß der Student jetzt wenigstens drei Jahre auf diese Weise verbringen.

Ein englisches Krankenhaus, als Lehrinstitut betrachtet, löst sich in kleine Gruppen auf, etwa fünf bis zehn Studenten, die einem Lehrer von Bett zu Bett folgen — zwei- oder dreimal wöchentlich dem Chef, an den andern Tagen einem Oberarzt[2]). Jeder Student ist aktiv tätig, soweit es sich um „seinen" eigenen Patienten handelt; er ist Zuschauer, wenn auch nicht immer gänzlich passiv, wenn seine Mitstudenten mit „ihren" Patienten zu tun haben. Die Instruktion am Krankenbett wird jedoch ergänzt durch systematische und gewöhnlich theoretische Vorlesungen auf jedem Gebiet, deren Besuch zum Glück freiwillig ist; und durch spezielle Demonstrationen oder Klassen, die jedoch gewöhnlich mit einiger Rücksicht auf eines der Zwischenexamina veranstaltet werden, für das sich der Student durch eifriges „Pauken" vorbereitet. Ein kleiner Prozentsatz der Studenten, die „qualifiziert" sind, erhalten höhere Stellungen, die von einem halben bis zu einem Jahr, gelegentlich länger, laufen, als Hausarzt oder -chirurg oder Assistentshausarzt oder -chirurg usw. Die übrigen — vielleicht drei

---

[1]) In der Praxis werden die Studenten von Krankenhausärzten, die kürzlich selbst noch Studenten waren, im allgemeinen nicht sehr wirksam „kontrolliert"; der Chef und sein Oberarzt verbringen zu wenig Zeit im Krankenhaus, um eine wirksame Kontrolle auszuüben. Die „Einheiten" sind in dieser Hinsicht vielversprechender.

[2]) In Schottland besucht der Chef das Krankenhaus täglich; ebenso am Guys und natürlich auch bei den Londoner „Einheiten".

Viertel der Gesamtzahl — fangen unglücklicherweise sofort an zu praktizieren[1]).

Die Vorzüge des britischen Systems sind groß und offensichtlich. Sie werden von den Engländern selbst voll gewürdigt und werden in anderen Ländern nicht verkannt. Im wesentlichen erlernt der britische Student die klinische Medizin als intelligenter Lehrling — als ein Lehrling, meine ich, der kraft vorheriger Ausbildung bald imstande ist, bei der Analyse von Symptomen, der Anordnung von Daten und dem Ziehen versuchsweiser Schlüsse ordnungsgemäß zu verfahren.

Außer der ungenügenden Zeit, die der englische Chef gewöhnlich auf seine Lehrtätigkeit verwendet und der übermäßigen Verantwortung, die den Oberärzten aufgebürdet ist, liegt der Fehler in der Ausbildung, nicht in dem System als solchem, sondern in dem Geist, in dem sie immer noch gehandhabt wird, nämlich der kurzsichtigen, vorwiegenden Berücksichtigung des rein Praktischen. Es ist in der Tat, wie ich schon früher feststellte, erstaunlich, wie wenig die britische Physiologie es bis jetzt fertig gebracht hat, den Geist der britischen Medizin zu ändern. Seit langem treten jährlich Studenten, die in Cambridge, Oxford und am University College, London, in der Physiologie gut ausgebildet worden sind, in die Krankenhäuser ein und geraten, mit wenigen Ausnahmen, bald zu einem klinischen Studium, dessen Niveau weit unter dem ihrer physiologischen Ausbildung liegt[2]). Sie gehen in der Tat in der Masse der Studenten mit geringerer Vorbildung unter, mit denen sie zusammengewürfelt werden.

Wenn man einer Reihe von Darlegungen am Krankenbett zuhört, die nicht selten nach Wesen und Ton eine Plauderei sind, fällt einem die positive Note auf; auf diese, jene oder eine andere Indikation wird hingewiesen — selten wird das Unbekannte, das Problematische, die tiefere Frage, der historische Hintergrund erwähnt. Allerdings könnte der Stab eines englischen Krankenhauses bei seinen mehrmaligen Besuchen

[1]) In Edinburg ist das Famulieren wegen der Größe der Studentenschaft und der beschränkten Arbeitsmöglichkeiten des Royal Infirmary weniger stark entwickelt als in London, auf das sich der Text speziell bezieht. Die Edinburger Studenten erhalten im Turnus Fälle zum individuellen Studium, so daß auf diese Weise jeder Student nur zwei oder drei Fälle während einer vorgeschriebenen Zeit bekommt, anstatt dauernd eine bestimmte Zeitlang gewisse Betten unter sich zu haben. Der klinische Unterricht besteht daher in Edinburg großenteils aus klinischen Visiten, klinischen Vorlesungen und theoretischen Vorlesungen.

[2]) Der Krieg hat hier vieles vermutlich geändert — ob vorübergehend oder bleibend, wird sich zeigen. Physiologen wie HALDANE, BARCROFT, HILL, BAYLISS und STARLING machten sich an medizinische Probleme. So erhielt die Physiologie Probleme von der Medizin und die Medizin Ideen von der Physiologie.

in einer Woche die Fälle gar nicht gründlich studieren, selbst wenn die Ausbildung und Arbeitsmöglichkeiten genügten; und die jüngeren Assistenten sind der ihnen auferlegten Last nicht gewachsen. Im Gegensatz zu den unendlichen Kompliziertheiten des wirklichen Prozesses bei gesundem oder krankem Körper ist eine derartige Belehrung am Krankenbett zu sehr vereinfacht. Sie dringt kaum unter die Oberfläche und sieht offenbar nichts von den fundamentalen Tätigkeiten, die zu den Phänomenen des Lebens gehören. Dieser Mangel wird durch die Vorlesungen und Demonstrationen eher verschärft als gebessert. Erstere sind zu sehr erläuternd und geben, außer dem Nachdruck des gesprochenen Wortes, wenig mehr, als der Student in seinen Lehrbüchern lesen wird. Ein wissenschaftlicher Gedankenaustausch, in dem Ideen und die Geschichte der Ideen betont werden, wie auf dem Kontinent üblich, ist in Großbritannien selten. Der klinische Lehrer lebt innerhalb des Kreises des Unmittelbaren, Technischen, Praktischen.

Die von mir beschriebenen Mängel werden in Großbritannien durchaus erkannt. Abhilfe hat man in Manchester gesucht, wo die Pathologie sich durch das ganze Studium hinzieht, ein ausgezeichnetes Mittel, den Studenten die untrennbare Verbindung von Krankenbett und Laboratorium vor Augen zu führen. Der General Medical Council sucht Abhilfe durch zwangsweise Wiederholung der Physiologie und Anatomie während der letzten Semester der Studienzeit, ein Verfahren, das sicher keinen Ausgleich für den Mangel an wirklich wissenschaftlichem Interesse auf seiten der Kliniker selbst schaffen kann.

Bedeutsamer ist es jedoch, daß man in den medizinischen und chirurgischen Einheiten in London schon wirksame Mittel eingeführt hat. Ein voll beschäftigter Arzt mit Ideen kann sich mit einer Gruppe junger Leute umgeben, die sich auf längere Zeit dem Studium der Krankheit widmen wollen. Unter diesen Umständen können sich klinische Schulen entwickeln. Für den Unterricht hat eine Einheit ebenfalls Vorteile. In den neuen Laboratorien von St. Thomas z. B. hat sich schon eine gründlichere und systematischere Wechselbeziehung zwischen Krankenbett- und Laboratoriumsarbeit angebahnt. Dreimal wöchentlich wird ein systematischer Unterricht in biologischen und chemischen Methoden klinischer Forschung gegeben. Außer den vom Praktikanten verlangten Examina dieser Art werden kleinen Gruppen besondere Fälle zugewiesen — ein Magenfall einer Gruppe, ein Fall von Diabetes einer anderen, einer dritten Gruppe die Prüfung der Nierenfunktion. Die entsprechende Gruppe der Chirurgie verbindet die Stationsbesuche enger mit der pathologischen Anatomie und Histologie als gewöhnlich der Fall ist, obgleich sich in Edinburg wie Manchester ein Streben in derselben Richtung zeigt. Auch greift man in engem Zusammenhang mit dem Unterricht Forschungsprobleme an[1]). Die Krankenhausärzte sehen manchmal scheel, aber vielleicht häufiger mit Sympathie auf diese Neuerungen; sie stellen jedoch nur den Anfang einer Invasion dar, die weit gehen muß, wenn Geist und Ziel der medizinischen Ausbildung in England auf die Höhe der zeitgenössischen medizinischen Wissenschaft gebracht werden sollen.

Eine nicht leicht von der Hand zu weisende Schwierigkeit stellt im Augenblick die finanzielle Lage dar, denn aus Gebühren unterhaltene Krankenhausschulen können nicht ohne angemessene Fonds reorganisiert werden. Aber es besteht eine noch tieferliegende Schwierigkeit. Der Engländer ist stolz darauf, daß er „praktisch" ist; Tradition und festbegründetes Recht aber nennen die neue Bewegung „wissenschaftlich". Man trifft daher sehr leicht irgend etwas Apologetisches und Vermittelndes, was die eigentliche Sachlage verschleiert, selbst in den kräftigsten Verteidigungsreden für den Fortschritt. In Wahrheit sind, wie die Engländer selbst es darstellen, „praktisch" und „wissenschaftlich" identisch. Sir GEORGE NEWMAN, den man wohl mit Recht als einen der wirksamsten Faktoren beim Fortschritt der britischen Medizin betrachten darf, wies in einem kürzlichen Bericht[2]) auf die Tatsache hin, daß die meisten Leute augenscheinlich an ganz einfachen Krankheiten leiden — Tuberkulose, Lumbago, Anämie, Bronchitis usw. Er betont daher, daß die medizinische Fakultät praktische Ärzte ausbilden muß, die wissen, was sie mit der Art von Krankheiten, der sie am wahrscheinlichsten begegnen, anfangen. Aber, wie er weiterhin sagt, „Rückenschmerzen" sind keine Krankheit; ihre Diagnose erfordert Differenzierung, und hierzu können alle Hilfsmittel der Wissenschaft nötig sein; Prognose und Rat sind sicher nicht leichter. „Bronchitis und Verdauungsstörungen sind proteusartig nach Art und Schwere." Der „praktische" Doktor ist daher nicht der Doktor, der eine Reihe von Vorschriften für ein Symptom kennt und gibt; im Gegenteil, je gründlicher und wissenschaftlicher, desto praktischer ist er. Aber das wagt man in Großbritannien nicht offen auszusprechen. Und doch könnten die zwei nirgends sonst in der Welt so zuverlässig identifiziert werden; denn die Einheiten, die noch in den Kinderschuhen stecken, zeigen schon, wie der britische medizinische Unterricht gründlich modernisiert werden kann, ohne die Qualität des Konkreten und Praktischen, durch die er sich zwei Jahrhunderte lang ausgezeichnet hat, zu verlieren.

---

[1]) Der Medical Research Council arbeitet auf diesem Punkt mit den Einheiten zusammen.

[2]) Recent Advances in Medical Education in England, London (His Majesty's Stationery Office, 1922), S. 68ff.

III.

Bei der Beschreibung der klinischen Ausbildung des französischen Studenten muß man unterscheiden zwischen der Rolle, die die medizinische Fakultät, und der Rolle, die das französische Krankenhaus, unabhängig von der Fakultät, spielt. Wir werden mit der Betrachtung der ersteren beginnen.

Die klinische Ausbildung des französischen Studenten, die schon bei seinem Eintritt in die medizinische Fakultät beginnt, besteht aus einer Reihe von Studien — d. h. bestimmter Perioden, während welcher er den Vormittag unter der allgemeinen Leitung der medizinischen Fakultät in der einen oder anderen Krankenhausabteilung verbringt[1]). Während der ersten zwei Jahre verteilt er seine Zeit gleichmäßig auf Medizin und Chirurgie — indem er ein Semester von jedem der beiden ersten Jahre auf eine medizinische Klinik und je das zweite Semester auf eine chirurgische Klinik verwendet. Während der folgenden Jahre geht er durch die anderen Kliniken hindurch — Geburtshilfe, Ophthalmologie, Dermatologie usw.

Der französische Kliniker richtet sich seine Arbeit ein, wie er will. Gewöhnlich aber versammeln sich die Studenten des ersten und zweiten Jahres — und alle anderen, die wollen — um neun Uhr im Krankenhaussaal, um eine theoretische Vorlesung zu hören, die den Studenten orientieren soll, damit er, der von Anatomie und Physiologie nichts weiß, schnell genug Wissen erwirbt, um etwas von dem, was er in der Klinik erleben wird, zu verstehen. Diese Vorlesungen streifen die Anatomie, Physiologie und Pathologie der verschiedenen Organe und werden gelegentlich durch Demonstration von Präparaten illustriert. Die gesamte Ärzteschaft der Klinik beteiligt sich an ihnen. Was ihren Nutzen angeht, sind sie sehr verschieden: die besten Lehrer versuchen, den Studenten, soweit es menschenmöglich ist, durch klare und einfache Darstellung, worin die französischen Lehrer hervorragend sind, vorzubereiten, die sorgfältig ausgewählten und relativ einfachen klinischen Probleme, die ihnen in den folgenden Stunden dargeboten werden, zu verstehen; aber es fehlt nicht an ehrgeizigen Vortragenden, die weit über den Kopf des Anfängers hinausschießen, sowohl mit der eben beschriebenen Vorbesprechung, wie später bei den vorgeführten Fällen.

Um zehn Uhr versammelt sich die Gruppe, die aus etwa 30 oder 40[2]) bis zu 100 „stagiaires" besteht und sich durch Besucher, von denen

[1]) Ihm wird vom Sekretär der Universität mitgeteilt, daß er in dieses oder jenes Stadium einzutreten hat; er darf die Klinik, die er besuchen will, wählen; wenn ihre Quote voll ist, muß er eine andere Wahl treffen.

[2]) Die Gruppen der Stationskurse des ersten Jahres sind groß, weil die eben anfangenden „Stagiaires" auf die paar offiziellen Kliniken beschränkt sind.

viele praktizierende Ärzte sind[1]), vermehrt, in den Stationen zwecks Unterrichts am Krankenbett. Den „stagiaires“ hat man vorher der Reihe nach bestimmte Fälle zum Studium überwiesen. Der Anfänger soll, mit solcher Hilfe, wie er sie vom Internisten oder Assistenten bekommen kann, einen Bericht über seinen Patienten ausgearbeitet haben. Auf diesem Stadium erwirbt er gleichzeitig anatomisches und physiologisches Wissen; er hat noch keine Instruktion in der Kunst der physikalischen Diagnose gehabt; die „schnappt“ er im Lauf der Zeit von älteren Studenten und Assistenten auf. In der überfüllten Station — manchmal so überfüllt, daß nur wenige den Patienten sehen und nicht einmal alle den Studenten hören können — liest der „stagiaire“ die Geschichte, die er fertiggebracht hat, vor und wird ins Kreuzverhör genommen. Der Externist und schließlich der Internist, die jeder einen Grad der Verantwortung für denselben Patienten haben, werden ähnlich, wenn auch gründlicher ausgefragt. Schließlich nimmt der Professor selbst den Fall vor und bespricht ihn ausführlich. Der Student ist anfänglich natürlich verwirrt, denn da er die gesunden Organe und Funktionen nicht kennt, kann er nicht wissen, was pathologisch ist und was nicht. Die besseren Lehrer wählen die Fälle mit Sorgfalt aus und leiten den „stagiaire“ mit unendlicher Geduld; aber es fehlt nicht an Leuten, die glauben, es sei das beste, den Studenten in tiefes Wasser zu werfen, damit er sich desto eifriger zu schwimmen bemüht. In jedem Fall klärt ihn die „natürliche“ Methode, wie ich sie genannt habe — die Methode, aus einer so ausgedehnten Erfahrung zu lernen, daß die Dinge sich nur langsam sichten und klassifizieren —, allmählich über Unterschiede und ihre Bedeutung auf. Man führt an, daß sich im Lauf der Zeit die ursprünglich chaotischen Eindrücke ordnungsgemäß absondern, und daß bei dem täglichen Herumprobieren und Beobachten der Student schließlich lernt, für sich und seinen Patienten zu sorgen.

Im zweiten Jahr lösen sich die großen Gruppen auf, wenn die Studenten sich auf die offiziellen und inoffiziellen Kliniken verteilen. Außerdem wird von jetzt an der Unterricht in der Fakultät wie die wachsende Erfahrung im Krankenhaus allmählich nutzbringender für ihn. Der tägliche Stationsvortrag wird durch Stunden und Demonstrationen von intimerem und praktischerem Charakter ergänzt. Die einzelnen Kliniken weichen jedoch in beträchtlichem Maß in ihrer Fähigkeit, der Darlegung am Krankenbett einen Laboratoriumsunterricht beizufügen, voneinander ab. Ein Leichenhaus ist immer vorhanden; aber die Autopsien, die gewöhnlich für jede Abteilung gesondert von einem Internisten, der noch nicht approbiert ist, gemacht werden, können

[1]) Die Gegenwart der Ärzte beeinflußt zweifellos den Charakter des Unterrichts.

etwas Richtiges und Gründliches beisteuern oder nicht[1]). Die klinischen Laboratoriumsmöglichkeiten sind bestenfalls viel zu beschränkt, um die „stagiaires“ aufzunehmen. Es existieren z. B. ausgezeichnete Arbeitsmöglichkeiten für chemische und bakteriologische Forschungen in einigen Kliniken; aber der „stagiaire“ kommt nicht über die Schwelle; sie gehören dem Chef, seinen Assistenten, dem vielversprechenden Internisten und dem fortgeschrittenen Arbeiter von draußen. Indessen werden an der Fakultät systematische Vorlesungen über Biochemie und Pathologie gehalten; aber die Fakultätsvorlesungen über Biochemie kommen im vierten Jahr und über Pathologie im dritten — ein oder zwei Jahre zu spät, um dem „stagiaire“ von Nutzen zu sein, der es in seinem ersten und zweiten Jahr schon mit biochemischen und pathologischen Phänomenen zu tun hat.

Ich sagte, daß man geringe Verschiedenheiten finden kann. Einige Kliniken z. B. lassen den erwähnten einführenden Vorlesungskurs ganz oder teilweise aus; eine von ihnen nennt sich offen propädeutisch — indem sie es unternimmt, zuerst das bißchen Anatomie und Physiologie zu lehren, das nötig ist, um eine einfache körperliche Untersuchung zu machen. Andere Kliniken schließen den Anfänger aus — und überlassen es jemand anders, ihm die Grundlagen, die er sich irgendwo verschaffen muß, zu geben. In der medizinischen Klinik einer Provinzuniversität wiederum sieht der Stagiaire den Patienten nicht, ehe sich die Gruppe versammelt. Dann bestimmt der Professor zwei Studenten für zwei Patienten und gibt ihnen zehn Minuten für die Untersuchung. Am Ende dieser Zeitdauer berichten sie ihre Beobachtungen, denen der Laboratoriumschef dann seine Befunde hinzufügt. An einer anderen Provinzuniversität werden einige 40 bis 50 Studenten jeder Klinik zugewiesen. Der Professor liest im voraus vor der ganzen Gruppe, die sich dann teilt, und die Assistenten führen kleine Gruppen von fünf oder sechs durch die Stationen. Gelegentlich führt ein guter Administrator, wie z. B. an der geburtshilflichen Klinik in Paris, ein wohlorganisiertes, praktisches Famulieren ein. Mittlerweile geben am Nachmittag systematische, ihrem Charakter nach theoretische und beschreibende Vorlesungskurse der medizinischen Fakultät dem Studenten zusammenfassende Überblicke über Medizin, Chirurgie und andere klinische Zweige.

Insoweit die medizinische Fakultät selbst in Betracht kommt, lernt also der französische Student, indem er eine Reihe von Jahren Morgen um Morgen in die Kliniken geht und nachmittags an der medizinischen Fakultät systematische Vorlesungen und praktische Kurse mitmacht,

[1]) In Straßburg wird jedoch die Sektion, wie ich schon sagte, im Zentralinstitut für Pathologie gemacht.

zuerst in den Laboratoriumsfächern, dann in den klinischen Zweigen. Tatsächlich jedoch ist der Fakultätsunterricht, der sich so auf dem Studienplan zeigt, weder der wichtigste noch der eigentlich charakteristische Teil der Ausbildung des französischen Studenten. Diese Ausbildung soll, wie ich sagte, klinisch sein; das Krankenhaus, mehr als die Fakultät als solche, ist der hauptsächliche Faktor. Daher macht sich von Anfang an das Krankenhaus als eine von der medizinischen Fakultät gesonderte Organisation fühlbar. Denn das französische Krankenhaus mit seinem mageren, nur teilweise beschäftigten Stab von Berufsärzten benutzt bezahlte, außerhalb wohnende Studenten des ersten oder zweiten Studienjahres als Externisten und bezahlte, im Krankenhaus wohnende Studenten der späteren Semester als Internisten. Insofern die Fakultät dem medizinischen Unterricht von Anfang an einen klinischen Charakter geben will, ist es klar, daß der Student sich am besten selbst erziehen kann, wenn er ein Teil einer Krankenhausorganisation wird. Vom ersten Tage an bildet er sich daher zu dem Zweck aus, eine Stellung als Externist (für drei Jahre) zu gewinnen, die die meisten Studenten während ihres zweiten Jahres zu erlangen versuchen. Die Fakultät schützt jedoch in gewisser Weise den Studenten wie das Krankenhaus: denn ehe der Student an dem Wettbewerb für das „Externat" teilnehmen kann, muß er an der Fakultät seine Examina in Anatomie, Histologie, Physiologie und allgemeiner Pathologie bestanden haben, in jedem dieser Fächer ist also eine Durchschnittsleistung ein Vorerfordernis für die Krankenhauslaufbahn[1]). Indessen werden zu diesem Zwecke Paukklassen und praktische Klassen, mit denen die Fakultät nichts zu tun hat, obgleich sie sehr mit dem rechnet, was sie wirklich fertigbringen, von Internisten und Assistenten in verschiedenen Kliniken geleitet. In diesen Klassen bekommt der Student einen mechanischen Drill in Anatomie, medizinischer und chirurgischer Pathologie; denn das sind die Fächer, in denen er examiniert wird. Danach scheidet sich die Studentenschaft scharf in die, die in dem Wettbewerb um das Externat durchfallen, und die, welche, gezwungenermaßen Universitätsstudenten, von jetzt ab morgens Kliniken und nachmittags Fakultätsübungen und -vorlesungen besuchen, und die, welche sich, nachdem sie ein Krankenhausexternat erlangt haben, die nächsten zwei oder drei Jahre eifrig ihrem Famulieren und der Vorbereitung auf den nächsten Krankenhauswettbewerb, nämlich für eine Internistenstellung, widmen[2]). Noch ein-

[1]) Ein klinischer Professor erklärt: „Il faut surtout passer des examens sans sévérité."

[2]) Externisten dürfen sich den Examina für das Internat unterziehen, wann sie wollen, und sie dürfen es viermal versuchen. Die Majorität der Erfolgreichen ist am Ende des dritten Jahres der Externistenschaft so weit. In Paris z. B. kamen kürzlich 9 erstjährige Externisten, 68 zweijährige Externisten und 148 drittjährige Externisten durch.

mal jedoch kommt die Fakultät dazwischen; denn ehe der Student an den Examina für das „Internat" teilnehmen darf, muß er sein Fakultätsexamen in acht weiteren Fächern bestanden haben, nämlich in Physik, Chemie, Medizin, Geburtshilfe, Bakteriologie, Pathologie usw.

Die Prüfung für das Internat — sie ist auf die, welche vorher Externisten gewesen sind, beschränkt — ist in mancher Hinsicht streng. Sie besteht aus einem schriftlichen Examen, das die Zweifelhaften ausscheiden soll, und später aus mündlichen und schriftlichen Examina, an deren Schluß die Mitglieder des Prüfungsausschusses die Leistungen der Kandidaten einzeln einschätzen, und einer endgültigen Konferenz, auf der die einzelnen Einschätzungen zusammengestellt werden; Urteile werden auf der Basis der Vergleichung der Qualität gefällt. Insofern der Prüfungsausschuß nur aus Klinikern besteht, wird das, was praktische Bedeutung hat, noch einmal betont, während die zugrunde liegenden Wissenschaften nur als Werkzeuge dienen; da ferner weder das mündliche noch das schriftliche Examen praktische Prüfungen irgendwelcher Art enthält, hängt das Resultat von der Fähigkeit des Kandidaten ab, seinen Wissensschatz schnell in Ordnung zu bringen und eine klare schriftliche oder mündliche Darstellung dessen zu geben, was er von seinen Einpaukern und Lehrbüchern gelernt hat. Es ist klar, daß ein Examen auf dieser Stufe einem breitausgetretenen Pfad folgen muß[1]). Man muß zugeben, daß die Kandidaten eine erstaunliche Leichtigkeit im Ausdruck zeigen. Dieser Ausbildung haben sie zum Teil ihre spätere Klarheit und Flüssigkeit zu verdanken[2]).

Die französische Studentenschaft setzt sich also aus drei Schichten zusammen: 1. der niedrigsten und größten Schicht — in Paris beträgt sie mehrere tausend Studenten —, die jahrelang die Kliniken besuchen und durch Wiederholung, Lektüre und einige praktische Kurse die klinische Ausbildung erlangen, die sie befähigt, die Examina, von welchen die Approbation abhängt, zu bestehen; 2. der mittleren Schicht, den Externisten, deren noch immer vorherrschend klinische Arbeitsmöglichkeiten man mit denen eines englischen Praktikanten vergleichen kann, obgleich sie nicht so gut sind; 3. der obersten Schicht, der kleinen auserlesenen Gruppe der Internisten, welche die klinische Medizin durch

---

[1]) Es wird berichtet (Journal of the American Medical Association, Vol. 83, Nr. 13, S. 1015), daß die Einführung einer Frage über ein bisher nicht übliches Thema bei den letzten Examina für das Internat zu heftigen Äußerungen der Unzufriedenheit auf seiten der Kandidaten geführt hat.

[2]) Die Einzelheiten sind von Ort zu Ort nur wenig verschieden. In Paris, das typisch ist, besteht die schriftliche Prüfung aus drei Fragen. Der Kandidat hat eine halbe Stunde zum Nachdenken und eine Stunde, um seine Antwort niederzuschreiben. In der mündlichen Prüfung zieht er drei Fragen aus einer Urne und hat zehn Minuten zum Nachdenken mit darauffolgenden zehn Minuten für seine Antwort.

langandauernden intimen Kontakt mit Patienten und Lehrern erlernen. Aus dieser letzten Gruppe werden alle höheren Posten im Krankenhaus wie der Fakultät besetzt. Die Arbeitsmöglichkeiten der Internisten sind einzig in ihrer Art. Sie werden durch einen Wettbewerb ausgewählt, der sich nach Verfahren und Wirkung dem Ehrensystem einer englischen Fakultät vergleichen läßt, denn der Student hat sich vor einer regelmäßigen, von Lehrern geleiteten Einführung auf eine strenge intellektuelle Prüfung im Wettbewerb mit anderen vorzubereiten. Einmal gewählt, hat der Internist Möglichkeiten zu klinischer Erfahrung und klinischem Kontakt, wie kein Student in irgendeinem anderen Lande sie im Lauf seiner medizinischen Ausbildung besitzt. Aber mit all seinen großen Vorteilen ist das System in verschiedenen Hinsichten angreifbar. Im Augenblick, wo die tüchtigeren Studenten eine solide wissenschaftliche Grundlage legen sollten, werden sie durch die Notwendigkeit, in verschiedenen Fächern ein Mindestmaß zu leisten, abgelenkt. Sie können nicht gründlich und mit Muße die berechtigten Forderungen des Augenblicks erfüllen — Anatomie, Physiologie oder Chemie —, gerade die Aufgaben, die für die tüchtigeren Studenten wichtig sind; sie müssen ihr Augenmerk auf etwas anderes richten, das etwas außerhalb liegt. Das Internat ist daher ablenkend und verfrüht. Außerdem ist das Internat zu klinisch; denn gerade die, welche sich nicht beeilen sollten, in die Klinik zu kommen, sind diejenigen, die nun darin untergehen.

Die Statistiken zeigen nicht nur, wie die Studentenschaft auf diese Weise gespalten ist, sondern auch ein wie großer Prozentsatz auf die geringeren Möglichkeiten, etwas zu lernen, die die medizinische Fakultät allein anzubieten hat, zurückgeworfen wird. In Paris z. B. sind 3000 und mehr Studenten, von denen ungefähr 300, nachdem sie eine Internistenstelle gewonnen haben, in den Krankenhäusern die Art klinischer Ausbildung bekommen, die man in Frankreich schätzt; 1000, worin die Zahl der späteren Internisten notwendig einbegriffen ist, bringen es zum Externisten und haben so eine viel beschränktere Möglichkeit, den gewürdigten Ausbildungstyp zu bekommen; diese beiden mehr oder minder begünstigten Gruppen schenken der Fakultät im Augenblick so wenig Aufmerksamkeit, wie die obenerwähnten Einschränkungen es erlauben. Der Rest, über die Hälfte der Studentenschaft, durchläuft den medizinischen Studiengang als „stagiaires" — sieht in den Kliniken zu, hört Vorlesungen an der Fakultät, nimmt die geforderten praktischen Kurse und besteht schließlich die nötigen Examina. Andere Universitäten bieten ihre Arbeitsmöglichkeiten ähnlich parteiisch an: so gewinnen in Lyon von einer Anfangsklasse von 200 ungefähr 80 ein Externat, und von diesen 15 ein Internat; die übrigen bleiben „stagiaires"; einige bekommen Stellungen in Krankenhäusern Lyons, die nicht zur Universität gehören, oder anderswo.

Die Fakultät bemüht sich nicht, für einen angemessenen Ersatz in bezug auf die Ausbildung und Erfahrung für die große Zahl derer zu sorgen, denen es nicht gelingt, Externisten zu werden, oder für die noch größere Zahl, denen es nicht gelingt, Internisten zu werden. Sie erlaubt ihnen jedoch, als „stagiaires" Unterweisung in nichtakademischen Kliniken zu suchen, die sich tatsächlich im wesentlichen in bezug auf Arbeitsmöglichkeiten, Ärzteschaft oder Tätigkeit nicht von den Universitätskliniken unterscheiden. So wird in die klinische Ausbildung des Studenten ein elastisches Element hineingetragen; er ist in der Lage, Vorteile zu suchen; er wird für sein eigenes Heil verantwortlich gemacht. Der „stagiaire", der das „externat" nicht hat machen können, kann so in einer unabhängigen Klinik ebenso gute Chancen wie der Externist oder sogar der Internist haben, nur mit dem Unterschied, daß ihm die Tür der Hoffnung (für eine akademische oder Krankenhausstelle) verschlossen ist und damit die Anregung, die aus der Möglichkeit einer solchen Karriere entspringt.

Nach dem obigen Bericht muß klar sein, daß, wenn die medizinische Ausbildung als ihrem Charakter nach wesentlich klinisch angesehen wird, das Krankenhaus, und nicht die medizinische Fakultät, der eigentlich wirkende Faktor ist. Nicht nur wird das französische Krankenhaus nicht von der Universität kontrolliert, sondern das Krankenhaus als eine unabhängige Organisation nimmt der Fakultät tatsächlich die Ausbildungskontrolle aus den Händen und geht seinen eigenen Weg, wobei es das von den Behörden aufgestellte Ausbildungsschema zum großen Teil außer acht läßt. Es zerbricht die Studentenschaft, indem es durch seine Examina (nicht die der Fakultät) Externisten und Internisten auswählt, denen es Verantwortlichkeiten anvertraut, die im angenommenen Sinn so erzieherischen Erfolg haben, daß für die Erfolgreichen die Fakultät zur Nebensache wird[1]), die ihre Bedeutung hauptsächlich dadurch hat, daß sie allein den Doktorgrad verleihen kann, von dem das Recht zu praktizieren abhängt. Man hat zum Spaß gesagt, daß die Externisten und Internisten zur Fakultät gehen, „nur um ihre Gebühren zu bezahlen". Gewiß ist, daß die tüchtigeren Studenten der Fakultät nur ein Minimum von Aufmerksamkeit zollen — indem sie die Examina in den theoretischen Fächern, noch dazu keine schweren Examina, absolvieren „als eine unangenehme Aufgabe, deren man sich so schnell wie möglich entledigt, damit man sie nicht noch einmal zu machen braucht[2])". Kliniker — und zwar akademische wie

[1]) „Viele der besten Studenten haben, außer den praktischen obligatorischen Übungen und gewissen Formalitäten, die Fakultät gänzlich ignoriert." Weiss, G.: „L'enseignement de la médecine" etc., im Bulletin de l'Académie de Médecine, 3 série, Nr. 15, S. 448.

[2]) Brief eines französischen Klinikers.

nichtakademische gleicherweise — legen ihren Unterricht oft so an, als ob es überhaupt keine Fakultät gäbe. Z. B. zeigt die Fakultät einen theoretischen Kurs in Geburtshilfe mit zehn praktischen Stunden an. Weil „einige vielleicht die Vorlesungen gehört haben, aber nicht genug, als daß man danach gehen könnte“, zeigen die verschiedenen Mitglieder der Ärzteschaft der geburtshilflichen Klinik in Paris einen systematischen Unterricht in der Anatomie, Physiologie und Pathologie der weiblichen Geschlechtsorgane und der Säuglingsernährung an.

Abgesehen von der Tatsache, daß, wie angeführt, nur eine kleine Minorität die Art von Arbeitsmöglichkeiten erhält, die die Franzosen für erzieherisch halten, muß man auch die Richtigkeit der Auffassung selbst in Frage stellen. Der verfrühte Gebrauch von Namen und Heilmitteln unterbindet die Analyse. Der Student müßte in der Beobachtung einzelner Phänomene ausgebildet werden; der gedankenlose Gebrauch von terminis technicis führt im ganzen nur zu leicht dazu, eine Schranke zwischen ihm und der Sachlage, die er erkennen soll, aufzurichten[1]). Daß der Besuch von Kliniken für Studenten, die nichts von Anatomie oder Physiologie wissen, eine Zeitverschwendung und demoralisierend ist, wird fast überall von Laboratoriumslehrern behauptet und manchmal sogar von den Klinikern selbst zugegeben. Es wird einem lachend erzählt, daß „stagiaire“ von „sto“, d. h. „ich stehe“, hergeleitet ist. „Natürlich wäre es besser, wenn sie etwas wüßten“, erwiderte der Chef der Klinik auf eine Frage nach dem Wert dieser ersten Jahre. „Ich werde“, sagte Professor Sergent in der schon erwähnten Antrittsrede[2]), „mich immer an die Schwierigkeiten erinnern, die ich bei Beginn meines medizinischen Studiums hatte. Nicht weniger intelligent als andere, verstand ich den Unterricht nicht, der in den Kliniken, in die ich zufällig hineingeriet, gegeben wurde. Namen von Krankheiten und Formeln des allerseltsamsten Durcheinanders bombardierten mein Ohr, wie es die zufällige Folge der Krankheitsfälle mit sich brachte: Krebs folgte der Lungenentzündung auf den Fersen, Rheumatismus folgte der Syphilis, Rasselgeräusche folgten der Cheyne-Stokes-Atmung, Tuberkulose folgte auf Typhus. Ich konnte es nicht

---

[1]) „Das Wissen verdrängt das Sehen.“ Wenckebach: Kunst und Medizin (Wiener klin. Wochenschrift, 9. April 1923, S. 250).

[2]) S. Anm. 2, S. 18. Professor Sergent schlägt vor, der Schwierigkeit durch eine propädeutische Klinik Herr zu werden. Aber 1. geht das nicht an die Wurzel der Schwierigkeit, obgleich es sich als eine Verbesserung herausstellen mag; 2. wird es nur den „stagiaires“ nützen, die in Professor Sergents Klinik sind; alle anderen bleiben in derselben mißlichen Lage wie vorher. Im allgemeinen ist, wie Billroth schon vor langer Zeit bemerkte, als er einen ähnlichen Vorschlag von von Ziemmsen kritisierte: „eine propädeutische Klinik nur eine Klinik mehr“. (Loc. cit. S. 72.)

verstehen! Warum nicht? Weil der Unterricht ein ungeheures Feld umfaßte — ihm fehlte die Methode.“

Am schlimmsten ist die Sache in Paris, wo die akademischen Krankenabteilungen leicht mit Studenten und Besuchern überfüllt sind, zu welch letzteren der Professor unvermeidlich eine Zeitlang spricht. Darin ist es in den Provinzen besser, wo es weniger „stagiaires“ gibt — acht oder zehn in einer medizinischen Klinik, mit vier Externisten und zwei Internisten. Aber in allen sprechen die „stagiaires“ gleicherweise in Phrasen — eine gefährliche Gewohnheit — und werden schnell in die Enge getrieben, wenn man sie ausquetscht. Auf jeden Fall verlangt man selten von ihnen, daß sie etwas tun; am Krankenbett zeigt sich hauptsächlich die Erinnerung an das kürzlich Aufgegabelte. Obgleich der Student im Lauf der Zeit durch Wiederholung, Lektüre und Erfahrung in Form gebracht wird, folgt nicht, daß er nicht mit weniger unnötigen Schrammen mehr erreicht hätte, wenn man ein geordneteres Verfahren eingeschlagen hätte. Allerdings lassen sich glänzende Männer zum Lob oder zur Rechtfertigung der verfolgten Methoden zitieren; aber Ausnahmemenschen sind nicht ein Produkt des französischen medizinischen Ausbildungssystems, sondern der Freiheit. Jeder errang sich sein Heil auf eigene Weise — in einem Fall durch das Pasteurinstitut, in einem anderen durch Anschluß an einen glänzenden und sich eifrig mühenden Lehrer. Ich betonte, daß es gerade diese Freiheit ist, die die Universität nicht zerstören darf; aber auch in Verbindung mit vernünftig organisierten Arbeitsmöglichkeiten läßt sich ein genügendes Maß von Freiheit sichern. Die Tatsache, daß Leute von großen natürlichen Fähigkeiten ihren Weg wieder zurückgehen, sich eine besondere Ausbildung verschaffen, wenn die Notwendigkeit dafür entsteht, oder rechtzeitig aus dem Ratschlag eines Erfolgreichen Nutzen ziehen, ist für die Hunderte, die ihre Jahre unter dem französischen System an der Peripherie verbracht haben, nur ein schwacher Trost.

IV.

Der deutsche klinische Student befindet sich zunächst in einer anderen Lage: er hat mindestens etwa zwei Jahre mit dem Bemühen verbracht, sich eine Idee der Struktur und Funktion des normalen Körpers anzueignen. Wahrscheinlich existiert im Hintergrund seines Geistes eine mehr oder minder klare und ausführliche Vorstellung, was ein gesunder Körper ist und wie gesunde Organe funktionieren, wogegen das Anormale sich dann reliefartig abheben wird.

So ausgerüstet, betritt er die Kliniken — in welcher Reihenfolge und auf wie lange, haben wir schon festgestellt. Die Klinik, die sich von Grund aus vom schon beschriebenen englischen wie französischen

Typus unterscheidet, ist so organisiert und ausgestattet, daß sie nicht nur der Sorge für die Patienten, sondern auch der Forschung und Lehre vom modernen Standpunkt aus angemessen ist. Sie besitzt ihre eigenen Laboratorien für die üblichen Arbeiten, für den Unterricht der noch nicht Approbierten und für chemische und biologische Forschung; sie steht in enger Beziehung zum pathologischen Institut, wo im Todesfalle sachgemäße Autopsien die Stationsberichte ergänzen; sie besitzt ihre Vorlesungsräume mit den nötigen Vorrichtungen zu Demonstrationen und Projektionen; und sie wird von einer ziemlich zahlreichen Ärzteschaft geleitet, die aus gut ausgebildeten Leuten besteht, die aktiv auf jedem der drei Gebiete, für welche die Klinik da ist, mit dem Chef zusammenarbeiten.

Ich sprach vor kurzem von dem Vorlesungsraum, der für eine wirksame Demonstration ausgerüstet ist. Das ist der Unterrichtstyp, den der Student für etwa drei Jahre empfängt. Drei Jahre lang ungefähr verbringt der deutsche Student täglich Stunden damit, den Darlegungen einer Reihe klinischer Lehrer zu folgen. In dieser Art kann es nichts Besseres geben. Die Fälle sind für die Vorstellung sorgfältig vorbereitet worden. Einer der Assistenten hat sorgfältige Krankengeschichten aufgenommen, andere haben klinische Laboratoriumsuntersuchungen gemacht, jemand anders Röntgenaufnahmen; wieder jemand anders Cardiogramme; dieses oder jenes therapeutische Verfahren hat man versucht und beobachtet; schließlich hat man von der Bibliothek und der Sammlung Material zur Illustration herbeigebracht. Der Professor leitet das Ganze. Mit dem allgemeinen Thema vertraut, macht er den Patienten zum Text einer klinischen Darlegung. Vor den zuschauenden Studenten durchläuft er Tag für Tag den ganzen Prozeß und zeigt lebhaft, wie ein wissenschaftlich geschulter tüchtiger Arzt das Problem, das der Patient vor ihm darbietet, angreift. Einheit und Reichhaltigkeit der Belehrung entstehen aus der geordneten Darstellung durch einen einzigen — eine große Leistung, das Unterscheidungsmerkmal der anregendsten französischen und deutschen Lehrer. Man nimmt an, daß, wenn Technik und Methode so energisch und verschiedenartig bei der Behandlung ernster Probleme demonstriert werden, die Studenten lernen werden, mit Krankheiten umzugehen, ob das Problem nun relativ einfach oder relativ schwierig ist.

Der Student kann allerdings gewisse Dinge lernen. Er kann die problematische Natur der Krankheit, die unendlich verschiedenen und komplexen Daten, die sich aus dem Studium ergeben, die Wichtigkeit, die Haltung eines Forschers einzunehmen, die Geschichte der Ideen, den Wert und die Ausdehnung der Literatur über den Gegenstand erlernen. Aber, wie ich schon zeigte, betrifft die Medizin, sei sie nun Wissenschaft oder Kunst, die Sinne; und die Sinne lassen sich durch die demonstrierende Methode weder zum Wahrnehmen noch zum Funktionieren ausbilden. Wenn der Student als Student lernen soll, einen Kranken zu untersuchen, eine Diagnose zu stellen, Fragen zu stellen, den Verlauf der Krankheit zu beobachten, ob die Behandlung ihn beeinflußt oder nicht, muß er selbst dauernd an dem Prozeß teilnehmen, nicht oft genug, um Fertigkeit zu erwerben (das kommt erst mit den Jahren), aber oft genug, um die Behandlungsweise zu erlernen. Die besten Ausführungen eines Professors, der eine Folge von Fällen zeigt, von denen der Student die meisten nie zum zweiten Male sehen wird, wird dies Resultat nicht erzielen. Der Student kann auf diese Weise eine passive Idee von dem, was wissenschaftliches Studium bedeutet, bekommen; aber er wird nicht selbst ein aktiv Handelnder.

Um etwas praktische Ausbildung zu liefern, werden zwei oder drei Mittel angewendet. Es werden Kurse abgehalten, gewöhnlich von den Assistenten, in physikalischer Diagnose, in klinischer Mikroskopie, im Verbinden, in geburtshilflicher Technik, in Stoffwechselkrankheiten, in Herzkrankheiten, in pathologischer Anatomie usw. Das benutzte Material ist reichlich, denn viel Material von Stationen und Polikliniken wird herangezogen; die Assistenten sind tüchtige Lehrer, und die Kurse werden allgemein besucht.

Welche praktische Ausbildung der deutsche Student auch sich aneignen mag, er bekommt sie hauptsächlich auf diese Art. Die Kurse sind der Form nach nicht obligatorisch, vielleicht kein Einwand, da die Lage, in der der Student sich befindet, von ihm verlangt, seine eigene Initiative zu ergreifen; ohne die Kurse würde er in einer Klinik nicht als Famulus zugelassen werden und könnte sein Examen nicht machen. Ein wirklicher Einwand ist jedoch, daß sie zu fragmentarisch sind. Der Student lernt eine Sache von einer Patientengruppe, etwas anderes von einer anderen. Aber die Technik, die der Professor zeigt — das gründliche Studium typischer Probleme von jedem nur möglichen Standpunkt —, führt er selbst überhaupt nie in diesen Kursen aus. Es besteht wenig Grund zu der Vermutung, daß er, nachdem er sich ein Dutzend Techniken und Ansichten einzeln erworben hat, sie nach dem Verlassen der Universität zusammen wirksam machen wird, da er nie dazu angeleitet worden ist, es dort selbst zu tun, obgleich er einen Lehrer nach dem andern die Sache in der vollendetsten und anregendsten Weise, Stunde für Stunde, Tag für Tag, mehrere Jahre lang es hat tun sehen. Wäre es nicht besser, ihm weniger Demonstrationen zu geben und mehr Gelegenheit, die gesamte Technik selbst zu üben?

Auf zwei andere Arten — eine obligatorische, die andere freiwillig — kommt der deutsche Student dem Kranken wirklich näher. Zwei- oder dreimal im Lauf eines Semesters wird er neben den Professor in die Arena gerufen, um einen Patienten zu untersuchen, den er nie zuvor gesehen hat. Ein erfahrener Arzt könnte diese Feuerprobe angreifend finden; für den unerfahrenen Neuling ist sie entsetzlich. Vor einem gefüllten Amphitheater, in Gegenwart des Chefs und seines Stabes soll der „Praktikant" — wie er genannt wird — eine physikalische Untersuchung ausführen und auf Fragen antworten. Die Vorstellung ist gewöhnlich kurz und ohne Resultat. Der „Praktikant" tappt an dem Patienten herum, stellt ihm Fragen, die für die Zuhörer unhörbar sind, antwortet dem Professor schwach, verschwindet in kurzem wieder in den Hintergrund und sieht aus, als ob er sich sehr ungemütlich fühle, während der Professor ihn ganz vergißt und in eine klare, gründliche und bewundernswerte Erklärung übergeht[1]).

Von größerem Nutzen ist es, als „Famulus" (eine Art von Volontär) in einem der Laboratorien oder der Kliniken, manchmal während des Semesters, öfter in den Ferien, Erfahrung zu sammeln. Der Famulus hat keine bestimmten Pflichten oder Verantwortlichkeiten; er macht sich soweit nützlich, wie er es kann, ohne lästig zu fallen. Manchmal ist er bloß ein Packesel; unter günstigeren Umständen — wenn die Ärzte liebenswürdiger oder hilfsbereiter oder der Famulus selbst tüchtiger ist — hat er Zugang zu pathologischem und anderem Material, assistiert bei Autopsien, hilft im klinischen Laboratorium und dringt sogar manchmal in die Stationen im Gefolge der Ärzte bei den Visiten ein, verfaßt Krankengeschichten und untersucht sogar Patienten, wobei ihm die Assistenten mehr oder weniger Aufmerksamkeit schenken. Eigentlich jeder Student dient zwei oder drei Monate in der Medizin und Chirurgie als Famulus und als Hauspraktikant in der Frauenklinik.

Bis jetzt jedoch ist die offizielle Ausbildung des Studenten fast gänzlich theoretisch gewesen. Die Deutschen selbst sind sich dieses Mangels bewußt. Sie haben Abhilfe in der Forderung eines praktischen Jahres gesucht, das in einem Laboratorium oder auf den Stationen eines dazu autorisierten Krankenhauses verbracht werden muß.

Bis jetzt hat das praktische Jahr die Erwartungen nicht völlig befriedigt. Erstens läßt sich eine drei Jahre lang erfolgte, unwirksame Methode nicht durch eine verspätete Tätigkeit irgendwelcher Art gutmachen; man müßte die Methode selbst ändern; und man würde es auch tun, wäre sie nicht so tief in der Tradition verwurzelt. Außerdem hat man das deutsche Krankenhaus lange ohne die Einwirkung von „Internisten" organisiert und geleitet, wobei die wichtigsten im Personal die Assistenten waren, die lange Zeit mit kleinem Gehalt dienten wegen

---

[1]) Der Praktikant von heute ist nicht ausgesprochen von dem Praktikanten verschieden, den Waldeyer beschreibt, der vor 60 Jahren Frerichs Klinik besuchte. Andererseits war zu Waldeyers Zeit ein inoffizielles Praktikantentum im Schwange. (Loc. cit. S. 106—107.)

der unübertrefflichen Chance, Erfahrungen zu sammeln und Forschungen durchzuführen. Wenn jetzt das praktische Jahr Frucht tragen soll, müßten Pflichten und Arbeitsmöglichkeiten neu verteilt werden; denn nur wenn der junge approbierte Arzt ein verantwortlicher Faktor in der Leitung der Stationen und der Ambulanz würde, könnte er eines großen Nutzens sicher sein. Aber eine solche Neuverteilung hat nicht stattgefunden. Die Stellung des „Medizinalpraktikanten" ist daher unbestimmt und anormal. Gelegentlich ziehen die Behörden aus seiner Gegenwart Nutzen, indem sie die Zahl der bezahlten Assistenten herabmindern oder sie gänzlich abschaffen; in diesem Falle bekommt er sicher Erfahrung, aber ohne die nötige Beaufsichtigung. Oder er tritt in die bestehende Organisation ein und sucht nach definitiver Arbeit herum. Nicht selten wird er Laboratoriumsgehilfe — eine wertvolle, aber einseitige Gelegenheit, die ihn höchstwahrscheinlich nicht in der Vervollständigung der Beobachtung oder in praktischer Technik ausbilden wird, in welchem beiden seine Universitätsausbildung mangelhaft war.

Es ist Tatsache, daß eine wirksame, praktische Ausbildung weder in Deutschland noch in Frankreich allen Universitätsstudenten offensteht; in Frankreich sind die besseren Arbeitsmöglichkeiten auf die Internisten beschränkt — das sind noch nicht Approbierte, die durch Examina ausgewählt sind, bei welchen der Nachdruck auf mehr oder minder bedeutungslose Faktoren gelegt wird — ein reges Gedächtnis, Geläufigkeit des Ausdrucks, Selbstsicherheit; in Deutschland sind sie einer größeren, schon promovierten Gruppe, den Assistenten, vorbehalten, die ihren Weg in der Klinik machen, weil sie sich nützlich machen, oder rein wegen ihrer Tüchtigkeit. Der französische Internist hat in der Tat glänzende Gelegenheit, die Medizin, wie sie in Frankreich kultiviert wird, zu erlernen; aber die Gelegenheit ist verfrüht — der Internist ist wirklich noch nicht reif dafür — und verwirrend, weil sie seinen Ausbildungsgang in Unordnung bringt. Der deutsche Assistent beginnt jedenfalls erst, wenn er seinen Lehrgang so gut wie möglich absolviert hat; und er arbeitet in der anregenderen und fortschrittlicheren Umgebung von Krankenhäusern, die mit Laboratorien gut ausgerüstet, mit Literatur gut versorgt sind und in enger Verbindung mit den anderen Instituten stehen. Der Bereich seiner Tätigkeit, Studenten zu lehren, für Kranke zu sorgen, seinem Chef zu folgen, stimmt ziemlich gut mit dem des französischen Internisten überein; aber er ist besser darauf vorbereitet. Doch das französische sowohl wie das deutsche System, als Ausbildungseinrichtungen betrachtet, begünstigt allzusehr den Tüchtigen und Glücklichen, nach dessen Leistung sie sich gewöhnlich selbst beurteilen, im Gegensatz zum englischen System, das jedem Studenten sein „ehrliches Teil" gibt. Es ist interessant, zu untersuchen (wie ich später tun werde), ob die zwei Typen des Verfahrens wirklich miteinander unvereinbar sind.

Deutsche Kritiker sind der Tatsache gegenüber nicht blind, daß ihr System keine befriedigenden Resultate erzielt; aber sie haben ihren Finger, wie ich meine, nicht auf den eigentlichen wunden Punkt gelegt. BECKER[1]) und FISCHER, die schon zitiert wurden, suchen dadurch Abhilfe, daß sie die relative Vorherrschaft der Forschung reduzieren und die Freiheit und Verantwortlichkeit des Studenten verkürzen. Weder der eine noch der andere Schritt wird helfen, wenn eine praktische Ausbildung nicht bis zu einem gewissen Grade die Demonstrationen ersetzt; und wenn man diese Änderung einführte, könnte es gut sein, daß man die Forschung nicht unterzuordnen brauchte, und daß der Student die Freiheit behielt, die mit der Teilnahme an wahrer Verantwortlichkeit zusammenstimmt. Allerdings werden in Deutschland, wie in anderen Ländern, 95 % der Medizinstudenten Praktiker; aber die Erfahrungen in Frankreich, England und Amerika bestätigen die Ansicht nicht, daß sie auf die Dauer geschicktere und tüchtigere praktische Ärzte werden, wenn ihre Lehrer weniger stark an Problemen interessiert sind, oder wenn sie selbst als Studenten allzu väterlich behütet worden sind.

V.

Von den anderen europäischen Ländern, mit denen sich diese gegenwärtige Studie befaßt, ist die Schweiz nicht wesentlich von Deutschland verschieden. Der Professor ist selbst der Hauptlehrer; seine täglichen Vorlesungen, gelehrt, wohldurchdacht, ausgezeichnet illustriert und anregend, zielen daraufhin, den Studenten in der Theorie und Philosophie der Medizin zu unterrichten. So wird der Nachdruck hauptsächlich auf die Diagnose gelegt, denn der Student sieht denselben Fall gewöhnlich nicht zweimal. Er sieht daher im Auditorium die Krankheit nicht bei ihrem Anfang; im Gegenteil, wie in Deutschland sieht er wahrscheinlich nur schwierige Fälle in fortgeschrittenem Stadium. Er folgt dem Prozeß der Entwicklung nicht nahebei, indem er den Wechsel der Symptome beobachtet und durch sorgfältige Analyse am Krankenbett und im Laboratorium versucht, genau festzustellen, was dieser Wechsel bedeutet; er hat keine Gelegenheit, Tag für Tag die Resultate der Behandlung zu sehen; schließlich folgt er einem lange beobachteten und tödlich abgelaufenen Fall gewöhnlich nicht ins Leichenhaus. Praktische Kurse werden allerdings von Assistenten abgehalten, die gewöhnlich Material aus der Poliklinik benutzen, so daß der Student sich, wie in Deutschland, die verschiedenen technischen

---

[1]) Loc. cit. S. 18, 25ff.

Prozeduren, die bei der Untersuchung von Patienten in Anwendung kommen, gesondert aneignet; er dient auch als „Praktikant[1])", wird an die Seite des Professors gerufen, um seine Beobachtungen über einen ihm zugewiesenen Fall zu berichten, und wird befragt, manchmal ausgiebig und reichlich; manchmal erhöhen die Dozenten die Wirksamkeit und das Interesse an der Klinik, indem sie sich vom Praktikanten an einen oder mehr Studenten des Amphitheaters wenden. Außer dem Kontakt mit Kranken, der unter diesen Umständen erfolgt, muß der Student eine bestimmte Zeit in der Poliklinik arbeiten, einen Monat chirurgisch und drei Monate medizinisch; manchmal, wie in Zürich, macht er auch Hausbesuche in Gesellschaft eines fähigen Arztes; freiwilliger Krankenhausdienst für kurze Zeiten, ähnlich wie beim deutschen „Famulus", ist auch im Schwange. Aber den dauernden praktischen und quasi verantwortlichen Kontakt und die Erfahrung der Krankenhäuser, durch den sich der bewundernswerte demonstrierende Vortrag des Professors ergänzen ließe, bekommt der Schweizer Student nicht, außer denen — und sie wachsen an Zahl, wie man sagt —, die schließlich Internisten oder Assistenten werden.

Eigentümlich ist das holländische Schema mit seiner völligen Trennung des theoretischen klinischen Unterrichts von jeder Art von praktischer Erfahrung. Nachdem der Student seine Laboratoriumsfächer erfolgreich hinter sich hat, kommt er in die klinische Abteilung, wo er zwei Jahre nichts als demonstrierende Vorlesungen anzuhören hat. Unterricht in Medizin (einschließlich Pädiatrie), Chirurgie und Geburtshilfe (einschließlich Gynäkologie) erhält er während der ganzen Zeit; die anderen klinischen Zweige werden auf kürzere Zeit gelehrt; außerdem gibt es Vorlesungen über Pathologie und kurze praktische Kurse in Arzneimittellehre, Bakteriologie usw. Der Student wird natürlich mit Vorlesungen überfüttert — und alle Studenten hören augenscheinlich, soweit sie hingehen, dieselben Vorlesungen. Es ist kein Wunder, daß allgemein geklagt wird, die Studenten seien passiv, und daß sich, wenigstens bis zu diesem Punkt ihrer Ausbildung, keine Individualität zeigt.

Nachdem der Student der Theorie so lange ausgesetzt war, wird er in seinem theoretischen Wissen examiniert; und erst nachdem er so sein Diplom gewonnen hat, tritt er, als sog. „Koassistent", eine Reihe von Stationsposten an, die zusammen anderthalb Jahre dauern. Als Koassistent hat er drei Monate medizinischen, zweieinhalb Monate chirurgischen, sechs Wochen geburtshilflichen und gynäkologischen, sechs Wochen psychiatrischen Dienst. Während dieser Kurse, die glücklicher-

[1]) Je geringer die Zahl der Studenten ist, desto öfter kommt der einzelne an die Reihe: so kann in Bern der Praktikant sechs- oder achtmal im Lauf eines Semesters aufgerufen werden, anstatt der zwei- oder dreimal, wie in den großen deutschen Universitäten.

weise keine bestimmte Reihenfolge haben, wechseln die Koassistenten in bestimmten Zwischenräumen durch die verschiedenen Abteilungen: Hauspatienten, Ambulanz, Männer-, Frauenstation usw. Ihre Pflichten entsprechen anscheinend denen des Famulus oder Internisten; aber der Wechsel ist so schnell und die Krankenhausorganisation selbst so unentwickelt, daß eine verantwortliche und gründliche Teilnahme auf Seiten des Studenten unwahrscheinlich ist. Er kann allerdings bei allem, was vorgeht, dabei sein; er soll auch Krankengeschichten aufnehmen, Laboratoriumsmaterial ausarbeiten und in der Geburtshilfe an Entbindungen teilnehmen. Aber das Tempo ist zu schnell und die Organisation zu kümmerlich, um modernen Erfordernissen hinsichtlich des Studiums der Krankheit oder der Ausbildung zu genügen.

Im medizinischen Unterricht enthält die dänische Methode einen neuen Zug, den ich schon erwähnt habe. Studenten des ersten Jahres, als „Volontäre“ bekannt, besuchen während der Morgenstunden die Kliniken und wechseln durch die verschiedenen Stationen. In der medizinischen Klinik sind sie als Protokollanten tätig und machen Notizen, die der Assistent oder Internist, der gerade die Runde macht, diktiert. Es werden keine offiziellen Kurse über physikalische Diagnostik gehalten; aber es ist anerkanntermaßen Sache der Assistenten und Studenten, dafür zu sorgen, daß die Kunst der körperlichen Untersuchung rechtzeitig erworben wird. Ist er dann so weit, so wird der Student aus der Klinik herausgenommen, die er dann nicht wieder betritt, bis er zwei Jahre später mit den Laboratoriumsfächern fertig ist. Zugunsten dieser Einrichtung wird betont, daß der Student so am Anfang lernt, wie Patienten behandelt werden, daß er nützliche, verschiedenartige Belehrung sammelt, und daß er schließlich im voraus eine gewisse Idee bekommt, warum er Anatomie, Physiologie usw. lernen muß.

Den letztgenannten Punkt, daß nämlich eine kurze vorbereitende Einführung in die Klinik seinen Appetit für die Laboratoriumswissenschaften reizt, werde ich in kurzem in einem anderen Zusammenhang betrachten. Meine kurze Beobachtung ließ mich den anderen Argumenten nicht viel Gewicht beilegen. Die Studenten schienen zu passiv, um die praktische Technik zu lernen; und vor Eintritt in die Laboratorien schien der Versuch unnötig, zu lernen, wie man mit Kranken umgeht, wenn sie nach den Laboratorien in der einen oder anderen Weise drei Jahre mit Kranken verbringen sollten. Von diesen drei Jahren brauchen der Professor und die Assistenten zwei zur Anleitung kleiner Gruppen, die ohne Formalität um das Bett herumsitzen, in dem der Kranke liegt. Der Student hat den Kranken am vorhergehenden Tage auf der Station gesehen; er hat eine Krankengeschichte geschrieben und die gewöhnlichen Laboratoriumsuntersuchungen ausgeführt. Symptome, Diagnose und Behandlung werden daraufhin ausführlich besprochen. Das Verfahren erinnert an die englischen Stationsklassen, jedoch mit dem Unterschied, daß die Belehrung, da die Übung in einem eigens zu diesem Zweck bestimmten Raum vor sich geht, mit mehr Muße gegeben wird und der Gedankenaustausch ausführlicher ist.

Im letzten Jahre wird der kontinentale Klinikstyp mit dem Gruppenunterricht verbunden — nach meinem Urteil eine Verbesserung im Vergleich mit der täglichen demonstrierenden Klinik, wie sie in Deutschland und der Schweiz üblich ist. Zweimal wöchentlich hält der Professor eine allgemeine Klinik, stellt einen Patienten vor und zeigt in Verbindung damit der ganzen Klasse den richtigen Weg, sich einem Patienten zu nähern und ein Problem anzugreifen. An den anderen vier Tagen bekommen die Studenten der Reihe nach einen Patienten eine Stunde vor der Klinik. In Gegenwart seiner Kameraden stattet der „praktizierende" Student dem Professor mündlich Bericht ab, und der fragt ihn gründlich über den Fall aus. Gleichzeitig werden kleine Gruppen gebildet zur Wiederholung von Laboratoriumsmethoden unter Aufsicht der verschiedenen Assistenten. Schließlich nimmt nach dem Staatsexamen eine recht beträchtliche Zahl, nämlich zwei Drittel der approbierten Ärzte, eine Stelle als „Internist" an — sechs Monate für Medizin und dieselbe Zeit für Chirurgie. So läßt sich im allgemeinen der in Dänemark heimische Unterrichtstyp als ein Übergang vom deutschen zum englischen Standpunkt beschreiben, indem er die professorale Klinik beibehält, in Verbindung jedoch mit Gruppeninstruktion am Krankenbett durch den Professor und seine Gehilfen.

Von den nordeuropäischen Ländern ist in Schweden allein der klinische Student auf den Stationen heimisch. Nachdem er sein Examen in den vorklinischen Fächern bestanden hat, wird er in physikalischer Diagnose und klinischen Laboratoriumsmethoden unterrichtet. Gleichzeitig beginnt er eine sechsmonatliche Arbeit in der medizinischen und chirurgischen Klinik und der Poliklinik, wobei ihm Patienten angewiesen werden, für deren jeden er ein Krankenblatt führt, das die Krankengeschichte, den „Status praesens" und die täglichen Beobachtungen enthält. Daraufhin konzentriert er sich eine weitere Zeit lang auf ein Fach nach dem anderen, wobei er nochmals vier Monate der innern Medizin und eine gleiche Zeit der Chirurgie widmet; er meldet sich zum Examen, wenn er nach seiner Ansicht so weit ist. Die Länge der Studiumszeit macht es dem schwedischen Studenten möglich, sein Programm zu vereinfachen. So entgeht er der vielseitigen Überfütterung mit Vorlesungen, der er in anderen Ländern ausgesetzt wird; aber ihm bleibt auch täglich mehr freie Zeit, als er — außer in seltenen Fällen — nutzbringend verwerten kann. Innerhalb jedes Zweiges geht man ziemlich gleichartig vor. Die demonstrierende klinische Vorlesung, hier dreimal wöchentlich, zeigt der ganzen Gruppe die Technik und das Wissen des medizinischen Gelehrten. Außerdem macht der Chef oder ein Assistent eine tägliche Visite mit einer Gruppe von Studenten, die in diesem Stadium „Assistenten“ heißen — das sind die, welche vorher zehn Monate in den medizinischen Kliniken verbracht und außerdem in verschiedenen Spezialfächern sich ausgebildet haben, und jedes Glied der Gruppe hat jetzt sieben oder acht Betten unter sich.

Der Unterricht auf den Stationen unterscheidet sich im Typ nicht vom schon beschriebenen englischen. In der Poliklinik ist man unabhängig zur selben Methode wie in England gekommen, obgleich das klinische Laboratorium mehr benutzt wird. Auf diese Weise tut der Student 18 Monate medizinischen Dienst, 9 Monate chirurgischen, 3 Monate pädiatrischen, 4 Monate geburtshilflichen und gynäkologischen Dienst und ebenso festgelegte Zeiten in anderen Zweigen, und kehrt schließlich vor der Approbation für zwei weitere Monate auf die medizinische und für einen Monat auf die chirurgische Klinik zurück. Die Gelegenheit zur praktischen Teilnahme an der Krankenpflege, zu Lektüre, Konferenzen, Studium und selbst zu eigener Forschung ist für die Studentenschaft als Ganzes größer als in irgendeinem anderen kontinentalen Lande. Der umfangreiche schwedische Studienplan sorgt nicht nur für praktische Erfahrung und theoretische Ausbildung für alle, sondern er ist auch geräumig und elastisch genug, um dem Tüchtigen und Fleißigen Extragelegenheiten zu geben. Trotz ihrer übermäßigen Zerstreuung beantwortet die schwedische Lehrmethode die von mir aufgeworfene Frage, ob sich die Hauptvorzüge der deutschen und französischen medizinischen Erziehung verbinden lassen. Das schwedische Krankenhaus ist ebensogut differenziert wie das deutsche oder dänische; die demonstrierende Vorlesung ist ebenso vollwertig wie in Deutschland oder Dänemark; der Student ist in ebenso enger Berührung mit dem Patienten wie in England und ist mit dem Laboratorium vertrauter. Andrerseits dauert seine Ausbildung länger als in jedem anderen Land. Ist dies der Preis, den man für die Kombination der Vorteile und Eigentümlichkeiten der verschiedenen Arten medizinischer Ausbildung bezahlen muß? Die amerikanische Erfahrung antwortet darauf, wie wir jetzt sehen werden, mit: Nein.

VI.

Vor 12 oder 13 Jahren waren die klinischen Lehrer der Vereinigten Staaten und Kanadas, mit kaum ein Dutzend Ausnahmen im ganzen Land, lokale Praktiker in einer blühenden, allgemeinen Praxis. Viel von dem klinischen Unterricht jener Tage war didaktisch, teils in Form von Vorlesungen, teils von Angaben aus dem Lehrbuch; in beschränktem Umfang wurde Unterricht mit Demonstrationen gegeben — der mit wenigen Ausnahmen dem kontinentalen Typ an Qualität weit unterlegen war; einige Fakultäten hatten klinisches Famulieren eingeführt, und von diesen führten zwei oder drei, kaum mehr, ihren klinischen Unterricht in Krankenhäusern, die so geleitet, organisiert und ausgerüstet waren, daß der Student seine ihm zugewiesenen Fälle dauernd unter fähiger Aufsicht am Krankenbett, im klinischen Laboratorium und bei der Leichenschau studieren konnte.

Innerhalb der in Frage stehenden Zeit ist die Laboratoriumsbewegung, die schon damals ziemlich im Gange war, praktisch zu einem erfolgreichen Abschluß gebracht worden; der Unterricht in den Laboratoriumszweigen wird jetzt von Fachvertretern gegeben. Auf klinischer Seite sind bestehende skandalöse Zustände im Unterricht fast gänzlich beseitigt worden; die Unterrichtsmöglichkeiten sind durch technische Neuerungen (klinische Laboratorien, Röntgenabteilungen usw.) an vielen Krankenhäusern weitgehend verbessert worden; die Angst des Krankenhauses vor dem Medizinstudenten verschwand allmählich mit der erhöhten Qualität des Studenten, mit dem Resultat, daß Stationsklassen und verschiedene Arten des Famulantentums jetzt relativ allgemein sind; in einigen Städten hat die medizinische Universitätsfakultät die vollständige Unterrichtskontrolle erlangt unter Bedingungen, die der Lehre und Forschung höchst günstig sind. Im allgemeinen jedoch besteht noch immer eine Disharmonie zwischen den Laboratoriums- und den klinischen Fächern, wenn auch der Abgrund nicht mehr so breit und tief ist, wie vor zehn Jahren. Gelegentlich wird er überbrückt; aber meist ist die Verbindung der beiden mehr rein technisch als wissenschaftlich.

Die Masse des klinischen Unterrichts ist daher in Amerika noch weit unter den Universitätsanforderungen. Tausende von Studenten empfangen immer noch viel von ihrem klinischen Unterricht, wenn nicht alles, in zerstreutem Krankenhausdienst aus der Hand beschäftigter, unter der alten Ordnung ausgebildeter lokaler Praktiker, die ihre Studenten auf die Stationen nehmen — zweifellos ein Gewinn —, aber unter Bedingungen, die einer gründlichen Arbeit ungünstig sind; denn die Ausrüstung ist mangelhaft, die Aufsicht locker und ungenügend, und die Zentralkontrolle auf Seiten der Fakultät existiert nur auf dem Papier. Es gibt verhältnismäßig wenige medizinische Fakultäten in den Vereinigten Staaten und Kanada, deren klinischer Unterricht nicht wenigstens zum Teil diesen nachlässigen Charakter trüge; und es gibt nicht wenige, deren ganzer klinischer Unterricht diesen nachlässigen Charakter trägt. Nicht selten kommt es vor, daß die Exekutivbeamten der Fakultät — der Dekan und die Abteilungschefs — selbst nicht wissen, wie der klinische Unterricht in einigen dieser sog. „angegliederten" Krankenhäuser betrieben wird.

Die nicht unbeträchtliche Zahl von Krankenhäusern, die nach Verbesserung ihrer Organisation und Ausrüstung ausschließlich in irgendwelche Beziehungen zu einer einzigen Fakultät getreten sind, bringt inzwischen ihren Studenten mehr Nutzen; in den besten von ihnen stellt das Praktikantentum, wenn es nicht wirklich ein Teil der Krankenhausorganisation ist, wenigstens einen bestimmten Ausbildungsgewinn dar. Die Studenten haben freien Zutritt zu den Stationen; Patienten — gewöhnlich weniger als in London — werden ihnen der Reihe nach zugewiesen; Krankengeschichten werden aufgenommen und Laboratoriumsuntersuchungen gemacht, manchmal unter sorgfältigerer Leitung und Kontrolle, als in Europa üblich ist; die Belehrung am Krankenbett geht ziemlich nach englischem Muster vor sich. Eine kleine Zahl medizinischer und pädiatrischer Kliniken und gelegentlich eine chirurgische und geburtshilfliche Klinik, deren Bedeutung außer allem Verhältnis zu ihrer wirklichen Frequenz steht, zielen viel höher; diesen werde ich in kurzem meine besondere Aufmerksamkeit zuwenden.

Was die Methoden angeht, so verwendet der Lehrer der klinischen Medizin die systematische didaktische Vorlesung — übrigens macht das Vorlesungsverzeichnis manchmal einen netten, charakteristisch amerikanischen Unterschied zwischen didaktischem und praktischem Unterricht[1]) —; das Vortragen von Lehrbüchern, das an die Mittelschule, wenn nicht Elementarschule erinnert; die demonstrierende Klinik, die eine untergeordnete Rolle spielt und äußerlich der kontinentalen Klinik gleicht, aber dem Geist nach beschränkter und praktischer, weniger philosophisch und gelehrt ist; Gruppenarbeit in den Laboratorien, am Krankenbett und in der Poliklinik; schließlich die Praktikantenschaften, die ihrer Qualität nach enorm verschieden sind. Der verfolgte Plan läßt sich jedoch nicht gerecht würdigen, wenn man nicht auf das System des „Internats" eingeht, von dem ich gleich sprechen werde.

Von der Lehrmethode, die überall auf dem Kontinent herrscht — wo der offizielle Unterricht vom Professor geleitet wird —, unterscheidet sich die amerikanische Methode durch die Tatsache, daß die wichtigen Punkte jedes Hauptfaches unter die Mitglieder eines Stabes, einer Gruppe verteilt sind. Ein deutsches Vorlesungsverzeichnis kündigt auch verschiedene Kurse an, die von den einzelnen Mitgliedern der Klinik sowohl wie auch von Dozenten gehalten werden, die nicht

---

[1]) Z. B.: „Allgemeine Prinzipien der Medizin, Vorlesungen und Kliniken (didaktisch 10 Stunden, klinisch 20 Stunden); kleine Chirurgie (didaktisch 30 Stunden)." Man sollte vielleicht sagen, daß „didaktisch" eine bloße Vorlesung ohne auch nur eine Tabelle oder Wandtafel bedeuten kann oder auch eine Vorlesung, die illustrierendes Material — Modelle, Tabellen, Zeichnungen usw. — benutzt.

notwendig mit der Hauptklinik etwas zu tun haben. Aber es besteht ein bedeutender Unterschied; der deutsche Professor leitet täglich selbst die Übungen, die das offizielle Programm bilden; die anderen Arbeitsgelegenheiten sind privat, gesondert, und ihre Benutzung liegt im Belieben des Studenten. Die von dem kontinentalen Professor unternommene Aufgabe wird in Amerika offiziell unter eine Gruppe verteilt, deren Mitglieder entsprechend befähigt sind, mit den ihnen zugewiesenen Teilen fertig zu werden; für den als notwendig erachteten Unterricht wird wirklich ordnungsgemäß gesorgt. Der amerikanische Student wird also Schritt für Schritt in tieferes Wasser geführt, in dem Maß wie er schwimmen lernt. Die Anfangsgründe der verschiedenen Fächer werden ihm, theoretisch wie praktisch, sorgfältig beigebracht; verhältnismäßig wenig wird dem Zufall oder seiner eigenen Initiative überlassen. So hört kein amerikanischer Student eine klinische Vorlesung, wird Mitglied einer Stationsgruppe oder beginnt zu famulieren, ohne vorherigen Unterricht in klinischer Diagnose und klinischer Mikroskopie; ähnliche Vorbereitungen werden rechtzeitig für seine chirurgische, geburtshilfliche usw. Arbeit getroffen. Derartige praktische Kurse werden in den besten Fakultäten außerordentlich gut gehalten. Viel Sorgfalt wird darauf verwendet, sie gerade im richtigen Augenblick einzuführen, und man strebt eifrig danach, eine wirksame Verbindung zwischen den Tätigkeiten des Laboratoriums und der Klinik herzustellen. Bis zu einem gewissen Grade spricht sich die übermäßige Neigung des Amerikaners, zu organisieren, in diesen Einzelheiten aus; bis zu einem gewissen Grade entspringen sie aus ökonomischer Rücksichtnahme. Denn, wie ich gezeigt habe, arbeiten die amerikanischen Lehrkrankenhäuser nicht nur mit zu wenig Patienten, sondern auch mit zu beschränkter Auswahl in der Zulassung der Patienten. Ein sorgfältiges „Haushalten" sozusagen ist daher nötig, wenn das verfügbare Material ausreichen soll. Die Bestimmtheit der Einrichtungen — die Besorgtheit, daß das richtige Rüstzeug gerade im richtigen Augenblick da ist; daß der Student nicht Gefahr läuft, irgend etwas zu versäumen; daß ganze Klassen zur gleichen Zeit examiniert werden — führt fremde Beobachter nicht ohne gewisse Berechtigung dazu, selbst den höchsten Grad des Universitätsunterrichts als „schulmäßig" zu betrachten[1]).

Vom Standpunkt einer Erziehungstheorie aus enthält der amerikanische Lehrplan, wenn auch qualitativ sehr verschieden, die erforderlichen Elemente: der Student wird in der Sprache der klinischen Medizin vernünftig unterrichtet, ehe er in das Meer der Erfahrung hineingestoßen wird; unter Anleitung beobachtet er dann den Lauf der

---

[1]) Der entsprechende Ausdruck im Englischen ist „spoonfeeding".

Krankheit — ihren Anfang, ihre Entwicklung, die Reaktion auf die Behandlung und das Ende; diesen gesonderten Eindrücken wird durch Lektüre, Demonstration und Erläuterungen eine Art Einheit gegeben. Im ganzen ist der Geist des klinischen Unterrichts zu praktisch, so daß die besseren dieser Fakultäten eher als technische denn als wissenschaftliche gelten können.

Es gibt jedoch, wie ich schon sagte, einige Kliniken in den Vereinigten Staaten, die es trotz der Hindernisse und Mängel, an denen mehr oder minder alle Fakultäten leiden, unternommen haben, die Medizinstudenten im Geist und in der Methode wissenschaftlicher Medizin auszubilden. Zu diesem Zweck besitzen sie, worauf ich schon hinwies, vollständigere Laboratoriumsmöglichkeiten — chemische, physikalische und biologische — als man irgendwo sonst in der Welt für solche Zwecke findet, eine relativ zahlreiche und hoch differenzierte Ärzteschaft, die zum großen Teil, wenn nicht vollständig, von der Ablenkung durch die Praxis befreit ist; schließlich — was wichtiger ist — ist es unmöglich, zwischen dem Fach, der Methode und dem Geist des Studentenunterrichts und den wissenschaftlichen Forschungen des Stabes einen Strich zu machen. Der Student bekommt daher wenigstens in diesen Kliniken seine Ausbildung in enger Berührung und bis zu einem gewissen Grad unter wirklicher Mitarbeit an dem wissenschaftlichen Studium und der wissenschaftlichen Behandlung der Krankheit vom einen oder anderen fundamentalen Gesichtspunkt aus. Er macht gründliche körperliche Untersuchungen und sieht, wie sie gemacht werden, ebenso auch sorgfältige Berichte, verschiedenartige und gründliche Laboratoriumsuntersuchungen in jedem Beobachtungsstadium des Patienten; die Literatur des Faches wird benützt; zu einer und derselben Zeit wird die Medizin praktiziert und studiert — und Lehrer und Studenten vereinen beide Tätigkeiten in freier und natürlicher Weise. Wenn ich zu meinen Bemühungen zurückkehre, die Richtung, in welcher innerhalb der letzten zehn Jahre die Idee der klinischen Wissenschaft fortgeschritten ist, aufzuzeigen, kann ich sagen, daß die Lehreinheiten, die ich jetzt beschreibe, diese Entwicklung illustrieren, insofern sie die Verschmelzung des Verfahrens am Krankenbett mit dem des Laboratoriums in bezug auf Patientenfürsorge, auf den Unterricht und auf die Forschung bewirkt haben.

Es ist klar, daß ein so eng mit wissenschaftlicher Forschung verbundener Unterricht mit dem Studium charakteristischer Einzelfälle vorgehen muß. Es ist weder nötig noch ratsam, die verschiedenen Kliniken schematisch vollständig zu machen. Vom Standpunkt der Forschung aus kann sich, wie ich anderswo zeigte, keine einzelne Klinik, keine einzelne Universität für Gesamtleistungen verantwortlich machen: der Fortschritt wird erzielt in Form von Schritten vorwärts, die an vielen verschiedenen Orten unter verschiedenen Gesichtspunkten gemacht werden, wobei die Ergänzung in unendlich verschiedenartiger Weise und unter unendlich verschiedenartigen Umständen erfolgt. Vom Standpunkt der Ausbildung aus ist das Fragmentarische, wenn anregend und bildend, eher wünschenswert als nicht, denn die medizinische Fakultät, die es nicht unternimmt, ein fertiges Produkt auszusenden, sondern vielmehr den Studenten in Methode und Technik auszubilden, würde sich logisch lieber an ein gründliches und intensives Studium relativ weniger Patienten machen, als an einen extensiven Kontakt mit vielen. Der Student muß zu ein und derselben Zeit die Technik der wissenschaftlichen Methode erlernen, die er sich nur durch Beobachtung der Einzelfälle aneignen kann, und er muß einen lebhaften Sinn für das Vorhandensein von Lücken, Spalten und Fragestellungen erwerben. Die Kliniken, die ich jetzt bespreche, führen ihn vom Patienten im Bett bis zu dem Punkt, über den hinaus ihn zur Zeit weder klinische Beobachtung noch Laboratoriumsforschung führen kann. Dort steht er nun und ist sich hoffentlich klar über die relativ engen Grenzen menschlichen Wissens und menschlicher Geschicklichkeit und über die Rätsel, die durch Intelligenz und Geduld noch zu lösen sind.

Die Ausbildung, die ich soeben skizziert habe, wird in den Vereinigten Staaten fast allgemein[1]) durch die Einrichtung des Internats ergänzt. Von 2452 Approbierten des Jahres 1922 wurden 2265 Internisten, in welcher Tätigkeit sie verantwortliche Teile irgendeiner Krankenhausorganisation wurden. Außerdem sind die Internisten so zahlreich im Vergleich zur Anzahl der Betten und Krankenhausärzte, daß sie keine Pfuscherarbeit zu tun brauchen[2]); die Arbeit wird sogar unter genauer Beaufsichtigung von älteren Internisten, Assistenzärzten und dem besuchenden Stab geleitet. Die technischen Lücken in der Ausbildung des amerikanischen Studenten — oberflächliches Wissen in den Spezialfächern, Mangel an Geschicklichkeit im Handhaben der Werkzeuge — lassen sich auf diese Weise leicht ausfüllen. Ja, im Licht der Erfahrung, die der Student als Internist erhalten wird, kann sich die amerikanische medizinische Fakultät mit gutem Gewissen an die Aufgabe machen, nicht selbst Doktoren hervorzubringen, sondern die Studenten in Technik und Methode so auszubilden, daß das Internat den größeren Teil der Erfahrung liefert, die vor Beginn einer Praxis nötig ist. Man muß jedoch die einleuchtende Erläuterung hinzufügen, daß der Wert des Internats notwendig mit der Qualität des Krankenhauses, in dem es verbracht wird, wechselt.

[1]) In Kanada weniger allgemein: von einer 1922 in Toronto approbierten Klasse (209 an der Zahl) wurden 56 vH Internisten; von einer Klasse vom Jahr 1923 (161) 58 vH.

[2]) In einem erstklassigen Krankenhaus kann es einen Assistenzarzt und vier oder fünf Internisten für 50 Betten geben.

Heute sind die amerikanischen Krankenhäuser in ihrem Wert untereinander noch so verschieden wie die amerikanischen Medizinschulen. Im allgemeinen benutzen besser ausgebildete Studenten das Internat der besseren Krankenhäuser. So kommt es, daß ein dürftig ausgebildeter Arzt durch ein Internat, das er in einem dürftig organisierten und dürftig geleiteten Krankenhaus abmacht, weiteren Schaden erleidet.

VII.

Um die Probleme, die ich jetzt beschrieben habe, wirksamer zu behandeln, sind kürzlich mehrere kluge Vorschläge gemacht worden. Der Student hat, so sagten wir, die beste Ausbildungschance, wenn er einige Dinge gründlich und gut mit ansieht, tut oder an ihnen mitarbeitet. Die herrschenden Ausbildungs- und Examenssysteme werden alle, obgleich sie verschieden sind, beschuldigt, die Ausbildung des Studenten so auseinanderzureißen, daß er schließlich eine Serie von Fächern lernt und dann wieder vergißt, die ineinander verwoben sein sollten. Kann man es nicht einrichten, die verschiedenen Fäden — den anatomischen, physiologischen, chemischen, pathologischen, klinischen — miteinander in dem Maß, wie der Student vorwärtsschreitet, immer mehr zu verweben?

Der erste dieser Vorschläge will dies Ziel dadurch erreichen, daß der Student gleichzeitig die Anatomie, Physiologie und Pathologie der einzelnen Regionen — Kopf, Thorax usw. — lernen würde; ein zweiter Vorschlag will eine Korrelation nach Systemen, wonach der Student gleichzeitig die Anatomie, Physiologie usw. der einzelnen Systeme (des respiratorischen, zirkulatorischen, nervösen usw.) aufnehmen würde; und ein dritter Vorschlag will eine Korrelation auf Grund der Krankheit, wonach der Student nach einjähriger anatomischer und physiologischer Arbeit eine wichtige Krankheit nach der anderen aufnehmen würde — wobei der Anatom, Physiologe, Pathologe, Bakteriologe und Kliniker in der Schilderung und Demonstration jeder dieser Krankheiten zusammenarbeiten würden[1]). So würde auf die eine oder andere Weise der Lehrplan aus einer Serie von Stockwerken — Problemen oder Jahren — bestehen, und nachdem jedes Stockwerk des Gebäudes gebaut ist, würde es mit der angemessenen Anatomie, Physiologie, Biochemie, Bakteriologie, Pathologie, klinischen Medizin oder Chirurgie ausgestattet werden.

---

[1]) Die Verteidiger der Korrelationstheorie scheinen unter dem Eindruck zu stehen, daß das Projekt neu ist. Tatsächlich träumte davon schon ein unpraktischer österreichischer Kaiser im Jahr 1786 (s. BILLROTH, Loc. cit. S. 132 usw.).

Dagegen lassen sich verschiedene Einwände machen: erstens würde eine solche Reorganisation eine enorme Erschwerung der Verwaltung bedeuten. Die amerikanische medizinische Fakultät ist schon überkompliziert und zu viel geleitet. Es würde die Schwierigkeiten ernstlich vermehren, wenn durch den Dekan oder durch freiwillige Zusammenarbeit der Abteilungen, Unternehmungen dieser Art allgemein geplant und ausgeführt werden müßten. Angenommen, man unternimmt es, sich mit ausgewählten Problemen, Regionen oder Systemen zu beschäftigen, die das Herz, die Nieren, den Magen, die Lungen, das Zentralnervensystem umfassen — ist es nicht klar, daß sich die administrative Last stark vergrößern wird auf Kosten des jämmerlichen Bißchens von Zeit und Energie, das dem Stab jetzt für Forschung und Lektüre übrigbleibt? Der bulgarische General SAVOFF hatte recht: „Man kann auch zuviel organisieren[1])!"

Vom Standpunkt des Lehrers ist ein anderer Einwand zu machen. Wenn die „Ergänzung" oder „Coordination" so anerkanntermaßen verfolgt wird, müssen die Lehrer mit einiger Rücksicht auf ihre Fähigkeit für diese Art von Tätigkeit ausgewählt werden. Die Laboratoriumszweige können auf diese Weise etwas von ihrer Unabhängigkeit, die zu ihrer Entwicklung absolut notwendig ist, verlieren; sie können dahin neigen, eher medizinische Wissenschaften als Naturwissenschaften zu werden, und so werden die Gefahren, die in ihrem Einschluß in die medizinische Fakultät liegen, noch vergrößert[2]). Es ist nicht leicht, Pathologen, Physiologen, Chemiker und Internisten zu gewinnen, die eine Abteilung leiten, Studenten unterrichten und Forscherarbeit leisten können; es wird sicher die Aufgabe der Auswahl noch erschweren und dahin tendieren, ausgesprochene Persönlichkeiten auszuschalten, wenn man auch noch verlangen muß, daß der Universitätsprofessor an einem besonderen Typ des Unterrichts der Studenten interessiert sein soll. Wenn man sich die Männer, die in Deutschland und den Vereinigten Staaten die medizinische Ausbildung am stärksten gefördert haben, schnell vergegenwärtigt, wird man vielleicht erstaunt sein, zu finden, wie individuell sie an die Probleme herangingen, und wie widerwillig sich viele von ihnen zu einer organisierten Korrelation in großem Maßstabe angeschlossen hatten; und das gilt — was uns nicht zu überraschen braucht — von einigen der Liebeswürdigsten und Anpassungsfähigsten unter ihnen, die eine Zusammenarbeit schätzten. Die Intimität der auf diese Weise gesuchten Beziehung würde den Wert der „Gruppen"- oder Klubcharakteristika übertreiben (keineswegs eine

[1]) Zitiert von NOEL BUXTON: With the Bulgarian Staff (MACMILLAN 1913), S. 146.

[2]) Wo würden in diesem Fall ihre nichtmedizinischen Aufgaben verfolgt werden?

eingebildete Gefahr) auf Kosten der selbstbewußten Qualitäten, die nicht selten den tüchtigsten Lehrer, Forscher und Kollegen kennzeichnen. Merkwürdigerweise können sich auch die Arbeitsbeziehungen, die starke unabhängige Männer auf der Basis gegenseitigen Respekts für ungewöhnliche Fähigkeiten und Leistungen knüpfen, schließlich als viel wirksamer erweisen, als die saubere Anpassung, die leichter zwischen weniger positiven Charakteren zustande kommt, oder zwischen Menschen, die nach sozialer Lage oder nach Erziehung aus gleichem Guß sind. Sicherlich sind Kooperation und Kontakt wichtig: aus diesem Grunde habe ich die administrative, soziale und lokale Vereinheitlichung innerhalb der Universität dringend befürwortet. Aber der vorgeschlagene Typ der Ergänzung der Korrelation wäre verhängnisvoller als übermäßige Autonomie.

Wenn die Korrelation weiter geführt wird, als bis zur bloßen Illustrierung dessen, was ein gründliches Studium eines klinischen Problems erfordert, kann sie sogar dem Studenten, dem sie helfen soll, schaden. Es ist allerdings richtig, daß es an unmittelbarem Zusammenhang seiner verschiedenen Studien der Anatomie, Physiologie und Pathologie des Herzens fehlt. Aber wir wollen nicht vergessen, daß diese Zweige eine entsprechende eigene Einheit besitzen, nämlich die ihrer verschiedenen Fächer. Denn der Student der Anatomie kann nicht gleichzeitig das Herz studieren von den verschiedenen Standpunkten der Anatomie, Physiologie, Pathologie und klinischen Medizin, und das Herz vom Standpunkt seiner Lage und Funktion in der Struktur des Körpers. Wenn er das Herz vom strukturellen und funktionellen Standpunkt aus studiert hat und dann später auf das pathologische oder klinische Problem kommt, muß er allerdings in seinem Gedächtnis und seiner Erfahrung kramen und vom veränderten Standpunkt aus eine Synthese aufstellen. Ich möchte wiederholen, daß kein Bedenken besteht, ihm zu zeigen, wie das gemacht wird; aber der schon übermäßig eingepaukte und unterrichtete amerikanische Medizinstudent wird die seiner eigenen Bemühung überlassene Bürde der Ausbildung ungemein erleichtert finden, wenn auf diese Weise für ihn ein ganzes Programm arrangiert wird. Daß er vieles vergessen hat, ist natürlich klar; daß er seine Lektüre sich ins Gedächtnis zurückrufen, wiederholen und erweitern muß, ebenso einleuchtend. Aber auf keine andere Art kann er überhaupt lernen. Nicht die klügste Verbindung und Korrelation, die man erfinden kann, wird ihn — oder sollte ihn, wenn sie es könnte[1]) — vor der Notwendigkeit bewahren, ebensolche Anstrengungen fortwährend in seinem Berufsleben zu machen. „Repetitio est mater studiorum“: Bloße Wiederholung in der einen

[1]) Hier läßt sich eine alte Redensart anwenden: „Kein Wissen ohne Tränen.“ (Ohne Schweiß kein Preis.)

oder anderen Form, bald zufällig, bald beabsichtigt, unvorhergesehen, aber unvermeidlich und dauernd in verschiedenem Zusammenhang wiederkehrend — nur so lernt man. Die Lösung liegt bei seinen aufeinanderfolgenden Lehrern; ihre Meisterschaft, ihre Anforderungen, Ideale und ihre Anregung müssen den Studenten zwingen, Vergessenes zu wiederholen, sich neue Tatsachen einzuprägen und sie in Zusammenhang zu bringen; und je mehr der Student auf diese Weise gezwungen wird, zu seinen Autoritäten zurückzukehren, verschiedene Arten des Wissens zu überschauen, die er für sich vom neuen Standpunkt der Klinik aus wieder belebt, und als Bestes, neues Wissen zu erwerben, desto besser für ihn. Ein guter Lehrer der Physiologie, ein tüchtiger Lehrer der Medizin oder Chirurgie würde die mechanischen Korrelationen eines festgesetzten Lehrplans verachten; jeder von ihnen würde jedoch mit jedem Atemzug „in Wechselbeziehung bringen", „assoziieren", „ins Gedächtnis zurückrufen" — und, was die Hauptsache ist, zu weiterem Fragen, weiterer Lektüre oder Forschung auf seiten des Studenten anregen. Aber nicht zwei würden das Kunststück auf die gleiche Art ausführen, wie es die Anmaßung und der Zweck derer ist, die Korrelationspläne ausarbeiten, die den Lehrer lenken und den Studenten bewachen sollen.

Im Prinzip läßt sich derselbe Einwand gegen die kürzliche Handlung des General Medical Council erheben, der in das medizinische Studium „einen Kurs für angewandte Physiologie" und in das chirurgische Studium „einen Kurs für angewandte Anatomie" einschob. Sir George Newman meint sehr richtig, daß „Chemie und Physik, Anatomie und Physiologie, Pathologie und Pharmakologie in die klinische Sphäre gebracht werden müssen[1])", aber sicherlich durch Kliniker, die in den medizinischen Wissenschaften ausgebildet sind und unter Universitätsbedingungen lehren und arbeiten, nicht durch „Wiederholungen", die auf einen altmodischen Unterricht am Krankenbett aufgesetzt werden[2]). In all diesen halben Maßregeln liegt zuviel Mechanismus; zuviel wird für den Studenten, zuwenig von ihm getan. Auf diese Weise läßt der menschliche Geist sich nicht einschmeichelnd in die Erziehung einführen. Im Gegenteil, wenn vernünftige Gelegenheiten geboten werden

---

[1]) Recent Advances in Medical Education in England (London 1923), S. 90.

[2]) „Was Schönlein seinen großen Vorzug gab," schreibt Billroth, „war sein außerordentliches enzyklopädisches Wissen in den Naturwissenschaften, seine vollständige Herrschaft über die Physiologie seiner Zeit. Er hatte es alles in den Fingerspitzen, so daß seine Studenten dauernd mit ihm die breiten Ströme der Naturwissenschaft, Physiologie und praktischen Medizin, die Theorie und Praxis in eins verwandeln, herunterfuhren. Jeden Augenblick erlebten sie die Freude, was sie schon gelernt hatten, am Krankenbett praktisch demonstriert und bestätigt zu sehen." (Loc. cit. S. 229.)

und hohe Anforderungen an die Leistung da sind, muß der Student sich selbst erziehen. Mit all ihren Fehlern ist die europäische Universitätserziehung in diesem Punkt gesund, denn sie erwartet, daß der Student „lernt", während er in Amerika viel zu häufig nur erwartet, „gelehrt zu werden".

VIII.

Man hört heutzutage in den Vereinigten Staaten mit steigender Häufigkeit einen anderen zweifelhaften Vorschlag. Der Medizinstudent — ein Universitätsstudent, schon völlig erwachsen, wohlgemerkt, der Anatomie, Physiologie und Biochemie studiert, ist nicht überzeugt von dem Nutzen dieser Studien; er wird also dargestellt, als ob es ihm an Interesse und Energie fehle. Wäre er früh mit der Klinik in Berührung gekommen, würde er verstehen, warum er Anatomie und Physiologie lernen muß; und wenn ihm die Augen auf diese Weise geöffnet wären, würde er sich in das Studium der zugrunde liegenden Wissenschaften stürzen, weil er weiß, daß solche Bemühungen ihm von großem Nutzen sind[1]). Augenscheinlich verlangen aus ähnlichen Gründen die Dänen, wie ich gezeigt habe, vom Anfänger, daß er ein Semester als „stagiaire" die medizinische Klinik besucht, wonach er aus der Klinik ausscheidet, um nicht vor Absolvierung der Laboratoriumsfächer wiederzukommen[2]).

Nun wäre natürlich eine pedantische Einstellung, die aus den Laboratorien der vorklinischen Fächer jede Bezugnahme auf die Klinik nehmen wollte, als wäre sie ansteckend, unsinnig. Ein Physiologe kann ebenso berechtigt mit der Vorführung eines Patienten Eindruck machen,

---

[1]) In einer von der Universität von Pennsylvania herausgegebenen Schrift wird folgende Feststellung gemacht: „Einmal wöchentlich bekommt die erste medizinische Klasse eine klinische Vorlesung in dem Hörsaal, bei der ein oder mehrere Patienten gezeigt werden. Die demonstrierten Fälle nehmen möglichst auf die Themen Bezug, die in der Anatomie, physiologischen Chemie und später Physiologie studiert worden sind. Diese Stunden zeigen den Studenten, daß die fundamentalen Zweige sich praktisch in der Medizin anwenden lassen und täglich bei der Diagnose und Behandlung gebraucht werden. Man hofft auf diese Weise das Interesse des Studenten an einem intelligenten Studium der fundamentalen Zweige anzuregen und dem Studenten von Anfang an klarzumachen, daß alles, was er studiert, ihn wirklich für die medizinische Praxis ausrüstet." Ein ähnliches Verfahren wird in der Chirurgie eingeschlagen aus dem Grunde, daß „es nicht nur das Interesse des Studenten an Laboratoriumsübungen beleben wird, sondern wenn er ihre praktische Bedeutung erkannt hat, wird er sich mit größerem Eifer daranmachen und leichter im Gedächtnis behalten, was ihn gerade gelehrt wird".

[2]) Kürzlich hat Hellbach vorgeschlagen Deutschland solle etwas Ähnliches einführen: Die Neugestaltung des medizinischen Unterrichts. (Berlin 1919), S. 70 usw.

als wenn er ein Tierexperiment macht; aber nicht die Krankheit und ihre Therapie, sondern die Läsion und ihre Folgen sind in diesem Augenblick der richtige Gegenstand des Interesses. Eine Mischung der zwei Standpunkte, wenn sie bewußt und systematisch vorgenommen wird, um das Interesse des Studenten zu fesseln, sollte unnötig sein und ist sicher unpassend. Wenn es darauf ausgeht, das Interesse des Studenten zu fesseln, indem ihm der Wert anatomischen und physiologischen Wissens demonstriert wird, unterschätzt man sicherlich seine Reife und seinen Ernst.

Insofern die frühe Einführung klinischer Demonstration Tatsachen zu befestigen sucht durch Assoziation mit ihrer Anwendung, hat sie es mit so unbeträchtlichen Einzelheiten zu tun, daß sie wertlos sein muß; und das Bestreben kann sogar ziemlich viel schlimmer als wertlos sein, denn während der Student einige assoziierte anatomische, physiologische und klinische Tatsachen fester erfaßt, kann die unendlich viel größere Masse der anatomischen und physiologischen Daten, für die keine klinische Unterstützung beigebracht wird, um so leichter und vollständiger aus dem Gedächtnis entschwinden. Zu demselben Zweck hat man einer Universitätsfakultät im Ernst vorgeschlagen, daß sich der Chirurg, der Arzt für innere Krankheiten und der Neurologe mit dem Anatomen und Physiologen über die Gruppe von Tatsachen oder Prinzipien verständigen sollten, deren Einprägung die Kliniker den Vorklinikern überlassen möchten — wobei die verkehrte Annahme darin besteht, es gäbe gewisse Tatsachen oder Prinzipien, die man so auswählen könne, daß die Studenten, denen sie einmal gelehrt sind, sie „wissen", wenn sie später zum Studium der Medizin, Chirurgie oder Neurologie kommen, und daß es auf diese Weise keine Lücken auszufüllen und keine Wiederholung mehr gäbe.

Tatsächlich jedoch ist die Ansicht falsch, daß die Wiederholung und Auffrischung einmal gelernter Tatsachen und Prinzipien Zeitverschwendung ist oder durch irgendein Mittel ausgeschaltet werden kann. Dinge von Bedeutung werden nicht ein für allemal gelernt; sie werden, wie ich schon betonte, durch häufige Wiederholung und auf alle mögliche Weise gelernt. Schließlich rührt die ganze Vorwärtsbewegung in der Medizin von der Ersetzung des einfachen klinischen Charakters, wie er noch in Frankreich besteht, durch verschiedene Typen von Berührungspunkten in den einzelnen Stadien her. Es ist töricht zu sagen, daß es im Studium der Anatomie und Physiologie an Berührungspunkten fehlt und man diese durch verfrühte Einführung klinischen Materials ersetzen muß. Die Anatomie hat in sich genügend zusammenfassende und assoziative Kraft; ebenso die Physiologie, und die zwei stärken sich gegenseitig auf natürliche Weise. Wenn das Bild des Studenten, der sich mit Mühe eine Last vereinzelter anatomischer und physiologischer Daten aufbürdet, richtig gezeichnet ist, ja, dann hat er eben einen traurigen Unterricht gehabt, und die Abhilfe dafür ist ein anderer Lehrer in Anatomie oder Physiologie, nicht aber, bei einer falschen Methode Zuflucht zu suchen. Die in Frage stehenden Wissenschaften sind eine fesselnde Arbeit, als solche organisch vollständig; sie erinnern fortschreitend aneinander und stützen sich gegenseitig — und würden auch so beschrieben werden, wenn es so etwas wie Medizin und Chirurgie überhaupt nicht gäbe.

Gegen alle diese Pläne erhebt sich derselbe Einwand — daß sie nämlich durch Organisieren und Mechanisieren vollbringen wollen, was sich nur durch Streben, hauptsächlich durch das eigene Streben des Studenten, vollbringen läßt. Wir haben die Erreichung des Zieles durch Überladen des Studienplanes unnötig schwer gemacht. Das Heilmittel liegt vielmehr darin: weniger, als mehr für den Studenten zu tun. Aber wenn man den Studienplan vereinfacht hat, werden Mängel und Enttäuschungen doch nicht verschwinden; diese, die ihren Grund zur Hauptsache in der menschlichen Schwäche haben, lassen sich nicht durch Taschenspielerei wegzaubern. Viel richtiger wäre es, ein für allemal zuzugeben, wie schwierig es ist, Medizin zu lernen, und wie unmöglich, sie zu lehren.

IX.

Wie auch der Lehrer lehrt, die Art und Weise, in welcher der Student studiert, ist weitgehend durch die Examina beeinflußt[1]). In Europa sind überall mündliche, schriftliche und praktische Examina üblich. Das mündliche Examen erprobt die Gewandtheit des Kandidaten; aber keine Vorbereitung kann so geschickt sein, daß sie einen intelligenten Prüfer überlistete, der schnell entdeckt, ob der Kandidat die Sache wirklich erfaßt hat oder nur auf dünnem Eis läuft. Das schriftliche Examen ist eine gerechtere Methode, die Fähigkeiten des Kandidaten zu prüfen, denn er hat zu kühler Überlegung Zeit. Schließlich stellt das praktische Examen die Beziehung zwischen den Worten, die der Kandidat benutzt, den Objekten, die er kennt, und den Dingen, die er tun kann, fest.

Bei jeder Art von Examen läßt sich bis zu einem gewissen Grade durch geschicktes Pauken etwas erreichen; eine Verbindung der drei Typen vermindert die Chancen des Kandidaten, seine Prüfer zu täuschen. Trotzdem bringt das Pauken überall denen Beförderung und Graduierung, die keins von beiden verdienen.

Ein Verdienst läßt sich für alle europäischen Examina beanspruchen, nämlich: sie haben es mit den Fächern als Ganzem zu tun, und der

---

[1]) Für Einzelheiten sei der Leser auf das Carnegie Bulletin, Nr. VI verwiesen. Die verschiedenen Systeme bleiben, wie sie dort beschrieben sind.

Prüfer, der seinem Kandidaten gegenübersteht, darf einen Streifzug auf jedes andere Gebiet unternehmen. Im Gegensatz dazu halten sich die amerikanischen Examina, die fast ausschließlich schriftlich sind, eng an die Kursus- und Jahresorganisation des amerikanischen Studienplanes; die Kurse laufen für ein halbes Jahr, und regelmäßig muß sich zu festgesetzter Zeit die ganze Klasse in jedem von ihnen einer Prüfung unterziehen. So soll dann der Student nicht ein großes Fach im ganzen, sondern einen bloßen Teil beherrschen — und das noch dazu in jedem Fach, das er verfolgt. Die Examina tragen dazu bei, die Korrelation zu zerstören und ein Verstehen der Zusammenhänge zu verhindern. Es scheint klar, daß nach Abschaffung des festen Lehrplans auch das bestimmte Examensschema fallen muß. Kurs- und Semesterexamina lenken die Aufmerksamkeit des Studenten auf ein falsches Ziel. Es wäre viel besser, den Studenten kurzen mündlichen, schriftlichen und praktischen Prüfungen auf großen Gebieten zu unterziehen und ihm zu erlauben, sie mit den Chefs der verschiedenen Abteilungen einzurichten, wie es ihnen beiden bequem ist. Um den Faulen auszuschließen, der sich in Deutschland als Plage herausgestellt hat, mag der Professor das Privileg behalten, den Studenten, der eine übermäßige Abneigung verrät, über seine Kenntnisse Bericht zu erstatten, zum Examen zu rufen.

Man gestatte mir jedoch, zum Schluß einen Punkt besonders zu betonen. Examina sind notwendig; man kann nicht ohne sie auskommen. Aber man kann ihre Bedeutung, auch im Sinne eines Schutzes des Publikums, allzu nachdrücklich betonen; im Augenblick wird zuviel aus ihnen gemacht, der gute Lehrer wird behindert, und der Student wird in die Arme des geschickten „Paukers“ getrieben. So ist das übermäßig praktische Examen des Conjoint Board in England ein Hindernis für die wissenschaftliche Ausbildung; und das kleinliche Detail des American State Board Examens setzt, anstatt gute Arbeit anzuregen, einen Preis auf geistestötende Kleinigkeiten. Zu strenges Examinieren macht daher seine eigenen Zwecke zunichte. Auf die Dauer stehen oder fallen Erziehungssysteme mit dem, was sie leisten und wollen, nicht durch ihre Einrichtung selbst. Das ist die bedeutsamste Lehre, die sich aus dieser vergleichenden Studie der Medizin bei einer großen Zahl von Völkern lernen läßt.

X.

Ich habe überall in diesem Buche mit Nachdruck den Standpunkt vertreten, daß die medizinische Fakultät, da sie zur Universität gehört oder gehören sollte, es ebenso sehr mit der Lehre wie mit der Forschung zu tun hat. Die juristische Universitätsfakultät bildet Juristen aus und sollte Forschungen auf dem Felde der Jurisprudenz betreiben, die theologische Universitätsfakultät bildet Lehrer und Prediger aus und sollte Forschungen auf dem Feld der Ethik, Kirchengeschichte und des griechischen Neuen Testaments treiben; so bildet die medizinische Universitätsfakultät Ärzte aus und betreibt Forschungen in Anatomie, Physiologie und anderen Wissenschaften. Eine sog. Fakultät — die medizinische oder eine andere — repräsentiert notwendigerweise mehr, als in dem Namen liegt. Das ist unvermeidlich. Die Medizin ändert sich mit erstaunlicher Schnelligkeit; der Student kann nicht auf der Höhe der Zeit ausgebildet, noch weniger in seine berufliche Praxis hineingebracht werden als einer, der wirklich lernt oder zur Wissenschaft beiträgt, wenn er nicht unter Lehrern studiert, die aktive Arbeiter sind. Das Wasser stagniert bald, wenn es nicht dauernd aus frischen Quellen bezogen wird. Außerdem ist kein Land reich genug, um medizinische Fakultäten in der gründlichen Weise, die ein guter Unterricht erfordert, auszustatten, und dann die Ausrüstung, mehr oder weniger vermehrt, noch einmal zu Forschungszwecken wieder aufzubringen.

Andererseits darf die medizinische Fakultät ihre praktische Verantwortlichkeit gegenübeı der Ausbildung von Ärzten nicht vergessen. Die zwei Aufgaben fallen nicht ganz zusammen; denn die Forschung ist intensiv und spezialisiert, während die Lehre zum Teil allgemein, um nicht zu sagen, elementar ist. Auf den ersten Blick ist daher die Ansicht einigermaßen einleuchtend, daß Lehre und Forschung, obgleich sie im selben Institut betrieben werden müssen, mehr oder weniger antagonistisch sind, weil sie einen gemeinsamen Fond von Zeit und Energie beanspruchen. In einem gegebenen Augenblick oder für ein besonderes Individuum können sich natürlich verschiedene Typen der Tätigkeit, der Arbeitsrichtung und der Berufspflicht gegenseitig behindern. Aber im allgemeinen und auf die Dauer unterstützen sich Lehre und Forschung eher, als daß sie sich hindern, sei es auch nur aus dem Grunde, daß sich der Fond von Zeit und Energie durch das Interesse vergrößern läßt, das die Forschung dem hinzufügt, was sonst Routine werden würde. Aber es gibt noch andere Gründe, um an der Universitätsidee festzuhalten. Wenig Menschen sind so fruchtbar an Ideen, daß sie mit Nutzen all ihre Zeit auf die Forschung verwenden könnten; die anderen, eine ungeheure Mehrzahl, sind besser daran, wenn sie verschiedenartige Aufgaben haben, wenn ein gewisser Wettbewerb und gegenseitige Anregung zwischen Forderung, Lehre, Verwaltung und selbst persönlichen Angelegenheiten besteht. Glücklicherweise argumentiert man in dieser Sache nicht ohne das Licht der Erfahrung. Während des letzten Jahrhunderts waren die großen deutschen Forscher fast ausnahmslos Universitätsprofessoren, und in der Regel sind die Originellsten glänzende Lehrer gewesen. In jedem Fall findet der Mensch, und besonders der junge Mensch, der arbeiten will, einen Weg; und den Weg finden ist keineswegs ein gänzlicher Verlust. Sicherlich ist das Problem nicht ohne Schwierigkeiten, auch läßt es sich nicht mit Hilfe einer Formel lösen. Ein einzelner mag zu weit nach der einen oder anderen Seite neigen. Aber das Wohlergehen der Wissenschaft und das Wohlergehen des Studenten sind gleicherweise am wirksamsten sichergestellt, wenn die Arbeitsmöglichkeiten und selbst die Abteilungen aus Menschen verschiedener Typen bestehen, die sich ergänzen, anregen und in einigen Fällen sogar gegenseitig ignorieren, und wenn die Studenten, wie in Deutschland in der Vorkriegszeit, wandern können, um den Kontakt und die Gelegenheiten, die ihnen am wahrscheinlichsten helfen können, zu suchen.

XI. Medizinische Forschungsinstitute.

I.

Obgleich das Thema dieses Buches die medizinische Ausbildung ist, habe ich mich überall bemüht, zu zeigen, wie undurchführbar es ist, zwischen medizinischer Ausbildung und medizinischer Forschung einen Trennungsstrich zu machen. An den deutschen Universitäten betrachtet man Lehre und Forschung schon lange als gleichwertige Faktoren der Hochschulbildung; in Großbritannien, Frankreich und Amerika hatten die Universitäten als Institute es bis vor kurzem hauptsächlich mit der Lehre zu tun, und die Forschung wurde für eine nebensächliche oder individuelle Angelegenheit gehalten. Doch hat die moderne Entwicklung in der Medizin, wie auf anderen Gebieten, zur allgemeinen Annahme des Prinzips geführt, daß nur dort eine wirksame und fortschreitende Ausbildung möglich ist, wo eine originale wissenschaftliche Tätigkeit fortschreitet.

Inzwischen hat man, lange ehe die Universitäten sich zu dem eben genannten Prinzip bekannten, spezielle Einrichtungen getroffen, die ich kurz erwähnen werde, um die Forschung zu fördern und einen Kontakt zwischen den an wissenschaftlichem Fortschritt interessierten Leuten herzustellen. Neuerdings hat man Institute gegründet, um die Forschung auf dem Felde der Medizin, wie auf anderen Gebieten, zu fördern. Die Gründung solcher Institute enthebt die Universität nicht ihres Forschungsamtes; denn wenn es wahr ist, daß sich der höhere Unterricht nur in einer Atmosphäre wissenschaftlicher Forschung wirksam durchführen läßt, dann ändert das Bestehen von Forschungsinstituten die Lage nicht. Mehr noch, selbst vom Standpunkt wissenschaftlichen Fortschritts aus verliert die medizinische Fakultät nicht an Bedeutung; denn die Arbeitsmöglichkeiten der Universität sind zu kostspielig, als daß sie sich häufig in reinen Forschungsinstituten wiederholen ließen, und die Universität besitzt in der Verschiedenartigkeit und Ausdehnung ihrer parallel laufenden Arbeitsmöglichkeiten Hilfsquellen, welche die auf ein bestimmtes Ziel gerichteten Forschungsinstitute schwerlich besitzen. Die medizinische Fakultät trägt also weiterhin die Verantwortung, die medizinische Wissenschaft zu fördern, ebenso wie sie zu verbreiten und anzuwenden. Hat das medizinische Forschungsinstitut irgendeine bestimmte Unterrichtsfunktion? Gehört dieses Kapitel in ein Buch über medizinische Ausbildung? Die Gründer der Forschungsinstitute dachten sicherlich an Forschung, nicht an Ausbildung. Ein kurzer Überblick über die Entwicklung der Forschung wird jedoch zeigen, daß man heutzutage die Forschung ebensowenig von der medizinischen Ausbildung trennen kann, wie man die medizinische Ausbildung von der Forschung trennen kann.

II.

In den frühen Stadien wissenschaftlicher Entwicklung regten gelehrte Gesellschaften die Forschung an, denn die Universitäten jener Tage legten eine traditionelle Lehre auf Lateinisch aus. Einige dieser Gesellschaften wurden von den Regierungen ihrer Länder unterstützt; andere waren Privatunternehmen. Zuerst waren es nur Gruppen von Leuten mit gemeinsamen Interessen, von denen jeder sein Bestes tat und dann mit den anderen zusammenkam, um zu berichten und die Resultate und Thesen zu diskutieren; allmählich fingen sie an, Veröffentlichungen in Form von Bulletins und Sitzungsberichten herauszugeben. Im Lauf der Zeit erhielten sie, bald von der Regierung, bald durch Spenden und Vermächtnisse, Fonds, mit denen man besondere Leute oder besondere Forschungen unterstützen konnte. Zu diesem Typus gehört die Royal Society, deren Ursprung noch vor der Restauration liegt, obgleich sie erst 1662 die erste offizielle Anerkennung fand. 300 Jahre lang ist die Royal Society die anerkannte Autorität gewesen, an die sich die englische Regierung bei Problemen und Unternehmungen, zu denen wissenschaftliche Kenntnis gehörte, um Rat gewandt hat; neuerdings hat die Gesellschaft auf Ersuchen der Regierung Untersuchungen über tropische Krankheiten, Malaria, Schlafkrankheit usw. durchgeführt. Die Französische Akademie der Wissenschaften, ursprünglich von Leibniz 1700 geplant, aber in ihrer gegenwärtigen Form 1816 als ein Zweig des Institut de France reorganisiert, widmet eine ihrer sechs Abteilungen den Naturwissenschaften, die das Feld der Medizin berühren, nämlich Chemie, Physik und Biologie. In den Vereinigten Staaten wurde die Nationale Akademie der Wissenschaften während des Bürgerkrieges organisiert, um die nationale Regierung zu beraten. Ähnliche Organisationen in mehr oder minder engem Zusammenhang mit der Regierung gibt es in anderen Ländern. Daneben sind freiwillige Institute entstanden, die

die Forschung ermutigen wollen. Die hervorragendste davon, The Royal Institution, wird für immer denkwürdig sein wegen der Professuren für Naturphilosophie, die THOMAS YOUNG, DAVY und FARADAY bekleidet haben.

Die Bedeutung von Akademien und gelehrten Gesellschaften als Mittel, Arbeiter in verwandten Gebieten und in verschiedenen Ländern zusammenzubringen, hat eher zu- als abgenommen; aber die relative Bedeutung und Wirksamkeit ihrer Unterstützungen für die Forschung haben in dem Maße abgenommen, wie Universitäten Forschungsarbeiten aufgenommen haben, wie Forschungsinstitute eingerichtet wurden, und wie die Forschung selbst so verwickelt geworden ist, daß Unterstützung für eine begrenzte Zeit oder einen begrenzten Gegenstand weder die Möglichkeiten noch die Sicherheit schafft, die für solche umständliche und sich hinziehende Bemühung erforderlich sind.

Andererseits fällt immer etwas Wertvolles außerhalb der Sphäre oder der Möglichkeiten organisierter Institute. Daher kann immer noch eine wichtige Funktion durch Einzelzuwendungen erledigt werden. Deshalb war es ein weiser Schritt, der zur Gründung des Medical Research Council in Großbritannien führte; denn dieser zentrale Fond wird nun benutzt, um Forscher an Universitäten, Krankenhäusern und verwandten Einrichtungen in ganz Großbritannien und in geringerem Umfange in andern Teilen des Reiches zu unterstützen, in der Hoffnung, nicht nur das Wissen zu mehren, sondern eine größere Gruppe von Männern und Frauen auszubilden, die die medizinischen Fakultäten zu modernisieren vermöchten. Der an sich recht bescheidene Fond ist klug benutzt worden, um sich schon vorhandener Arbeitsmöglichkeiten zu bedienen: die Zuwendungen des Council unterstützen den erwählten Forscher, beschaffen vielleicht auch besondere Apparate, schaffen Betriebserleichterungen usw. Aber im allgemeinen hat der Council vorhandene Arbeitsmöglichkeiten verwendet, während er jedoch seinen Einfluß wirksam gebraucht, um Spenden zu beschaffen, die die notwendige materielle Grundlage liefern[1]). Zu demselben Zweck dienen andere, auf verschiedene Weise geschaffene und kontrollierte Fonds: in den Vereinigten Staaten z. B. die Carnegie Institution of Washington, die American Medical Association; im Ausland die Beit Fellowship (Großbritannien), der Carlsberg Fond (Kopenhagen) und in seiner Wirkung die Nobelpreisstiftung, die durch Anerkennung der Leistungen weiteres Schaffen fördert.

Man hat auch spezielle Professuren, die nur der Forschung dienen, geschaffen. So hat die deutsche Regierung gelegentlich einen glänzenden Wissenschaftler belohnt, wie sie VAN'T HOFF fesselte, indem sie ihn

[1]) S. S. 146, Anm.

mit Forschungsmöglichkeiten versorgte und von allen Lehrpflichten befreite. Im Jahre 1910 erhielt die Universität von Pennsylvania eine Gabe für den Unterhalt eines Lehrstuhles für medizinische Forschung. Erst kürzlich machte es das Fullertonvermächtnis der Royal Society möglich, eine physiologische Forschungsprofessur für STARLING am University College, London, zu gründen. Der Forschungsprofessor hat keine regelmäßigen Lehrpflichten; doch ist er trotzdem ein Faktor im Unterricht; denn nicht nur kann er eine Fakultät anregen, indem er ein hohes Produktionsniveau innerhalb der Universität aufrechterhält, sondern er muß auch mit den fortgeschrittenen Studenten und Forschern in Berührung kommen, die im Lauf der Zeit regelmäßige Universitätsstellungen innehaben werden. Auf eine mögliche Quelle der Gefahr mag auch hingewiesen werden. In Ländern, wo die Universitäten sich noch zum großen Teil bloß der Lehre widmen, könnte die Forschungsprofessur als ein Mittel betrachtet werden, die übrige Fakultät von der Verantwortlichkeit für wissenschaftliche Tätigkeit zu befreien.

Ich habe jetzt kurz verschiedene Mittel erwähnt, die im Lauf der Jahrhunderte zur Förderung und Ermutigung wissenschaftlicher Forschung entstanden sind — Akademien unter dem Schutz der Regierung, gelehrte und berufliche Gesellschaften, von einzelnen interessierten Persönlichkeiten gegründet, spezielle Stiftungen, deren Verwalter die Zinsen in Form von Subventionen verteilen, schließlich Forschungsprofessuren, die Persönlichkeiten innehaben, die die Vorteile der Verbindung mit der Universität genießen, während sie von den gewöhnlichen Pflichten des Professors befreit sind. Das Endstadium der von mir skizzierten Entwicklung ist das rein medizinische Forschungsinstitut, das ausdrücklich zu dem Zweck gegründet wird, zur Vermehrung des Wissens beizutragen. Entdeckungen auf dem Feld der Bakteriologie, Immunitätslehre, Chemie und Physik, die schnell aufeinanderfolgten, eröffneten plötzlich neue Perspektiven. Infektion und Ansteckung waren die Hauptfeinde des Menschengeschlechts; sie zu besiegen, trat unerwartet in den Bereich des Möglichen. Die Männer waren da; warum ihr einzigartiges Talent auf den Unterricht ablenken, warum sie durch beschränkte Arbeitsmöglichkeiten hemmen? Das medizinische Forschungsinstitut wurde geplant, um fähigen produktiven Arbeitern die für Forschungszwecke nötigen Bedingungen zu liefern, frei von akademischer Tradition und akademischer Verantwortlichkeit. Wir werden sehen, daß es einige von ihnen, aus dem einen oder anderen Grunde, auch unternehmen, das neue Wissen praktisch wirksam zu machen; aber in der Hauptsache darf man die Forschung als den eigentlichen Zweck im Sinne der Gründer betrachten.

Andererseits spielte auch der persönliche Faktor bei der Gründung der ersten Forschungsinstitute eine Rolle. Die allgemeine Lage war so, wie ich andeutete; aber reine wissenschaftliche Möglichkeiten allein genügen nicht, um Arbeitsmöglichkeiten für die medizinische Forschung zu schaffen. Das erste medizinische Forschungsinstitut kristallisierte sich um eine bittende Persönlichkeit und einen rührenden Zwischenfall. PASTEUR verbrachte, wie ich schon gelegentlich bemerkt habe, keinen geringen Teil seiner produktivsten Jahre damit, daß er umsonst Arbeitsmöglichkeiten und Unterstützung suchte. Seine grundlegenden Beiträge zur Wissenschaft und Industrie hatten seinen Ruhm schon lange sicher begründet, aber das half nichts, erst die Heilung eines kleinen elsässischen Jungen, der von einem tollen Hund gebissen war, rührte die Sympathie der Welt und führte 1885 zu der populären Subskription, die ein Institut für präventive Behandlung der Tollwut gründete. Eine Summe von 2500000 Frank wurde gesammelt, von denen 1000000 Frank als Kapital beiseitegesetzt werden sollten; das Einkommen sollte aus dem Verkauf von Lymphe vergrößert werden. Auf diese dramatische Weise schuf PASTEUR bei gebrochener Gesundheit einige Jahre vor seinem Tode das Institut, dessen Hauptfunktionen nach seiner Idee Forschung und die Ausbildung von Forschern sein sollten. Seine Laboratorien dienten der Bakteriologie, Biochemie, der Verhütung von Tollwut und der Herstellung von Lymphen; später wurde ein Krankenhaus angefügt; kürzlich ist der Umfang des Instituts durch Mitarbeit mit der Pariser Universität erweitert und das Radiuminstitut hinzugefügt worden, dessen physikalisch-chemische Abteilung Mme. CURIE, dessen biologische Abteilung REGAUD leitet. Die für die Forschungen auf dem Gebiet der Radioaktivität ungenügenden zur Verfügung stehenden Fonds müssen jedoch durch Einnahmen aus klinischer Arbeit ergänzt werden.

Kaum weniger persönlich waren die Erwägungen, die zur Gründung des Instituts für Infektionskrankheiten in Berlin führten. Als Kreisarzt hatte ROBERT KOCH bedeutende Beiträge zur Kenntnis der Malaria und der Wundinfektion geliefert. Im Jahre 1880 ins Kaiserliche Gesundheitsamt berufen, erfand er schnell neue Methoden der bakteriologischen Forschung, entdeckte zuerst den Tuberkulosebazillus und in rascher Folge die Choleravibrionen. Das kleine Laboratorium im Gesundheitsamt war dem Genius ROBERT KOCHS keineswegs angemessen; mit charakteristischem Weitblick gründete der Staat im Jahre 1891 für KOCH ein Institut, das aus Laboratorien und einem Krankenhaus bestand, in erster Linie für Forschungen auf dem Gebiet der ansteckenden Krankheiten und der grundlegenden Naturwissenschaften; in zweiter Linie für die Führung der administrativen Abteilungen und zur Verhütung der Tollwut.

Noch ein anderer Weg führte zum Forschungsinstitut. Die deutsche Universität pflegt die Forschung; aber der Forscher ist auch Lehrer und Verwaltungsbeamter; er steht in Berührung mit Studenten, mit Kollegen, mit Behörden, mit der Öffentlichkeit. Männer wie HELMHOLTZ gedeihen in dieser pulsierenden Umgebung; jede Form der Tätigkeit regt sie zum Denken und zu Taten an. LOEB andererseits, glänzend auf einem akademischen Lehrstuhl, erreichte seine Höchstleistungen in einer geschützteren Stellung. EHRLICH paßte zur akademischen Routine sehr schlecht — er war, wie PIERRE CURIE, ein „ärmlicher Anwärter“[1]) für akademische Karriere. Man gab ihm zuerst eine gesonderte, bescheidene Anstalt in Steglitz. Aber ein weiser Beamter, dem daran lag, soviel wie möglich aus ihm zu machen, fand in kurzem einen Vorwand, für ihn in Frankfurt das Institut für experimentelle Therapie zu gründen, das der Erforschung biologischer und chemo-therapeutischer Probleme dient. Außerdem gelten Erwägungen derselben Art für Fremde: eine andersartige Vergangenheit und eine neue Sprache sind ein Hindernis für ihre Verpflanzung auf angemessene akademische Posten; aber weder Vergangenheit noch Sprache hinderten die Verpflanzung METCHNIKOFFS an das Pasteurinstitut, oder CARRELS, NOGUCHIS und LANDSTEINERS an das Rockefellerinstitut.

Andere Forschungsinstitute sind aus Ideen oder aus dem Wunsch, gewisse Gebiete zu entwickeln, entstanden und nicht aus dem Wunsch, für einen bestimmten Menschen angemessene Arbeitsbedingungen zu schaffen.[1] Das Lister Institute z. B. unternahm es, das Pasteurinstitut auf englischem Boden zu rekonstruieren; es enthält Forschungsabteilungen für Bakteriologie, Protozoologie, physikalisch-chemische Probleme und Vorrichtungen für Herstellung von Lymphe und Serum in großem Maßstabe. So wurde nach einer weiteren Idee und mit einer größeren Dotierung im Jahre 1901 das Rockefeller Institute for Medical Research gegründet zum Zweck der Forschung auf jedem Gebiet, das für die Medizin ertragreich zu sein versprach; es enthält jetzt Laboratorien für Pathologie, Bakteriologie, Chemie, Biophysik, allgemeine Physiologie und experimentelle Chirurgie; das Krankenhaus des Instituts ist ein hoch entwickeltes Forschungskrankenhaus mit Sonderabteilungen, jede mit den angemessenen Laboratorien, und es beschäftigt sich augenblicklich mit dem Studium gewisser ausgewählter Infektionskrankheiten, Herzkrankheiten und Stoffwechselprobleme; eine dritte Abteilung dient dem Studium der vergleichenden Tierpathologie. Das staatliche serologische Institut in Kopenhagen, das 1902 auf unabhängiger Basis gegründet wurde, ist gleichzeitig ein praktisches Laboratorium für ganz Dänemark und ein reges Forschungszentrum für Bakteriologie und Immunologie. Außerdem gründete die Kaiser-Wilhelm-Gesellschaft kurz vor Kriegsausbruch in Dahlem, einem Vorort Berlins, glänzende

---

[1]) Life of Pierre Curie von MARIE CURIE. New York 1923, S. 148.

Laboratorien für Forschungen in experimenteller Therapie, biologischer Chemie und anderen Fächern. Schließlich hat der Medical Research Council außer seiner Verteilung von Subventionen an Forscher in Krankenhäusern und verwandten Instituten ein Laboratorium in Hampstead gegründet für Forschungen auf dem Gebiet der Biochemie, Pharmakologie, angewandten Physiologie, experimentellen Pathologie und der Statistik. Besondere Institute und Laboratorien zur Erforschung einzelner Gebiete oder Gegenstände — Infektionskrankheiten, Krebs, Tuberkulose, Gehirn usw. — sind geschaffen worden in Chikago, Boston, Neuyork, Philadelphia, Amsterdam, London, Paris und anderswo — einige davon unabhängig von Universitäten, andere daran angegliedert, einige mit Krankenhäusern und wieder andere mit staatlichen oder städtischen Gesundheitsämtern verbunden[1]).

Wenn auch die obengenannten Institute und Laboratorien alle als Forschungsinstitute bekannt sind, geht doch aus ihrer Geschichte hervor, daß sie in ihren Zielen weit verschieden sind. Einige sind für eine Person oder für eine Idee gebaut worden und halten sich gern an ein begrenztes Feld; andere, obwohl ursprünglich zur Mehrung des Wissens gegründet, haben es auch unternommen, das neuere Wissen durch Herstellung und Verteilung von Seren und Heilmitteln in Wirkung zu bringen; wenige von ihnen sind so reichlich mit Mitteln versehen, daß sie vom Einkommen aus eigener Arbeit unabhängig sind. Indessen können Forschungsinstitute wie medizinische Fakultäten nicht einfach bleiben; wie begrenzt oder spezifisch der ursprüngliche Zweck aussehen mag — bakteriologische Forschung, Krebsforschung, Forschung über die Eigenschaften des Radiums —; das Suchen nach Wahrheit lockt den Arbeiter in unerwartete Richtungen: andere Laboratorien — chemische, physikalische, biologische — werden notwendig; größere Unterstützung, noch höher ausgebildetes Personal müssen folgen. An diesem Punkte haben Forschungsinstitute einen offenbaren Vorteil, im Vergleich mit medizinischen Fakultäten. Es gibt gewisse fundamentale Gegenstände von allgemeiner Bedeutung, die alle medizinischen Fakultäten bis zu einem gewissen Grade pflegen müssen, wie verschieden auch sie sich hinterher entwickeln. Das Forschungsinstitut jedoch kann einen opportunistischen Charakter wahren, indem es nur vorwärtsgeht, wenn die richtige Führerschaft vorhanden ist und verlockende Fährten sich aufgetan haben. Fehlt eine Person und eine Idee, so kann es jeden Augenblick eine Arbeitsrichtung aufgeben, um sich anderweitiger Forschung

[1]) Ich habe nicht versucht, in obige Skizze medizinische Forschungsinstitute einzuschließen in Ländern, die außerhalb des Bereiches meiner Übersicht liegen (z. B. Rußland, Japan usw.); auch habe ich die Forschungslaboratorien in der Industrie nicht eingeschlossen, deren einige rege Forschungen betrieben haben.

zuzuwenden. So verschieben sich die besonderen Probleme, die man verfolgt, zum Teil mit dem Wechsel des Personals, zum Teil, indem Arbeiter, die ihren Weg versperrt finden, ihre Angriffsart ändern oder neue Probleme wählen. Arbeitende, die sich diesen Bedingungen nicht gern oder fruchtbringend fügen, fallen ab, so daß der „Umsatz“ in einem aktiven Forschungsinstitut eher größer ist als in einer medizinischen Fakultät. Das Forschungsinstitut kann auch, frei von der Notwendigkeit, junge Leute für akademische Berufe auszubilden, an die Probleme in mehr spekulativer, intellektueller Weise herangehen als Fakultäten, die ebensowohl für Lehre wie für Forschung verantwortlich sind. Andererseits aber schließt die Beweglichkeit und Bestimmtheit des Forschungsinstitutes einen entsprechenden Nachteil in sich. Der akademische Forscher ist in bequemer Reichweite berufener Arbeiter auf vielen Gebieten — der Physik, Chemie, Biologie, Mathematik. Er ist in der Lage, ohne weiteres die Mitarbeit des Fachmannes zu beschaffen, deren er etwa bedarf. Vom Forschungsinstitut, das einige erwählte Richtungen intensiv entwickelt, ist es kaum wahrscheinlich, daß es den Umfang an Kenntnis besitzt, den ein gründliches Arbeiten jeden Augenblick erfordern mag. Wenn die Mittel reichlich sind und der Umfang großzügig bestimmt ist, lassen sich die Lücken füllen, sowie sie erscheinen; man kann Leute zu weiterer oder besonderer Ausbildung abordnen oder spezielle Arbeiter beschaffen, je nach Bedarf. Mangels großer Mittel jedoch können sich ernste Beschränkungen fühlbar machen. Aber die Verwickeltheit der medizinischen Probleme, die man jetzt angreift, ruft einen ernsten Zweifel bezüglich der Zukunft solcher Forschungsinstitute hervor, die entweder unzulänglich finanziert, oder nach Arbeitsgebiet und Personal eng begrenzt sind.

III.

So sind Forschungsinstitute sowohl Hilfsmittel für die Erforschung medizinischer Probleme wie auch Hilfsmittel zum praktischen Gebrauch neuerworbenen Wissens und technischen Geschicks. Als keines von beiden haben sie notwendig eine Stelle in einem Band über medizinische Ausbildung. Tatsächlich aber sind Forschungsinstitute auch im besten Sinne Lehrorganisationen und kommen als solche in den Bereich der gegenwärtigen Untersuchung. Ja, sie haben mit medizinischen Fakultäten mehr gemeinsam als sich auf der Oberfläche zeigt.

Zunächst fördern beide Organisationen die Wissenschaft. Zwischen den Problemen, die in den Laboratorien und Kliniken einer medizinischen Fakultät und denen, die in den Laboratorien und Kliniken eines Forschungsinstituts untersucht werden, gibt es keinen notwendigen Unterschied der Qualität, Schwierigkeit oder Bedeutung. Die Lösung kann je nach dem vom einen oder anderen kommen. Salvarsan ging aus einem Forschungslaboratorium hervor, Insulin aus einem Universitätslaboratorium; ein Serum gegen Pneumokokken aus einer Forschungsklinik, ein Serum gegen Scharlach aus einer Universitätsklinik.

Das Forschungsinstitut erfüllt auch Lehrfunktionen, teils direkt, öfters indirekt. Am Pasteurinstitut und am Institut Robert Koch werden regelmäßige Kurse für Studierende gegeben; häufiger noch werden besondere Kurse für praktizierende Ärzte, für Gesundheitsbeamte und für Dozenten eingerichtet. Aber über diese offensichtliche Lehrtätigkeit hinaus bildet das Forschungsinstitut, wie die Universitätsfakultät, Leute aus, und als ein Institut, in dem Leute ausgebildet werden, beeinflußt es die medizinische Ausbildung als solche und liefert ihr seinen Hauptbeitrag. Die regelmäßige Tätigkeit des Forschungsinstituts wie die Tätigkeit des Fakultätspersonals braucht jährlich Gruppen von neu Approbierten, die sich in der Forschung betätigen und so ihre eigene Ausbildung verlängern und verbessern. Einige bleiben dauernd bei der Forschung; die meisten gehen in die Praxis oder auf Lehrposten. So sind im bedeutsamsten Sinne des Wortes Forschungsinstitut wie Universitätsfakultät Ausbildungszentren. Die Forschungsinstitute rekrutierten sich ursprünglich aus Fakultäten und Universitäten: PASTEUR, MARTIN, RÖNTGEN, LÖFFLER waren alle Dozenten gewesen. Bald begannen die Forschungsinstitute die Schuld zurückzubezahlen: das Pasteurinstitut hat in der Ausbildung Dutzender von medizinischen Dozenten für Frankreich, Deutschland, Großbritannien, die Länder Osteuropas und Südamerikas geholfen; LANDOUZY, CHANTEMESSE, WIDAL, BRUMPT, BORDET greife ich willkürlich aus der langen Reihe derer heraus, die zu verschiedenen Zeiten zu seinen Mitarbeitern gehört haben. Das Lister-Institut hat in ähnlicher Weise an der Ausbildung von Professoren und Laboratoriumsleitern für das ganze britische Reich teilgehabt. In Hinblick auf Problem und Personal lassen sich die deutschen medizinischen Fakultäten und Forschungsinstitute kaum unterscheiden; in der Organisation und Leitung getrennt, haben sie doch als ein Ganzes an der Förderung der wissenschaftlichen Medizin gewirkt. Jetzige und künftige, einheimische und fremde Ärzte, Gesundheitsbeamte und Dozenten der Medizin haben die Gastfreundschaft von Professor MADSENS Serologischem Institut in Kopenhagen genossen. Die Laboratorien und das Krankenhaus des Rockefellerinstituts sind schon in den medizinischen Fakultäten von Columbia, Yale, Johns Hopkins, Harvard, Chikago, Pennsylvania, Vanderbilt und anderen Universitäten der Vereinigten Staaten vertreten, und ähnlich an den Universitäten von London, Kopenhagen, Leiden und anderen fremden Zentren. So ist ein eifriger Austausch zwischen medizinischen Fakultäten und Forschungsinstituten im Werden. Bald gehen Gelehrte von den Universitäten an Forschungsinstitute, bald umgekehrt. Probleme, Ansichten, Wissen, Personal bewegen sich so hin und her. Das medizinische Denken, die medizinische Ausbildung und die medizinische Praxis profitieren so aus diesem ungehinderten Ideenfluß. Daher darf man das medizinische Forschungsinstitut nicht für etwas von der medizinischen Universitätsfakultät Grundverschiedenes ansehen; es ist eine partielle Fakultät, in glücklichen Umständen, vom Unterricht der Studenten befreit, aber, wie die medizinische Universitätsfakultät, ein Körper, der sich der Ausbildung ebenso wie der Forschung widmet. In keinem Lande kann man heute eine scharfe Grenze zwischen ihnen ziehen. Glücklicherweise kann man auch keine Grenze zwischen den verschiedenen Ländern ziehen. Medizinstudenten aller Nationen sind überall da an der Arbeit, wo sie etwas lernen können; und beim Lernen lehren sie unausweichlich. Verschiedenheit der Sprachen gilt weniger in den Forschungsinstituten als irgendwo sonst; Gelehrte und Dozenten aus jeder Himmelsrichtung werden so in engen und anregenden Kontakt gebracht; sowohl die Ausbildung wie die Forschung profitieren dabei. Über dies unmittelbare Ergebnis hinaus ist es schon etwas, in jedem Lande Institute zu besitzen, in denen ernste Menschen aller Rassen und Nationen zu Zielen zusammenarbeiten, vor denen nationale Grenzen verschwinden.

XII. Kosten.

a) Vor fünfzehn Jahren.

I.

Vor fünfzehn Jahren unterstützte man die medizinische Ausbildung in angemessener Weise nur in den germanischen Ländern Nordeuropas, und besonders im Deutschen Reich und in Österreich-Ungarn. Hinsichtlich der Unterstützung zu jener Zeit sind einige auffallende Tatsachen zu verzeichnen: die Universitäten der eben genannten Länder erfreuten sich ohne finanzielle Belastung für sie selbst des uneingeschränkten Gebrauchs überreichen klinischen Materials. Moderne Krankenhäuser waren vom Staat oder von Städten eigens mit der Bestimmung gebaut worden, den Lehrzwecken zu dienen, und ältere Gebäude hatte man demselben Zweck klug angepaßt. Für diese unerreichten Lehr- und Forschungsgelegenheiten waren die Universitäten finanziell nur soweit verantwortlich, als es sich um die relativ geringfügigen Ergänzungskosten handelt für solche Assistenten, solche Apparate und solche Fonds, die ein gutgeführtes modernes Krankenhaus als solches — soweit es bloß für seine Patienten zu sorgen und wissenschaftliche Arbeit in recht wechselnder Menge zu leisten hat — nicht nötig hat. Die Krankenhauskosten wurden auf diese Weise natürlich nicht ausgeschaltet, doch wurden sie von der Universität auf die Gemeinde und die Industrie abgewälzt, wo sie auch mit Recht hingehören.

Eine zweite Tatsache war beachtenswert. Die von den in Frage stehenden Ländern für die medizinische Ausbildung ausgesetzten Summen übertrafen die anderswo zur Verfügung stehenden Summen bei weitem[1]). Aber die offiziellen Zahlen gaben die Kosten zu gering an. Erstens bestand das Einkommen des Professors selbst aus einem vom Staat bezahlten Gehalt[2]) und aus Gebühren (Kolleggeldern, Examensgebühren usw.). So war das Einkommen des Professors selbst an kleineren Universitäten beträchtlich über dem offiziellen Gehalt, das im Budget erschien. An den größeren Universitäten, wo der Student bei den Kliniken, wenigstens in Medizin und Chirurgie, die Wahl zwischen zweien oder dreien hatte, konnte der erfolgreiche Lehrer dadurch, daß er die größere Zahl anzog, eine verhältnismäßig reiche Ernte einheimsen. Die Existenz derartiger Vorteile war bis zu einem gewissen Grade ein Anreiz, wenn auch weniger als man vermuten würde, da ein beträchtlicher Prozentsatz der Tüchtigeren, wie die Erfahrung lehrt, ruhig weiter den vorklinischen Fächern sich zuwandte, wo die finanziellen Möglichkeiten ausgesprochen geringer sind[3]). Wie groß aber auch der mögliche Vorteil war, so waren die Nachteile doch noch größer: denn die Bezahlung durch Gebühren gab dem deutschen Professor ein Einkommensinteresse an dem Vorlesungssystem, durch das er eine große Hörerschaft zusammenhalten konnte, von deren jedem einzelnen Mitglied er Einkommen bezog[4]).

Nicht allein die Gesamtkosten für den Professor erschienen nicht im Budget. Ich habe schon auf den autorisierten „Privat"unterricht aufmerksam gemacht — d. h. einen Unterricht, der auf das Risiko und die Initiative von Personen hin erfolgte, für deren Fähigkeit die Autorisierung durch die Universität bürgt — und auch weiterhin auf die praktischen Kurse, die von Assistenten gehalten werden, die die Hilfsmittel des Instituts, zu dem sie gehören, nutzbar machen. Die Gebühren

[1]) Die 1912 zur Verfügung stehenden Summen sind im Bulletin VI, Carnegie Foundation, Kapitel XII gegeben.

[2]) Bei einem Kliniker bezahlte das Krankenhaus einen Beitrag; wenn das Krankenhaus ein privates oder eine städtische Anstalt war, reduzierte sich die Ausgabe des Staates (d. h. der Universität) entsprechend.

[3]) Der Ordinarius eines Laboratoriumsfaches konnte sich jedoch ein hübsches Einkommen verdienen, da alle Studenten seine Vorlesungen hören (und bezahlen) mußten.

[4]) Verschiedene Reformen werden in Deutschland erwogen, so z. B. Zahlung eines festen Gehaltes, Einziehung der Gebühren bis zu einem festgesetzten Maximum, alle Gebühren über diesem Maximum sollen an den Staat gehen. Siehe Becker: Loc. lit. S. 58ff.; Lubarsch: Loc. cit. S. 60ff.

sind in solchen Fällen eine Sache persönlichen Übereinkommens zwischen dem Lehrer und dem Studenten. Die Kosten der medizinischen Ausbildung würden um soviel höher sein, als die offiziellen Abrechnungen angeben, wenn diese Gebühren eingeschlossen wären. Nichtsdestoweniger war, obgleich die auf diese Weise den Besitzer wechselnde Totalsumme beträchtlich war, der Verdienst des einzelnen Lehrers unter diesem System äußerst bescheiden, denn der deutsche Dozent, der seine Wissenschaft über alles liebte und ganz genau wußte, daß Beförderung und Auszeichnung im allgemeinen von den Leistungen abhingen, verbrachte willig lange Jahre bei kleinem Gehalt und mühte sich mit Lehre und Forschung ohne die positive Sicherheit einer endgültigen Anerkennung. Die Entbehrungen, die das Warten mit sich brachte, wirkten als Sieb: die akademische Laufbahn war durch die Achtung, in der sie stand, und die mit ihr verbundenen Möglichkeiten der Auszeichnung und der Bequemlichkeit anziehend; doch war es kaum wahrscheinlich, daß Leute, die die Wissenschaft selbst nicht von Herzen liebten, all die Mühseligkeit und Unsicherheit ertragen würden. So wurden bei ganz geringen Kosten für das Gemeinwesen und fast keinen Kosten für die Universität nicht nur wichtige Lehrfunktionen ausgeübt, sondern es wurde auch, um ein Bild aus dem Forstfach zu brauchen, eine „Baumschule" unterhalten, aus der von Zeit zu Zeit ein Baum umgesetzt wurde.

Schließlich waren die Budgets der verschiedenen medizinischen Fakultäten innerhalb einer Periode von ungefähr zwanzig bis dreißig Jahren schnell gewachsen. Deutschland entdeckte vor dreißig Jahren, daß die Einführung wissenschaftlicher Methoden in der Krankenbehandlung, im Unterricht und in der Forschung relativ kostspielig ist. Innerhalb von drei Jahrzehnten (1870—1905) stiegen die offiziellen Ausgaben der preußischen und medizinischen Fakultäten, welche die direkt vom Studenten an seinen Lehrer bezahlten Gebühren nicht einbegreifen, um 500 vH. Selbst dann noch waren die Gesamtsummen an sich nicht erschreckend — und zwar aus zwei allgemeinen Gründen: erstens war die Kaufkraft der Mark hoch; zweitens war der Standard des Universitätslebens in Nordeuropa äußerst bescheiden. Sicherlich hätte man zur gleichen Zeit mit derselben Gesamtsumme in Großbritannien weniger und noch weniger in den Vereinigten Staaten machen können. Die absoluten verausgabten Summen haben jedoch weniger Interesse als die dauernde relative Vergrößerung; und das ist von Bedeutung, weil daraus klar wird, daß Länder, die praktisch während der letzten zwanzig Jahre stillgestanden haben, und die jetzt Deutschland auf seiner Höhe einholen und vielleicht übertreffen wollen, plötzlich zu Ausgaben bereit sein müssen, die zu ihren früheren Anstrengungen in keinem Verhältnis stehen.

Absolut betrachtet waren die britischen und amerikanischen Ausgaben 1914 weit unter der deutschen Höhe. Nichtsdestoweniger hatte doch auch eine interessante Entwicklung stattgefunden. In diesen beiden Ländern war das ganze neunzehnte Jahrhundert hindurch die medizinische Ausbildung ein einträgliches Geschäft gewesen. Gegen Ende des Jahrhunderts lohnte sie sich kaum noch; im Jahre 1910 wurde sie mit Verlust weitergeführt. Der Verlust war in Großbritannien nicht schwer, wo im allgemeinen die von allen Studenten bezahlten Gebühren für die Verwaltung und den Laboratoriumsbetrieb verbraucht wurden. Dieselbe Situation begann in Amerika vorzuherrschen; aber selbst zu der Zeit verbrauchten etwa 30 von den 155 damals bestehenden medizinischen Fakultäten mehr, als sie an Gebühren einnahmen — und vielleicht ein Dutzend gab beträchtlich viel mehr aus. Diese Ausgaben erstreckten sich jedoch in Amerika wie in Großbritannien fast gänzlich auf die Laboratoriumskurse der ersten zwei Jahre. Der klinische Unterricht war für die Lehrer nicht länger einträglich und war für das Institut noch nicht kostspielig geworden. In beiden Ländern bezahlte der Student in seinen klinischen Jahren Gebühren, die zum großen Teil das Defizit der Laboratoriumsjahre wieder decken.

II.

b) Heutige Lage.

Wäre die medizinische Wissenschaft und medizinische Ausbildung im Jahre 1920 an Qualität und Ausdehnung genau dieselbe geblieben wie im Jahre 1910, so hätten die Ausgaben auf vergleichbarer Basis in allen Ländern wesentlich, wenn auch in verschiedenem Maße, steigen müssen infolge der fallenden Kaufkraft des Geldes. Von den Ländern, die nicht mit in den Krieg verwickelt waren, suchte Dänemark das Gleichgewicht zu erhalten, indem es dem festen Gehalt eine je nach dem offiziellen Index schwankende Summe hinzufügte. In Holland, der Schweiz und Skandinavien waren die Kosten so beträchtlich gestiegen, daß schon weitgediehene Projekte zum Stillstand kamen. Es ist jedoch eine erstaunliche Tatsache, daß kleine Länder, wie die Schweiz und Holland — erstere aus kantonalen Hilfsquellen —, weiterhin medizinische Fakultäten unterstützen, die den Vergleich mit den entsprechenden Instituten in Deutschland auf seinem Höhepunkt aushalten[1]). Doch hat man Vermehrungen des Budgets für den laufenden

[1]) Vor dem Krieg gingen fremde Studenten in großer Zahl an die Schweizer Universitäten; die Verschlechterung der Währung vieler Länder, im Vergleich zur Schweizer Währung, hat die Zahl der fremden Studenten in der Schweiz stark vermindert. Infolgedessen sind die Universitäten durch den Ausfall an Studentengebühren ernstlich gehemmt.

Unterhalt, um das frühere Niveau erzieherischer und wissenschaftlicher Wirksamkeit zu wahren, nur teilweise sich verschaffen können. Man mußte Sparmaßnahmen einführen, Abstriche machen, Notbehelfe ersinnen, Spenden suchen. Bis zu einem gewissen Grade ist die auf diese Weise erforderliche Bemühung richtig; aber die Hilfsmittel der verschiedenen Laboratorien und Kliniken sind immer so bescheiden, so weit unter dem, was man hätte brauchen können, gewesen, der kontinentale Professor ist ein so sorgfältiger „Haushalter", daß eine Verschwendung wahrscheinlich immer nur minimal gewesen ist. Von den kleineren europäischen Ländern kann man sagen, daß heutzutage die Hilfsmittel nicht zur Verfügung stehen, um die erzieherische und wissenschaftliche Tätigkeit auf dem vor zehn Jahren erreichten Niveau zu halten. Die allgemeine Lage ist ein Stillstand — und doch nicht ganz ein Stillstand, denn der fruchtbare Geist bringt es irgendwie fertig, Fortschritte zu machen, selbst wenn andere sich relativ, manchmal absolut, im Rückschritt befinden.

Von Frankreich läßt sich kaum sagen, daß es sich in Sachen der finanziellen Unterstützung auf seiner Höhe gehalten hat. Der Frank hat an Kaufkraft sehr verloren; und die Gehälter sind nur soweit erhöht worden, daß sie diesen Verlust nur teilweise gutmachen. An den Universitäten der Provinz betrug das Professorengehalt im Jahre 1921 von 19000—25000 Frank, in Paris von 24000—28000; der provinzielle agrégé erhielt 8000—13000 Frank, der Pariser 11000—17000[1]). Wenn der agrégé, was vorkommt, Chef eines Laboratoriums ist, erhöht sich sein Gehalt um 10000 oder 12000 Frank. Ebenfalls sind die Fakultätsbudgets erhöht worden, obgleich nicht genügend, um die Schwierigkeiten zu vermeiden. Doch leidet der französische Organisations- und Unterrichtstyp weniger Schaden durch eine finanzielle Knappheit, als die höher entwickelteren und kostspieligeren Formen der Erziehung und Forschung an den Universitäten des Nordens.

Die medizinischen Fakultäten Deutschlands und Österreichs litten am verhängnisvollsten, weil sie, die vor dem Kriege am höchsten entwickelt und am freigebigsten subventioniert waren, sich plötzlich gezwungen sahen, von der Hand in den Mund zu leben, und nicht um Erhaltung oder Erweiterung des Status quo, sondern um ihr nacktes Leben kämpfen mußten. Eine Zeitlang war es, infolge der Verschlechterung und Unbeständigkeit der Währung, unmöglich, die Kosten der medizinischen Ausbildung in Deutschland und Österreich anzugeben. Das Chaos herrschte; man tat, was man konnte, und lebte von der Hand in den Mund. Mit der Einführung der Rentenmark wurde die Stabilität

---

[1]) Diese Summen sind mit der Verschlechterung des Frank erhöht worden.

geschaffen, und sofort bekamen die Universitäten wieder ihr Budget. Einige konkrete Beispiele werden eine gewisse Idee der gegenwärtigen Lage im Vergleich zu der bei Kriegsbeginn liefern. Die Lebensmittelkosten sind vielleicht nicht mehr als 10 vH über den Preisen von 1913; aber der Preis der Apparate ist um 40 vH, der Preis der Chemikalien um 50 vH gestiegen. Es sollten also auch die Budgets gestiegen sein; wären sie dieselben geblieben, würden die wissenschaftlichen Institute schlecht daran gewesen sein; tatsächlich aber sind sie niedriger geworden: das eines anatomischen Instituts z. B. sank von 12900 auf 8800 M., eines physiologischen Instituts von 15400 auf 10700 M., eines pathologischen Instituts von 6400 auf 4600 M., eines pharmakologischen Instituts von 4300 auf 3200 M., eines hygienischen Instituts von 5250 auf 3900 M., gewisser Kliniken von 239000 auf 116000 M. Das heißt, zu einer Zeit, wo Apparate und Chemikalien fast um die Hälfte des Preises gestiegen sind, wird eine Gruppe wissenschaftlicher Institute mit einem um ungefähr ein Drittel verminderten Budget weitergeführt. Inzwischen hat sich das Einkommen (Gehalt und Gebühren) der Professoren, die die obengenannten Institute leiten, bei einem Steigen der Lebenshaltung um 10 vH, um ungefähr 23 vH vermindert[1]).

Aber der Schaden, den der Krieg verursacht hat, ist weit größer als der, welcher sich in offiziellen Zahlen zeigt. In Deutschland hatten, weit mehr als in jedem anderen Land, große und bedeutende Tätigkeiten keinen Platz im Universitätsbudget. Es existierte, wie ich schon sagte, ein Heer von Arbeitern mit Titeln, aber ohne Budget oder Gehalt oder mit ungenügendem Budget oder Gehalt. Sie erhielten Arbeitsmöglichkeiten und Unterstützung aus privaten Mitteln, aus Honoraren für private Kurse oder anderswie. Der Reichtum, die Verschiedenartigkeit und Kraft der deutschen Universitäten lagen in nicht geringem Maß in diesem in Frage stehenden Heer von Lehrern und Forschern begründet. Das offizielle Budget tut nichts für sie; und die Quellen, aus denen sie sonst unterstützt wurden, sind abgeschnitten worden. Die Organisation ist auf dem Papier intakt geblieben; aber der früher voll beschäftigte Arbeiter und Lehrer ergänzt sein Einkommen jetzt durch jede mögliche Fronarbeit; Bücher, Apparate und Unterstützungen, ob für Lehrzwecke, Krankenfürsorge oder Forschung, sind ungenügend, trotz des Strebens nach Selbsthilfe[2]), der Hilfe von philanthropischen Organisationen anderer Länder und Subventionen der deutschen Industrie auf Gebieten, die einen ökonomischen Ertrag versprechen. Inzwischen hat auch das Personal, das schließlich doch der eine große

---

[1]) Die benutzten Zahlen sind offiziell, vom Januar 1924.

[2]) Die Notgemeinschaft der deutschen Wissenschaften ist ein **Ausdruck dafür!**

Besitz ist, schweren Schaden gelitten; die „Baumschule“ — die Masse der jungen enthusiastischen Arbeiter, die bereit waren, gegen harte Bedingungen das Risiko auf sich zu nehmen, das in der akademischen Laufbahn liegt — ist ernstlich geschädigt worden. Dennoch wird trotz der schwierigen Bedingungen die wissenschaftliche Arbeit energisch fortgeführt. Doch kann niemand den Schaden berechnen, und niemand kann schon schätzen, wieviel Boden Deutschland verloren hat.

III.

Die Lage ist anders in England und ganz anders in den Vereinigten Staaten. Was das Streben angeht, eine Verschlechterung zu vermeiden, weicht England im Prinzip nicht von Dänemark oder der Schweiz ab, außer daß es natürlich leichter war, die weniger fortgeschrittene englische Position zu halten. Trotzdem kann man schätzen, daß Betrieb und allgemeine Ausrüstung heute 70 vH mehr kosten als 1912. Jedoch gaben zehn medizinische Fakultäten, deren Gesamtkosten sich 1912 auf £ 61038 beliefen, 1921 £ 170491 aus — eine Zunahme von fast 180 vH —, obgleich die Gesamtsummen immer noch relativ klein sind. Die englischen medizinischen Fakultäten haben sich so angesichts außerordentlich schwieriger Umstände nicht nur auf ihrer Höhe gehalten, sondern sogar einige Fortschritte gemacht. Dazu hat die Regierung bedeutsam mitgeholfen, indem sie jährliche Summen bewilligte, die 1912 für 10 Fakultäten £ 14671 betrugen, 1922 aber für 14 Fakultäten auf £ 95270 erhöht wurden. Außerdem verteilte die Regierung im Jahre 1924 durch den Medical Research Council £ 135000 zur Beförderung der Forschung und der Ausbildung von Forschern[1]). So ist Großbritannien das einzige unter den europäischen Ländern, dessen medizinische Ausbildung sich relativ besser steht als in den Jahren unmittelbar vor dem Krieg.

Man muß sich jedoch erinnern, daß Großbritannien damals wahrscheinlich weniger für die medizinische Ausbildung tat, als irgendein anderes westeuropäisches Land. Es sah in der Tat gerade bei Kriegsausbruch ein, daß es seine medizinische Stellung stärken mußte. Die physischen Mängel der geworbenen Armee, das Problem, die Heimbevölkerung während des Krieges zu ernähren, medizinische und chirurgische Erfahrungen im Felde — alles verstärkte den eben vor Kriegsausbruch gefaßten Entschluß, die medizinische Lehre und Forschung freigiebiger zu unterstützen[2]). Privatspenden und philanthropische

---

1) Diese Summe muß man mit der ursprünglich (1913—1914) gwährten Bewilligung von £ 50000 vergleichen.

2) S. z. B. den Report of the Commission on University Education in London, 1913.

Wirksamkeit im Auslande haben dies Streben unterstützt. Ungeheuer viel größere Summen werden allerdings in Großbritannien nötig sein, um moderne Arbeitsbedingungen zu schaffen und um ein vollwertiges, gut organisiertes Personal zu erhalten; denn die britischen Ausgaben bleiben selbst mit diesen Subventionen weit hinter den heutigen Ausgaben der kleineren europäischen Länder und Amerika zurück, ebenso wie hinter dem deutschen oder österreichischen Vorkriegsniveau.

IV.

Die amerikanische Lage ist in der Hauptsache nur dem Grade nach von der eben beschriebenen englischen verschieden. Außer einer ganz kleinen Zahl von Instituten ging es den amerikanischen Fakultäten vor 15 Jahren schlechter als den englischen Fakultäten. Trotz steigender Preise hätte man unsere Hilfsquellen nicht sehr in Anspruch genommen, um das gleiche Niveau zu bewahren. Schätzungsweise würde eine medizinische Fakultät, die stillsteht, im Jahre 1922 75 vH mehr gebraucht haben als 1910. So hätten Johns Hopkins, die 1910 wenig über $ 100000 ausgab, Harvard, die etwas über $ 250000, Washington University, die $ 52000, Iowa, die $ 35000, Yale, die weniger als $ 50000 zur selben Zeit ausgaben, wahrscheinlich das Ausmaß und die Leistungsfähigkeit jener Tage bewahren können, wenn sie $ 175000 respektive $ 437500, $ 91000, $ 61250 und $ 87500 im Jahre 1922 verbrauchten[1]). Tatsächlich aber ist das Hopkinsbudget auf $ 550000 (eine Zunahme von 450 vH), das Harvardbudget auf $ 545000 (eine Zunahme von 118 vH), das Washington Universitybudget auf $ 375000 (eine Zunahme von 586 vH), das Iowabudget auf $ 350000 (eine Zunahme von 900 vH), das Yalebudget auf $ 375000 (eine Zunahme von 650 vH) gestiegen[2]). Typisch für die bescheidenen, sehr unzureichenden

[1]) Bei Anwendung des Multiplikators sind 175 vH eine gute Schätzung des Anwachsens der Kosten zwischen 1910 und 1922.

[2]) Die Gesamtbudgets lassen sich nicht genau vergleichen, weil sie nicht immer genau die gleichen Posten enthalten. So bezahlen einige Fakultäten die Posten, die anderswo die Krankenhäuser bezahlen, in denen gelehrt wird usw. Aber das allgemeine Bild ist richtig.

Die Zunahme der Zuwendungen speziell für medizinische Fakultäten zeigt die folgende Tabelle:

Institut	Budget 1910	Budget 1924
Johns Hopkins medizinische Fakultät	$ 437581	$ 7504956
Yale medizinische Fakultät	278099	4162871
Washington University medizinische Fakultät	—	4883375
Harvard medizinische Fakultät	3216197	7339671
Mc Gill medizinische Fakultät	268050	2509400
University of Toronto, Medizinische Abteilung	—	1083600

Fakultäten der früheren Zeit, die aber jetzt vorwärtsstreben, hatte die medizinische Abteilung einer der kleineren westlichen Staatsuniversitäten, die 1915 eine Gesamtsumme von $ 25145 verausgabte, im Jahre 1922 ein Budget von $ 133000 (eine Zunahme von 428 vH). Ähnlich verbraucht die medizinische Abteilung einer Staatsuniversität im Südwesten, die vor 12 Jahren ein Gesamtbudget von etwas über $ 60000 hatte — damals eine reichliche Ausgabe, wenn man alles in Betracht zieht —, jetzt etwas über $ 160000 — eine Zunahme von fast 170 vH; eine Staatsuniversität im Westen, die damals für ihre medizinische Abteilung $ 35000 ausgab, gibt jetzt über $ 200000 aus, eine Zunahme von 471 vH; eine andere westliche Universität, die 1910 besser stand, ist von jährlich ungefähr $ 70000 auf etwas über $ 225000 gestiegen, eine Zunahme von über 200 vH; noch eine andere, die 1912 bis 1913 $ 100470 verbrauchte, gibt im laufenden Jahr $ 270000 aus — eine Zunahme von fast 170 vH. Unter den dotierten Instituten kostet eins im Südwesten, das in der Art jener Tage für $ 50000 jährlich geführt wurde, an jährlicher Erhaltung jetzt, wo Inventar und Methoden modernisiert worden sind, fast $ 300000 — eine Zunahme etwas weniger als 500 v H. Im ganzen Lande haben eine Menge Fakultäten ihre Ausgaben von 1910 verdoppelt oder mehr als verdoppelt. Inzwischen sind Millionen für Inventar und Ausstattung ausgegeben worden. In etwas geringerem Grade ließ sich dieselbe Erscheinung in Kanada beobachten. McGills Gesamtkosten für seine medizinische Fakultät waren 1912—13 $ 91857, Torontos $ 108860. Um den Status quo zu erhalten, hätte McGill 1923 ungefähr $ 160000, Toronto $ 190000 ausgeben müssen. Tatsächlich erreichte das McGillbudget in jenem Jahr $ 345643, eine Zunahme von 276 vH und Toronto $ 333270, eine Zunahme von 206 vH. Obgleich die oben gegebenen Zahlen nicht in allen Einzelheiten streng vergleichbar sind, sind Richtung und Ausdehnung der Entwicklung unverkennbar; wir wollen jetzt betrachten, was sie bedeuten.

Erstens sind in Amerika die Preise, die immer schon höher waren als in Europa, noch weiter gestiegen. Inzwischen traf eine Zeit schnell steigender Ideale mit einer Zeit schnell steigender Preise zusammen. Unter den finanziell schwierigsten Bedingungen, mit denen es die höhere Bildung bis jetzt zu tun hatte, ging durch das ganze Land der Versuch, den Standard der medizinischen Ausbildung zu heben. 1910 war das Land, wie England, weit hinter der Zeit zurück; große Ausgaben waren daher in kurzer Zeit dringend notwendig. Inzwischen unternahmen die Leiter der medizinischen Ausbildung viel mehr, als man irgendwo anders unternommen hat — freilich im allgemeinen nicht mehr, als an einigen Stellen woanders schon fertiggebracht worden war. Schließlich haben sich gleichzeitig, besonders in den Bevölkerungszentren, die Ansprüche der Lebenshaltung und der Bequemlichkeit, die immer schon den europäischen weit voran waren, noch weiter gehoben. Vor fünfzehn Jahren konnte der vollbeschäftigte Professor eines Laboratoriumsfaches in der besten amerikanischen Fakultät mit einem Maximalgehalt von $ 5000 ein einigermaßen bequemes Leben akademischen Gepräges leben. Heutzutage würde — wenn unser Multiplikator richtig ist — ein Gehalt von $ 8750 nötig sein — eine Höhe, die nirgends erreicht worden ist. Tatsächlich haben die Gehälter, obgleich sie beträchtlich gestiegen sind, nicht mit dem Steigen der Lebenshaltung Schritt gehalten, die vermehrten allgemeinen Ausgaben sind fast unverhältnismäßig der Erweiterung von Lehr- und Forschungstätigkeiten zugute gekommen.

Ein wirkliches Problem erhebt sich in diesem Zusammenhang, das wir im Vorübergehen wohl berühren können. Wenn sich auch der Genius viel gefallen läßt, um zu arbeiten, so müssen die Universitäten auf die Dauer doch von Menschen geleitet werden, die sich trotz aller Tüchtigkeit und Arbeitsbegeisterung, wenn sie es zu schlecht haben, gezwungen sehen werden, eine andere Tätigkeitssphäre zu suchen, in der sie klug und richtig für ihre Familie sorgen können. Die weniger Tüchtigen werden sich natürlich bei der Lehrtätigkeit ebensogut stehen wie irgendwo anders; die Tüchtigeren können, trotz großer persönlicher Vorliebe für das Universitätsleben, ihr Talent anderswohin wenden, oft ohne ihre wissenschaftlichen Interessen gänzlich aufzugeben. Die Besten sind jedoch gerade gut genug für die medizinische Ausbildung und Forschung. Die Moral ist klar: die medizinische Fakultät kann und darf finanziell nicht mit weltlichen Beschäftigungen konkurrieren; sie muß aber auf die Dauer Gehälter bieten, die es dem Professor ermöglichen, auf einem durch Sitte und allgemeinen Brauch vorgeschriebenen Niveau zu leben. Mühsal ist gesund und anfeuernd für den Anfänger; aber Leute, die ihre Lorbeeren gewonnen haben, müssen einer Pension und eines hinlänglichen Einkommens sicher sein, das es ihnen ermöglicht, ihre Kinder zu erziehen, ihre Ferien zu genießen und in akademischer Einfachheit die Freundschaft mit Menschen und Büchern zu pflegen.

Abgesehen jedoch von den höheren Preisen, mögen sie nun in dem sinkenden Wert des Geldes oder einer Erhöhung des Wohlstands begründet sein, zeigen die vermehrten Kosten der Laboratorien in Fakultäten, die vor zehn Jahren ausgesprochen minderwertig waren, in der Hauptsache das Bestreben, eine einigermaßen ausreichende und praktische Belehrung in den wesentlichen Fächern zu geben. So geben vier medizinische Fakultäten, die vor zehn Jahren mit jährlichen Gesamtsummen von $ 15000—$ 40000 auskamen, jetzt jede zwischen $ 80000 bis $ 130000 jährlich aus; und diese Summen bestreiten nur die Ausgaben (außer den allgemeinen Ausgaben, die selbst viel höher sind, weil das Feld sich erweitert hat) für einen vollbeschäftigten Lehrer mit einem Minimum von Assistenz und Ausrüstung in jedem der fundamentalen Laboratoriumszweige.

Viel größere Summen — von $ 30000—$ 50000 — werden für jedes der Laboratoriumsfächer in Instituten ausgegeben, in denen freiwillige Kurse und Forschung eingerichtet sind, und die eine bessere Ausrüstung, einen größeren und spezialisierteren Stab, experimentelle Arbeitsmöglichkeiten, fremde und heimische Bücher und laufende Zeitschriften brauchen. Vor zehn Jahren z. B. war Pathologie an der Yale-Universität ein unentwickeltes Fach, dessen Kosten man vernachlässigen konnte; heute benutzt es ein Institut, das allerdings einfach gebaut ist, sich aber an Arbeitsmöglichkeiten und Umfang dem pathologischen Institut einer deutschen Universität vergleichen läßt. Die Ausgaben sind von fast nichts auf $ 35000 jährlich gestiegen. Der Sprung ist erschreckend: zum Teil liegt das an den vermehrten Kosten im allgemeinen, zumeist aber an der Tatsache, daß ein eifriges Lehr- und Forschungsinstitut im Verlauf weniger Jahre aus dem Nichts erbaut worden ist. Hätte Yale vor zehn Jahren ein anständiges Laboratorium besessen, würde es doch heutzutage für die Pathologie mehr bezahlen, aber der Übergang wäre etwas allmählicher und nicht so auffallend plötzlich gewesen. Ebenso erhielt die Johns Hopkins im Jahre 1910 fruchtbare anatomische, pathologische[1]) und physiologische[2]) Laboratorien mit einem jährlichen Kostenaufwand von rund je $ 15000; Columbia dieselben Fächer mit einer Durchschnittssumme von je etwas über $ 20000. Fünf Institute des aktivsten Typus geben jetzt jährlich für Anatomie Summen von $ 26000—$ 43000 aus; für Physiologie (die Unterabteilung Biochemie nicht eingeschlossen) von $ 20000—$ 30000; für Pathologie (die Unterabteilung Bakteriologie nicht eingeschlossen) von $ 20000—$ 40000[3]). Drei ansehnliche ausgezeichnete, obgleich weniger ausgebaute Institute geben für Anatomie jährlich von $ 16000 bis $ 20000 aus, für Physiologie von $ 13000—$ 18000, für Pathologie von $ 17000—$ 20000. Mit diesen vermehrten Budgets sind in vielen Städten notwendig größere Kapitalanlagen für Gebäude und Ausstattung verbunden gewesen.

Allgemein gesprochen geben also bescheidene Institute, die einigermaßen befriedigend unterrichten und es ihrem Stab ermöglichen, ein wenig Zeit zum Forschen zu finden, für die Laboratoriumsfächer heute mehr aus, als die führenden und produktivsten Fakultäten vor zwölf

---

[1]) Einschließlich Bakteriologie in untergeordneter Stellung.

[2]) Einschließlich Biochemie in untergeordneter Stellung.

[3]) Wenn die Bakteriologie als Sonderabteilung entwickelt ist, kostet sie in diesen Instituten von $ 15000—$ 25000 jährlich.

Jahren; die führenden Fakultäten haben die Maximalkosten jener Zeit verdoppelt, in manchen Fällen mehr als verdoppelt.

Dieser Punkt bedarf kaum noch weiterer Ausführung. Wenn wir für den Augenblick annehmen, daß diese größeren Budgets sorgfältig ausgegeben werden, erklärt sich die Kostenerhöhung teils durch die Verschlechterung im Wert des Dollar, teils durch die weiter gesteckten Ziele, teils durch eine Erhöhung der Lebenshaltung. Vor zehn Jahren, als im allgemeinen im Lande wenig zu finden war, war ein bescheiden ausgerüstetes Laboratorium, das eine verschiedenartige Menge von Forschung leistete, eine ehrenvolle Sache. Niemand dachte daran, Vergleiche mit Deutschland anzustellen. Doch haben in den letzten Jahren unsere medizinischen Wissenschaftler sehr richtig von sich selbst verlangt, ihr Bestes zu tun; und ohne die richtige Art und Menge Stroh hätten sie nicht solche Ziegel machen können. Das Streben, für ihre Studenten und für die Wissenschaft mehr zu leisten, spiegelt sich im Budget. Trotzdem besitzen viele Institute — einige im Osten, mehr im Westen, noch mehr im Süden — bis jetzt nur skeletthafte Organisationen und Ausrüstungen in den Laboratoriumsfächern.

Auf klinischer Seite ist der Fortschritt im ganzen weniger ausgesprochen, wenn es auch in einigen Orten bis zu einer völligen Umwandlung gekommen ist. Ich sagte, daß die Lage in Europa sich in Hinblick auf die Verfügung über Arbeitsmöglichkeiten oder Menge des Materials nicht merklich geändert hat. Länder, die in dieser Hinsicht vor 1914 gut daran waren, sind es auch weiterhin; Länder, in denen der Unterricht damals behindert und das Material zu Unterrichtszwecken beschränkt war, haben sich nicht wesentlich geändert. Keine Ausgaben von allgemeiner Bedeutung hat man in Ländern wie Großbritannien und Frankreich gemacht, um eine radikale Besserung in den Kliniken herbeizuführen, wo eine allgemeine Besserung doch so dringend nötig war und ist. In den Vereinigten Staaten brachte die schon beschriebene Entwicklung der Krankenhäuser und medizinischen Fakultäten große Geldanlagen mit sich und erfordert erhöhte jährliche Budgets. Insoweit die Kosten der Krankenhausunterhaltung durch Subskription oder Spenden getragen werden[1]), braucht man die Kosten für die medizinische Fakultät nicht in Betracht zu ziehen — obgleich eine allgemeine Sammlung im Lande, wie wir sehen werden, es nie unternimmt, für Lehre oder Forschung zu sorgen; insoweit der Staat für den Krankenhausunterhalt sorgt, selbst dort, wo es, wie in Michigan, Iowa, Wisconsin und Nebraska, ausdrücklich geschieht, um zur medizinischen Ausbildung beizutragen, kann man das Krankenhaus als solches noch immer eher als ein Mittel des Staates und nicht der Universität betrachten, sich einer Verpflich-

[1]) Wie z. B. im Falle gewisser Kliniken in Boston und St. Louis.

tung gegen die kranken Armen zu entledigen, die unabhängig von den Problemen der Ärzteausbildung und Wissenschaftsförderung besteht. Die meisten Mehrkosten für zahlreichere und bessere klinische Arbeitsmöglichkeiten sind so durch philanthropische Wirksamkeit oder besondere Besteuerung aufgebracht worden — und das ist, wie ich später zeigen werde, richtig der Theorie nach, wie es auch erfolgreich in der Praxis ist. Nicht alle jedoch; die neue Fakultät in Rochester (N. Y.), die reorganisierten Fakultäten von Chikago und Nashville müssen aus eigenen Fonds kleine Universitätskrankenhäuser errichten, und so die Belastung der akademischen Hilfsquellen sehr vermehren; auch andere Universitäten müssen manchmal zu den Fonds des Krankenhauses beisteuern, um das Krankenhaus als solches zu verbessern. Die Lage in den Vereinigten Staaten ist also von der europäischen Lage verschieden hinsichtlich der größeren Summen, die man zur Verbesserung der Klinik ausgegeben hat — eine Ausgabe, zu der in Nordeuropa kein Anlaß war und die man in Großbritannien und Frankreich, obgleich dort die Gelegenheit nicht fehlt, nicht gemacht hat.

Die größten Veränderungen in Amerika haben jedoch hinsichtlich der Stellung des klinischen Unterrichts und klinischer Forschung stattgefunden. Vor zehn oder zwölf Jahren hatte keine medizinische Fakultät große Ausgaben, um für den klinischen Unterricht zu sorgen. Einige bescheidene Gehälter wurden in Baltimore, Ann Arbor und Boston bezahlt; bescheidene Ausgaben für den Unterricht in klinischer Mikroskopie und klinischer Diagnose wurden gemacht. Das war alles. Sonst wurde der klinische Unterricht eigentlich ohne Kosten für die Fakultät durchgeführt, ja, mehr noch, er war eine Quelle des Gewinns für die Fakultät, denn die von den Studenten in den klinischen Semestern gezahlten Gebühren halfen dazu, das Defizit zu tilgen, das durch die Unterhaltung der zwei ersten Jahre entstanden war. Die Kosten für Forschungen, wo sie überhaupt getrieben wurden, bezahlte der Professor häufig aus seinem beruflichen Einkommen.

Gegenwärtig versucht die medizinische Fakultät, abgesehen vom Krankenhaus, Geld zu schaffen für einen klinischen Unterricht unter einem oder mehreren Leitern. Das gewöhnliche klinische Laboratorium, das mit den Krankenhausstationen verbunden ist, enthält Platz und Arbeitsmöglichkeiten für die Stationspraktikanten, die in den besten amerikanischen Fakultäten die erforderlichen Proben unter genauerer Aufsicht machen, als sie gewöhnlich in Europa herrscht. Bei dieser Arbeit werden sie von Internisten und Hausärzten beaufsichtigt, die zahlreicher sind als die entsprechenden in Europa. Die so erforderliche Ausdehnung der Arbeitsmöglichkeiten und des Stabes fällt manchmal zum Teil der medizinischen Fakultät zur Last.

Aber die wenigen bestorganisierten amerikanischen Kliniken wenden, wie ich gezeigt habe, zu Zwecken des Unterrichts, der Patientenfürsorge und der Forschung chemische und biologische Methoden noch gründlicher an, als selbst eine fortgeschrittene deutsche Klinik. Diese Laboratorien können unmöglich mit Volontären besetzt werden; bezahlte, manchmal halbbeschäftigte, keineswegs selten vollbeschäftigte Arbeiter sind nötig. Unterstützungen und Apparate, die weit über die gewöhnlichen Krankenhausbedürfnisse hinausgehen, sind nötig. Die Kosten, die so für die Forschung und für den mit der Forschung verbundenen Unterricht und die Behandlung entstehen, fallen oft gänzlich oder teilweise der medizinischen Fakultät zur Last.

Schließlich kann die Klinik selbst nicht länger von Freiwilligen geleitet werden. Die alte Einrichtung mit ihren flüchtigen Besuchen durch vielbeschäftigte Praktiker ist in den meisten Landesteilen zum großen Teil verschwunden. Überall, wo die Krankenhausarbeit und besonders der Unterricht als Teil der Krankenhausarbeit ernst genommen werden, ist die konsultierende Ärzteschaft zu längerem Dienst und gründlicherer Arbeit verpflichtet. Die Zahlung eines Honorars wird daher immer allgemeiner. Im Fall eine etwas bestimmtere Abmachung existiert des Inhalts, daß die besuchenden Ärzte ihren halben Tag dem Krankenhaus widmen, wird ein mehr als bloß nominelles Gehalt bezahlt. Eine wachsende Zahl von Fakultäten hat jedoch, wie wir gesehen haben, entdeckt, daß die halbe Beschäftigung selbst unzureichend ist. Diese Fakultäten honorieren auf Grund einer bestimmten Abmachung wenigstens die Mitglieder der Hauptgruppe, die für die Leitung der Klinik verantwortlich sind, auf akademischer Basis. Die in Frage stehenden Leute erhalten Gehälter, die man an der Johns Hopkins, Yale, Chikago, Rochester, Washington (St. Louis) und Vanderbilt als volle und einzige Vergütung ansieht; an der Harvard existiert ein Spielraum, der ein etwas kleineres Gehalt erlaubt, das durch ein Einkommen aus einer beschränkten Konsultationspraxis ergänzt werden darf. Jedenfalls sehen sich auf Grund der skizzierten verschiedenen Entwicklungen, die alle in ein halb Dutzend Instituten, und die wenigstens teilweise an vielleicht 20 oder 30 weiteren stattgefunden haben, viele medizinische Fakultäten gezwungen, für die erzieherische und wissenschaftliche Arbeit der Kliniken Fonds zu schaffen. Andererseits gibt noch eine beträchtliche Anzahl Freiwilliger den klinischen Unterricht, und die von den Studenten in den klinischen Jahren gezahlten Gebühren werden zum Unterhalt der vorklinischen Laboratorien verbraucht.

So geben drei hervorragende Institute der Vereinigten Staaten, die offen auf der Basis der teilweisen Beschäftigung arbeiten — d. h. den Leitern der Abteilungen keine bestimmten Einschränkungen in der Ausdehnung oder Art ihrer Privatpraxis auferlegen —, für den Stab der medizinischen Abteilung von $ 25000—$ 52000 jährlich aus. Diese

Budgets sehen für die teilweise beschäftigten klinischen Abteilungsleiter Gehälter von ungefähr $ 5000 jährlich vor, dann Gehälter auf regulärer akademischer Basis für vollbeschäftigte wissenschaftliche Arbeiter in den Laboratorien, Techniker, Diener usw. Drei andere Institute der Vereinigten Staaten, deren Hauptarbeit in der medizinischen Klinik von einem vollbeschäftigten Stab geleistet wird, der kein Einkommen außer seinem Gehalt hat, geben jährlich von $ 35000—$ 80000 aus, während in Toronto ein Stab, der sich der strengen Vollbeschäftigungsorganisation nähert, jetzt $ 49260 braucht. In der Chirurgie geben die Fakultäten mit teilweiser Beschäftigung, die die Leiter auf derselben Basis wie in der Medizin honorieren, und außerdem eine kleinere vollbeschäftigte Gruppe, die in experimentellen Laboratorien arbeitet, ungefähr $ 25000 jedes Jahr aus, während die vollbeschäftigten Fakultäten mit Budgets von ungefähr $ 50000 arbeiten. Für Kinderheilkunde brauchen die Fakultäten mit teilweise beschäftigten Kräften in der obengenannten Gruppe von $ 8000—$ 12000 jährlich, während die mit vollbeschäftigten Kräften $ 25000—$ 35000 ausgeben. Für Geburtshilfe brauchen die Fakultäten mit teilweiser Beschäftigung von $ 5000—$ 14000, während die vollbeschäftigte Abteilung der Johns Hopkins mit einem Budget von $ 30570 beginnt.

Die Belastung einiger verhältnismäßig anspruchslosen Fakultäten ist eine durchaus nicht zu vernachlässigende Größe. Von drei derartigen Schulen, die schon bei Besprechung der Laboratoriumsfächer genannt wurden, gibt eine jährlich $ 20000 für Medizin und Chirurgie aus (eine Summe, die vor 15 Jahren für zwei vollbeschäftigte Laboratoriumsabteilungen genügt hätte); die zweite $ 65000 für teilweise beschäftigte medizinische, chirurgische, pädiatrische und geburtshilfliche Abteilungen (im Durchschnitt $ 16000, ausgesprochen mehr als die Kosten für gute vollbeschäftigte Laboratoriumsabteilungen 1910); die dritte $ 28470 für Medizin, Chirurgie und Geburtshilfe, also durchschnittlich je $ 10000 für ein Fach. Kleine Summen werden in Form von Honoraren an die Lehrer in anderen klinischen Abteilungen gezahlt. Die Gesamtsumme ist keineswegs unbeträchtlich; mit 5% kapitalisiert stellt sie ein Kapital dar, das die Mittel jeder medizinischen Fakultät in Amerika vor zehn Jahren übertrifft. Selbst die weniger ehrgeizigen Fakultäten sahen sich gezwungen, ganz freiwillige Dienste aufzugeben. Diese große Belastung ist tatsächlich ganz allein das Produkt der Bestrebungen und des Ehrgeizes der eben vergangenen zehn Jahre. Sie bedeutet die Übernahme von Verpflichtungen und Gelegenheiten, für die keine medizinische Fakultät der früheren Zeit einen Sinn hatte[1]).

[1]) Die oben angegebenen Zahlen lassen sich nicht streng vergleichen, sind aber angeführt worden, um die Tendenzen und bis jetzt erreichten Resultate zu zeigen. In einigen Fällen geben sie die Kosten zu niedrig an,

V.

Die Ausgaben sind aus einem bestimmten Grunde sogar relativ größer, als es nach der vorhergehenden Skizze scheint. Vor dreißig Jahren war die medizinische Fakultät in bezug auf Zahlen nicht empfindlich. Sie wandte mehr oder weniger allgemein einen Massenunterricht an und ließ daher fast unbegrenzt die zu, die die Aufnahmebedingungen erfüllten, wenn es überhaupt welche gab; und der kritische Sinn des Aufnahmebeamten war selten allzu scharf. Vor ungefähr 15 Jahren begannen die Aufnahmebedingungen höher und anspruchsvoller zu werden; als eine Veränderung nach der anderen eingeführt wurde, fiel die Zahl der Studenten — jedoch nur, um nach kurzer Zeit wieder die alte Höhe zu erreichen. Mit der Ausbreitung einer wissenschaftlichen Auffassung der Medizin ist die praktische Ausbildung des einzelnen in den Vordergrund getreten; die Lehrer der Medizin bestehen darauf, daß, wenn der Student dadurch etwas lernen soll, daß er es selbst tut, diese seine Tätigkeit genau überwacht werden muß. Daher wird die Immatrikulation je nach Arbeitsmöglichkeiten und Lehrpersonal beschränkt. Die Stanford-Universität z. B. läßt ungefähr 25 zu jedem Kursus zu[1]). Johns Hopkins, die 100 zuzulassen pflegte, hat die Kurse allmählich auf 90, 75, 66 herabgesetzt; die neue Vanderbilt- und die neue Chikagofakultät sind für Kurse von nicht über 50 geplant[2]). Es ist klar, daß die wirklichen Kosten größer sind, als es den Anschein hat, wenn die erhöhten Budgets nur für die Unterweisung einer geringeren Studentenzahl sorgen. Andererseits darf man nicht vergessen, daß die produktive Arbeit der Fakultäten viel umfangreicher und bedeutender geworden ist.

Schließlich muß man gewisse Posten, die eine beträchtliche Kostenvermehrung bedeuten, in Betracht ziehen. Die in den letzten zehn Jahren errichteten Gebäude sind fast ausnahmslos sorgfältiger aus-

---

da einige Krankenhäuser Gehälter oder Honorare bezahlen, die in den Fakultätsbudgets nicht erscheinen. Wiederum konzentrieren einige Fakultäten den größten Teil ihrer Ausgaben auf eine medizinische oder chirurgische Klinik, während andere sie auf zwei oder drei verteilen.

[1]) Es werden jedoch gerade Schritte unternommen, die Kurse zu vergrößern; der gegenwärtige Anfängerkurs (1924) hat 60 Studenten.

[2]) Der einförmige, strenge Lehrplan ist zum Teil natürlich auch für die Zahlenbegrenzung verantwortlich. Wenn z. B. jeder Student experimentelle Physiologie derselben Art und zur selben Zeit hören muß, können nur soundso viele Studenten in einem Kursus aufgenommen werden und nicht mehr. Wenn aber die Studenten ihr Ziel erreichen könnten, indem sie verschiedene Fächer zu verschiedenen Zeiten hören — und das ist die Art, in der man sich wirklich ausbildet, trotz des Studienplanes —, könnte man eine größere Anzahl aufnehmen. Natürlich ist dies nicht als Entschuldigung für solche Riesenschulen wie die Pariser, Berliner und Wiener aufzufassen, wo die Zahlen so groß sind, daß ein wirksamer Unterricht unmöglich ist.

gearbeitet und eleganter als früher: sie werden länger halten und weniger an Reparaturen kosten. Aber die Unterhaltungskosten sind größer, da sie — ganz abgesehen vom guten Baugeschmack, der etwas kostet — mit allen möglichen Vorrichtungen, Geräten und Vorkehrungen ausgestattet sind, die, trotzdem sie als Arbeitsersparnis gedacht sind, das Leben manchmal so komplizieren, daß sie die Arbeit stark und unnötig vermehren. So werden manchmal mehr Geld und Zeit für Einzelheiten verbraucht, die von den eigentlichen Belangen der Wissenschaft und Erziehung ablenken. Außerdem ist die Verwaltung, die vor zehn Jahren in Amerika noch ganz lose war, und in Europa überall von seliger Einfachheit und Billigkeit ist, in Amerika „wirksam" — und entsprechend teuer geworden. In fünf von den auf den vorhergehenden Seiten als Beispiele benutzten Fakultäten kostet das Amt eines Dekans von etwas über $ 9000 bis ein wenig über $ 22000 jährlich. In letzterem Institut würde das gesamte Einkommen aus der Stiftungssumme, auf Grund derer die Johns Hopkins Medical School ihre Pforten öffnete, kaum genügen, nach einer Zeitspanne von nur 30 Jahren allein die „Verwaltung" zu bezahlen. Auf diesen Punkt habe ich schon hingewiesen: der Amerikaner neigt zum Überorganisieren, und in die Überorganisierung zieht er gern Fähigkeiten, Energien und Fonds hinein, die sich fruchtbarer anwenden ließen. Das „Bureau" einer amerikanischen Universität im allgemeinen, und der medizinischen Fakultät im besonderen, mit seinem Schreiberstab, seinen Aktensystemen, Registern, Telephonen und Boten hat in Europa kein Gegenbild. Die Frage ist, ob die Ausbildung entsprechend wirksamer oder die Forschung entsprechend produktiver ist. Zwischen dem europäischen Professor, der mit eigener Hand schreibt, und dem amerikanischen, der auf einen Knopf drückt, liegt vielleicht eine vernünftige, noch nicht entdeckte Mitte.

VI.

Die oben besprochenen Zahlen würden in den Vereinigten Staaten weniger beunruhigend sein, wenn wir sagen könnten, daß das Land als Ganzes die verlorene Zeit eingeholt hätte und jetzt einen stetigen allmählichen Fortschritt erwarten könnte. Das ist jedoch keineswegs der Fall. Angenommen die Bedürfnisse der Vereinigten Staaten hinsichtlich der bloßen Zahl der Ärzte ließen sich durch einige dreißig medizinische Fakultäten befriedigen, die jährlich durchschnittlich jede 90 Ärzte approbierten. Von diesen Instituten, die wahrscheinlich alle weiterleben werden, haben die meisten Zugang zu einer genügenden Zahl medizinischer und chirurgischer Fälle; doch kann man von kaum mehr als einem Dutzend wirklich sagen, daß sie moderne Lehrkliniken — ich denke als Minimum an einen Standard, der weit unter der modernen

Auffassung in ihrer strengen Form liegt — in der Medizin haben, und von wahrscheinlich nicht mehr als zehn, daß sie moderne chirurgische Lehrkliniken haben; einige fünfzehn, von denen nicht mehr als ein halbes Dutzend als pädiatrische Kliniken bezeichnet werden können, werden noch besonders mit Material für Kinderkrankheiten versorgt. Zugang zu einer mehr oder weniger angemessenen Zahl von geburtshilflichen Fällen ist ziemlich allgemein, aber nur eine moderne Frauenklinik, die sich mit der Kopenhagener vergleichen kann, ist bis jetzt in Amerika geschaffen worden. Psychiatrische Kliniken von akademischem Typus bestehen in ein halb Dutzend Orten; eine neurologische Klinik wie die WINKLERS in Utrecht existiert noch nicht; auch nicht eine dermatologische wie PAUTRIERS in Straßburg oder RASCHS in Kopenhagen. Homogene vollständige Fakultäten, wie sie an fast jeder Universität Nordeuropas existieren, besitzt das Land heute noch keine einzige. Die fehlenden Kliniken müssen geschaffen werden — wie, werden wir in kurzem betrachten. Aber selbst wenn sie geschaffen sind, bleibt die Aufgabe der Universitäten, einen guten Lehrkörper zu schaffen, ungeheuer groß. Mit all den glänzenden Fortschritten der letzten 15 Jahre stehen wir daher nur erst an der Schwelle. Wenn das Land im Laufe der Zeit die gleichmäßige Entwicklung erreichen soll, die in gewissen europäischen Ländern lange erreicht ist, und im ganzen auch noch aufrechterhalten wird, muß eine größere Geldanlage noch gemacht werden. Unsere bisherige Erfahrung und die jetzt erwogene Politik müssen sorgfältig untersucht werden, damit die als notwendig berechneten Summen nicht nutzlos anschwellen, und damit die in jedem Fall großen Kosten so wirksam wie möglich zur Geltung kommen.

Erstens ist klar, daß die Unterhaltung des Krankenhauses als solches nicht der Universität zur Last fallen sollte. Die Sorge für die Kranken ist eine Verpflichtung der Gemeinde; im Interesse der Gemeinde sollten die Ärzte gut ausgebildet werden und muß die medizinische Wissenschaft gefördert werden. Es ist daher Sache der Gemeinde, durch staatliche, provinzielle, städtische oder philanthropische Körperschaften und durch Übernahme einer Politik, wie sie auf dem Kontinent herrschte, an Größe und Verschiedenartigkeit ausreichende Krankenhäuser den Universitäten bedingungslos zugänglich zu machen, die sie als Lehrinstitute wirksam organisieren können. Allerdings erhöhen Lehre und Forschung die Krankenhauskosten, und diese Erhöhung muß die Universität natürlich zu tragen bereit sein[1]). In der Vergangenheit und auch

[1]) Das ist die übliche Praxis in Deutschland, der Schweiz usw. In der Schweiz z. B. bezahlt der Kanton, der nichtkantonale Krankenhäuser für den medizinischen Unterricht benutzt, alle dabei entstehenden Unterrichts- und wissenschaftlichen Kosten. In Bern betrug dies im Jahr 1923 ein Drittel des Budgets der medizinischen Fakultät.

jetzt noch oft genug standen und stehen die Krankenhäuser nur unter der Bedingung zur Verfügung, daß die medizinischen Fakultäten hinsichtlich des Stabes gerade das nicht tun — d. h. man hat den Fakultäten zu lehren erlaubt, vorausgesetzt, daß sie als Professoren die lokale praktizierende Ärzteschaft annehmen, oder daß sie in gewissen wichtigen Zügen eher Krankenhäuser bleiben als Kliniken werden. Diese Beschränkungen bilden ein erneutes Hindernis für die bestmögliche Patientenfürsorge, für eine gesunde Ausbildung und für den wissenschaftlichen Fortschritt. Es wäre viel besser, wenn die Krankenhäuser es ablehnten, zu einer medizinischen Fakultät in Beziehung zu treten, die finanziell nicht kräftig genug ist, ein modernes Lehrinstitut zu erhalten. Auch dann werden noch reichlich Krankenhäuser für die lokale Profession übrigbleiben.

Die Staatsuniversitäten sind in dieser Beziehung auf dem richtigen Weg[1]). Die Michigan-Universität kontrolliert im Interesse der Ausbildung seit langem ein Universitätskrankenhaus, das letzten Endes durch lokale Besteuerung erhalten wird; Iowa, das von Zeit zu Zeit sein Universitätskrankenhaus, das jetzt für über $ 700000 jährlich auf Staatskosten erhalten wird, zu vergrößern hat, hat den Bau einer gänzlich neuen Anlage begonnen, die, wenn sie auf der angenommenen Basis vollendet ist, eine nirgends im ganzen Lande übertroffene Gruppe von Kliniken schaffen wird; Minnesota, Indiana und Texas befinden sich unter den Staaten, die sich noch zum großen Teil auf städtische oder dotierte, nicht gänzlich kontrollierte Krankenhäuser für ihre entsprechenden klinischen Arbeitsmöglichkeiten verlassen müssen. Die Universität von Cincinnati, eine städtische Universität, besitzt die völlige Kontrolle des neuen städtischen Krankenhauses; und die Universität konnte außerhalb stehende Ärzte für die medizinischen, chirurgischen und pädiatrischen Professuren berufen.

Private Anstalten müssen zu verschiedenen Auswegen greifen. Um einen richtigen Anfang ohne jegliche Behinderung machen zu können, mußten die Universität von Chikago, die Universität von Rochester und die Vanderbilt-Universität ein Universitätskrankenhaus als Kern zu schaffen unternehmen. Die volle Hälfte ihrer anfänglichen Barmittel von fünf bis zehn Millionen ist so im voraus für die Errichtung und Erhaltung von Krankenhauseinheiten festgelegt, die die Gemeinde hätte liefern sollen. Hätten sich diese Kapitalanlage und Ausgabe umgehen lassen, so wäre die erzieherische Zukunft dieser Institute auf Jahre hinaus gesichert. Es ist klar, daß sich keine dieser Fakultäten ohne die Mit-

---

[1]) Die Details weichen jedoch beträchtlich ab: so trägt in Iowa der Staat die gesamten Kosten des Universitätskrankenhauses; in Michigan wird der Staat von den „counties" usw. entschädigt.

arbeit philanthropischer Körperschaften und städtischer Behörden, die ihre entsprechenden Krankenhäuser auf dem Universitätsbezirk bauen oder wiedererbauen wollen, richtig entwickeln kann. Die Stadt Rochester hat dem ganzen Lande ein gutes Beispiel gegeben, indem sie mit der Universität einen Kontrakt abschloß, neben dem kleinen Universitätskrankenhaus ein großes städtisches Krankenhaus zu bauen, über das die Universität allein die völlige Lehrkontrolle haben soll. In Boston erhält die Stadt im städtischen Krankenhaus eine moderne medizinische Klinik, während die Laboratorien durch Stiftungen versorgt sind, die augenblicklich ganz der Harvard Medical School zugute kommen. Es fehlt nicht an Anzeichen dafür, daß in dieser Sache gesunde Ideen sich durchsetzen werden. In Boston, New York, Cleveland, St. Louis, New Haven und anderen Orten werden allgemeine und Spezialkrankenhäuser in enger Nachbarschaft zu den medizinischen Laboratorien gebaut oder umgebaut auf Grund von Kontrakten — oder, was ebenso wirksam sein kann — auf Grund einer Verständigung, die Universitätskliniken schafft, deren laufender Unterhalt als Krankenhäuser durch die Krankenhausleiter und Bevollmächtigten beschafft wird. In Toronto und Montreal benutzen die lokalen Universitäten ausgezeichnete Krankenhäuser, die durch angesammelte Gaben und Subskriptionen erhalten werden. Die Krankenhausgruppe der Harvard Medical School besteht aus mehreren Instituten, von denen jedes einzelne von einer Gruppe interessierter Personen erhalten wird, und die dennoch alle auf ihrem entsprechenden Feld der medizinischen Fakultät dienen; in St. Louis wiederum wird das Barnes Hospital, das die medizinischen und chirurgischen Kliniken enthält, teils durch Spenden, teils von der Gemeinde erhalten; das Kinderhospital und die Frauenklinik werden von den Frauen der Stadt erhalten — und sie zusammen bilden eine ausgezeichnete Gruppe der hauptsächlichen klinischen Fächer. Spezialkrankenhäuser müssen zu diesen und ähnlichen Ansammlungen anderswo hinzutreten. Der weitere Fortschritt hängt von der Erziehung der öffentlichen Meinung ab[1]). Jedenfalls ist auf seiten des Krankenhauses

[1]) Die Situation ist jedoch nicht ohne Schwierigkeiten: die durch Subskription und Spenden unterhaltenen Krankenhäuser sind gewöhnlich „Familienangelegenheiten“ — denn die Leiter, Subskribenten und der Stab hängen sozial und philanthropisch eng miteinander zusammen. Wird ein derartiges Krankenhaus in ein Universitätskrankenhaus im strengen Sinn des Wortes umgewandelt, so wird der lokale Stab durch einen Stab ersetzt, der wie jede andere Universitätsfakultät von allen Teilen des Landes berufen wird. Die zahlenden Stationen verlieren an Bedeutung und werden für die Institute weniger gewinnbringend; auch für die allgemeine lokale Ärzteschaft sind sie nicht länger von Nutzen. Werden die Öffentlichkeit und die Profession das Unternehmen auch weiterhin stützen, das in Wirklichkeit bedeutender, nicht unbedeutender geworden ist, denn es leistet dieselben

die Lage im Prinzip einfach: in der einen oder anderen Form müssen die Gemeinden die Universität mit den erforderlichen klinischen Arbeitsmöglichkeiten versorgen unter Bedingungen, die der Universität nicht nur erlauben, sondern von ihr fordern, daß sie einen Stab von Lehrern und Forschern einsetzt.

Die Sorge und Durchführung der medizinischen Ausbildung ist in Amerika, wie aus obigem Bericht hervorgeht, (besonders im Westen und Süden) eine staatliche Funktion; eine Sache privater Initiative besonders im Osten. Es scheint leichter, die notwendigen Fonds durch Besteuerung als durch Stiftungen zu erheben: denn eine kleine allgemeine Steuer würde eine große Summe ergeben, während man ein Kapital von $ 1000000 schaffen muß, um das Einkommen eines Stiftungsinstituts um $ 50000 zu vermehren. In der Praxis jedoch haben bis jetzt die Stiftungsinstitute im ganzen zweifellos die Führung gehabt. Ob sie auch weiterhin führen werden, hängt von der Möglichkeit ab, die demokratischen Staaten dazu zu erziehen, nicht nur zur Unterhaltung von Krankenhäusern, sondern zur Förderung von Erziehung und Forschung Steuern zu zahlen. Neugierig fragt man sich, ob die großen Staaten eines Tages miteinander im Unterhalt von Universitäten wetteifern werden, wie die deutschen Staaten und Fürstentümer und die Schweizer Kantone es mit ihren geringeren natürlichen Hilfsquellen zuvor getan haben[1])!

VII.

Der schnelle Fortschritt der letzten Jahre, der mit der vorher herrschenden Ärmlichkeit in so starkem Widerspruch steht, hat in Amerika eine einigermaßen eifrige Atmosphäre geschaffen, die der Sparsamkeit nicht durchaus günstig ist. Augenblicklich darf man die Administratoren, die voller Energie und Ehrgeiz sind — beides sehr nötig, und darum nicht schroff zu unterdrücken —, wohl von Zeit zu Zeit sanft daran erinnern, daß kleine Summen noch immer große Dinge tun können. Die Schweizer Universitäten, die niemals auf einen großen Etat hoffen können, sind summende Bienenstöcke wissenschaftlicher

---

philanthropischen Dienste wie früher und außerdem größere erzieherische und wissenschaftliche Dienste? Noch einmal, es ist ein Problem der Erziehung der öffentlichen und fachlichen Meinung. Eine ähnliche Schwierigkeit ist in Großbritannien zu überwinden, wenn die freiwilligen Krankenhäuser Universitätskrankenhäuser werden sollen. Bis jetzt hat man, obgleich erstaunliche Fortschritte erzielt worden sind, lang bestehende Krankenhäuser entweder nur teilweise und vorsichtig reorganisiert oder sie haben sich, wenn man sie gründlich reorganisiert hat, noch nicht ganz von dem Shok erholt.

[1]) Das Gesagte läßt sich ebenso auf England und Schottland wie auf Amerika anwenden.

Forschung. In Cambridge und Stockholm gleicht eine kraftvolle Tradition die ungenügenden Mittel aus. Der auffallendste medizinische Fortschritt der letzten paar Jahre, die Entdeckung des Insulin, kostete nur ein paar tausend Dollar. Magere Fonds sind keine Entschuldigung für Untätigkeit. Andererseits möchte ich nicht mißverstanden werden. BANTINGS Arbeit über Insulin erforderte nicht nur eine Idee und die obenerwähnte bescheidene Summe, sondern die Hilfe und Umgebung einer gut entwickelten medizinischen Fakultät, besonders einer gut entwickelten physiologischen Abteilung, die selbst nicht ohne andere, auch mehr oder weniger kostspielige Abteilungen existiert haben könnte — ich schweige von den Laboratorien auf allen Gebieten, die seit Jahren allmählich diese oder jene Tatsache zu dem Bau beitrugen, den BANTING und seine Kollegen vollendeten. Außerdem besteht eine berechtigte Notwendigkeit für große Summen, um Lücken auszufüllen und für gewisse Tätigkeitsarten zu sorgen, die sich nicht ohne Kosten durchführen lassen. Bescheidenheit und Größe der Ausgaben lassen sich beide rechtfertigen und sind beide nötig. Nichtsdestoweniger sind Ideale notwendiger als Geld; und Geld ist weniger notwendig als Menschen. Die ärmere Nation mit Idealismus kann schließlich die reichere ohne solchen übertreffen. Die Plötzlichkeit jedoch, mit der man sich in den Vereinigten Staaten in kurzer Zeit unerwartete Summen verschafft hat, ist einigermaßen berauschend gewesen. Viel zu viel Zeit und Aufmerksamkeit hat man auf Berechnungen verwendet, was man tun könnte, wenn man gewisse unmögliche Summen hätte, oder was es kosten würde, wenn man ganze Abteilungen in der Weise vervollständigen könnte, daß man, von einem konkreten Fall zu sprechen, jedem Lehrer die Hälfte seiner Zeit rein für Forschungszwecke, abgesehen vom Unterricht, reservierte. Auf dieser Basis hat man neue Unternehmungen geplant, die sofort von $ 15000000—$ 20000000 brauchen würden; man hat Erweiterungen, die Millionen bedeuten, skizziert; und man hat die Kosten einer einzigen medizinischen Klinik für 100 Studenten etwa zwischen einem Minimum von $ 100000 bis zu einem Maximum von fast $ 200000 jährlich veranschlagt — das bedeutet das Einkommen aus $ 2000000 bis zu $ 4000000, die fünfprozentig verzinst sind.

Es ist natürlich nicht gänzlich müßig, Träume zu träumen; aber es ist selbst in unsern Träumen, und vielleicht vor allem in unsern Träumen, wichtig, nicht zu vergessen, daß sich bei der jetzigen Kompliziertheit keine einzige Wissenschaft, und erst recht nicht die große Gruppe von Wissenschaften, die zur medizinischen Fakultät gehört, schematisch organisieren und entwickeln läßt. Die schematische Organisation einer gegebenen Abteilung würde in gewissen Punkten fast unausweichlich so schwach sein, daß sie die Stärke des Baues gefährden würde; eine gleichzeitige schematische Organisation der in Frage stehenden Abteilung in einer Reihe von Instituten ließe sich überhaupt nicht durchführen; eine schematische Organisation einer ganzen Fakultät wäre absolut undurchführbar, selbst wenn Fonds zur Verfügung ständen. Die Idee, die Wissenschaft durch eine schematische Institutsorganisation fördern zu wollen, ist wirklich von Grund aus verkehrt. Denn man muß die gesamte wissenschaftliche Welt als einen Organismus ansehen, der harmonisch, wenn auch verschiedenartig, auf sein Ziel zuarbeitet. Kleine Gruppen müssen natürlich unter möglichst günstigen Bedingungen in verschiedenen Zentren zusammengebracht werden: das ist zur Erziehung und gegenseitigen Anregung nötig. Darüber hinaus ist es unwesentlich, wo oder von wem ein Fortschritt erzielt worden ist, denn einmal erzielt, ist er Gemeingut. In dem Bestreben, eine Abteilung oder Fakultät so abzurunden, daß sie „vollständig" wäre, würde man doch nur Millionen umsonst ausgeben. Im allgemeinen sollte man nicht für Organisationsschemata, sondern für Männer Geld ausgeben. Professor Howland, der die Wichtigkeit chemischer und bakteriologischer Lehre und Forschung für die Pädiatrie betont, fügt trotzdem sehr richtig hinzu: „Ich habe sehr stark das Gefühl, daß es nicht nötig ist, Posten zu besetzen, wenn man nicht einen fähigen Mann bekommen kann; wenn sich ein guter Bakteriologe, der sich für Kinderkrankheiten interessiert, nicht finden läßt, wäre es das beste, sich Belehrung bei der bakteriologischen Abteilung zu verschaffen; dasselbe läßt sich von der Chemie sagen." Man müßte daher eine Beweglichkeit der Fonds anstreben; und innerhalb gewisser Grenzen müßte das Geld von dieser Stelle auf jener beweglich verteilbar sein, je nachdem produktive Arbeitsmöglichkeiten entstehen. Von Zeit zu Zeit müßten, besonders wenn Personalveränderungen eintreten, die Fonds neu verteilt werden, damit das Einkommen nicht dauernd erhöht zu werden braucht. In der Tat ist die sorgfältige Prüfung, die ein nicht beliebig ausdehnbares Budget erfordert, ein wahrer Prüfstein. So wird die nötige Gesamtsumme reduziert werden und die verfügbaren Einzelsummen möglichst vorteilhaft verbraucht werden.

VIII.

Ich habe schon auf den Maßstab aufmerksam gemacht, in dem der nur teilweise beschäftigte klinische Stab jetzt besoldet wird. Lohnt es sich nicht zu fragen, ob eine Universität, die einem Professor der Pathologie oder Anatomie \$ 7500—\$ 8000 zahlt, für einen teilweise beschäftigten Professor der Medizin und Chirurgie ein Gehalt von \$ 4000—\$ 5000 aufbringen müßte? Der Kliniker braucht seine Zeit hauptsächlich, um für seine Kranken zu sorgen; sein Unterricht ist nebensächlich und indirekt sehr einträglich; als Internist oder Chirurg müßte er irgendein Honorar vom Krankenhaus bekommen, als Lehrer kann er kaum mehr als ein Ehrengehalt verlangen. Die gewissenhaftere Ausübung der Krankenhaus- und Unterrichtspflichten, die für die letzten Jahre charakteristisch ist, liegt, glaube ich, großenteils nicht an der Zahlung eines Gehaltes; denn diese Verbesserung ist mehr oder weniger allgemein, das Gehalt jedoch noch auf Institute mit beträchtlichen Mitteln beschränkt. Sie hat ihren Grund eher in einer besseren Moral, die teils der Kritik, teils einem Vergleich mit dem Vollbeschäftigungssystem zu verdanken ist; denn wenn ein Institut eine Vollbeschäftigung nötig findet, kann sich ein anderes, das nach einem ähnlichen Status strebt, natürlich nicht mit kursorischer Dienstzeit zufrieden geben. Die Finanzlast der medizinischen Fakultäten würde sich sehr erleichtern, wenn das Krankenhaus die Ärzteschaft für dem Krankenhaus geleistete Dienste entschädigte, während die Fakultät soviel für den klinischen Unterricht bezahlte, wie er ungefähr wert ist im Vergleich zum Laboratoriumsunterricht und Laboratoriumsgehältern[1]). Der indirekte Gewinn, den der teilweise beschäftigte Kliniker aus seiner Verbindung mit einer medizinischen Fakultät hat, ist sicher ein nicht ganz zu ignorierendes Gegengewicht. Aber der Gewinn des Klinikers ist nicht bloß indirekt; gewisse Institute versorgen den klinischen Stab jetzt mit Konsultations- und Untersuchungsräumen, ebenso wie mit allen Bequemlichkeiten einer Privatklinik für ihre eigenen zahlenden Patienten. Es ist schwer einzusehen, warum Kliniker, die sich solcher Vergünstigungen für ihre Privatpraxis erfreuen, außerdem noch zwei Drittel — oder mehr — des Gehalts bekommen sollen, das der vollbeschäftigte Laboratoriumsprofessor bekommt[2]). Die finanzielle Zukunft der medizinischen Fakultät mit einem teilweise beschäftigten klinischen Stab wird weniger schwierig werden, wenn diese Sachlage vernünftig gehandhabt wird[3]).

Das Problem ist jedoch nicht einmal ohne Schwierigkeiten, wenn es sich auf den vollbeschäftigten Lehrer beschränkt. In den letzten Jahren hat sich die Gehaltslage in den amerikanischen Colleges und Universi-

---

[1]) In einigen Krankenhäusern im Osten ist das jetzt schon Gebrauch.

[2]) Eine kleine medizinische Fakultät mit einem Gesamtbudget von weniger als $ 90000 zahlt ihren Laboratoriumsprofessoren $ 4500 jährlich und ihrem Chirurgen ebensoviel. Letzteren versorgt sie mit Privatstationen und Laboratorien, ohne daß es ihm etwas kostet. Sein Einkommen aus der Praxis wird auf ein Vielfaches seines Gehaltes geschätzt. Die Fakultät bezahlt ihm für seinen Unterricht, obgleich sie einen relativ kleinen Teil seiner Zeit in Anspruch nimmt; aber er bezahlt nichts von den Kosten der Arbeitsmöglichkeiten, die er zur Ausübung seiner Praxis hat, außer vielleicht für einige Assistenten, die ihm helfen.

[3]) Man sollte dazu bemerken, daß der klinische Professor in Europa dasselbe Gehalt wie jeder andere bekommt.

täten allerdings verbessert, doch ist sie noch lange nicht befriedigend[1]). Würde, Respekt und Interesse werden dazu beitragen, wissenschaftliche Berufe anziehend zu machen; zu einer Zeit jedoch, wo diese wenigstens zum Teil in einer anderen — industriellen oder akademischen — einträglichen Karriere zu haben sind, muß es dem Lehrer und seiner Familie, wie ich schon betonte, in vernünftigen Grenzen möglich sein, den berechtigten Teil am Lebensgenuß zu haben; seine Frau darf sich nicht weiter abplagen, und seinen Kindern dürfen keine Erziehungsmöglichkeiten versagt sein. Insoweit die medizinische Fakultät über höhere Gehälter gebietet, hat die gute Vermögenslage des anatomischen oder pathologischen Lehrers einen heilsamen Einfluß; denn sie neigt dazu, das allgemeine Gehaltsniveau zu heben. Andererseits darf die medizinische Fakultät keine Aristokratie werden; sie darf anderen Fakultäten nicht zu weit vorausgehen, ohne Mißstimmung auf seiten der Kollegen zu erwecken, und solche Schwierigkeiten für die Aministratoren zu schaffen, daß sie schließlich die Medizin ebenso gern fallen lassen, wie sie sie früher einmal aufnahmen. Die übrige Universität darf nicht vergessen werden; allerdings hatten die Philologie, die allgemeinen Naturwissenschaften — Physik, Chemie und Biologie — und das Sportwesen alle einmal ihre große Zeit, ehe die medizinische Fakultät zum akademischen Selbstbewußtsein erwachte. Eine Zeitlang durfte daher die Medizin gerechterweise eine größere Berücksichtigung verlangen; aber das kann nicht immer so weitergehen. Und Institute, deren medizinischer Abteilung es in den letzten Jahren relativ gut gegangen ist, müssen ihr medizinisches Programm von jetzt ab in einiger Harmonie mit der Entwicklung des übrigen Instituts ausführen.

Der vollbeschäftigte Kliniker ist zweifellos stärker als jeder andere Universitätsprofessor belastet, denn er hat neben seiner Lehr- und Forschertätigkeit ein Krankenhaus zu leiten. Ein Teil seiner Vergütung sollte entweder vom Krankenhaus kommen, oder dem Krankenhausbetrieb zur Last geschrieben werden; und sein Gehalt als Professor der Medizin sollte im Prinzip dasselbe sein, was ihm als Professor der Anatomie oder Physiologie gezahlt werden würde. Selbst dann noch wird der akademische Status des vollbeschäftigten Klinikers und seines Stabes zerstört werden, wenn diese beiden Summen, zusammengenommen, ihn aus der akademischen Klasse herausheben. Und das gilt ebenso für die Jüngeren wir für die Chefs; eine Zeit akademischer Mühsal hat ihren Nutzen für den jungen vollbeschäftigten Kliniker wie für den jugendlichen Hellenisten oder Physiker. Auf diese Weise darf

[1]) Siehe Arnetts Teachers Salaries in Certain Endowed Colleges and Universities in the United States, Occasional Papers Nr. 7, General Education Board (New York).

man den gelehrten und wissenschaftlichen Eifer auf der Schwelle der akademischen Laufbahn wohl auf die Probe stellen.

Die Lösung, die Johns Hopkins, Washington University, Yale und Rochester erreicht haben, wo der vollbeschäftigte klinische Chef durchschnittlich um ein Drittel höher honoriert ist als seine Kollegen in den medizinischen Laboratorien, hat sich bis jetzt bewährt[1]). In den Londoner Fakultäten hat man mit Erfolg eine ähnliche Politik verfolgt. So empfängt der vollbeschäftigte Kliniker als Professor das gewöhnliche Professorengehalt, und für seine übrigen Leistungen im Dienst der Kranken eine weitere Vergütung, die mit der damit verbundenen Verantwortung nicht in Mißverhältnis steht. Von diesen Kranken bezahlen in Amerika einige für die medizinischen und chirurgischen Dienstleistungen; aber an diesen Gebühren hat der Stab kein Interesse; die Fakultät verbraucht sie, ohne daß es für die Vergütung des einzelnen oder der Gruppe, die diesen Dienst geleistet hat, etwas ausmacht. Es ist einigermaßen erstaunlich, zu sehen, wie unbeträchtlich dies zufällige Einkommen ist, das der Fakultät aus ihren vollbeschäftigten Lehrern erwächst, besonders im Vergleich zu den Kosten des Institutsstabes. In einem Institut beträgt das Einkommen, das zum Besten der Fakultät aus Gebühren von vier vollbeschäftigten Abteilungen fließt, ungefähr $ 13000, in einem anderen etwas über $ 8000; in einem dritten wenig über $ 9000 jährlich. Zwei Dinge sind klar: daß die Fakultäten ihren vollbeschäftigten klinischen Stab nicht ausnützen, und daß dieser Stab in einer Konsultationspraxis augenblicklich wenig findet, das menschlich, erzieherisch oder wissenschaftlich ihre besondere Aufmerksamkeit erfordert.

Man hat die Frage erhoben, ob sich nicht durch eine Angleichung an das deutsche System der Kolleggelder eine akademische Organisation bei Instituten mit beschränkten Hilfsmitteln erreichen ließe, die dem System der Vollbeschäftigung nahe käme. Man hat z. B. vorgeschlagen, daß in den fraglichen Instituten der klinische Stab auf derselben Basis wie die unterrichtenden Professoren der anderen Abteilungen honoriert werden sollte, und daß die medizinischen und chirurgischen Gebühren, die man von der relativ kleinen Zahl der Privatfälle erhielte, die man im Universitätskrankenhaus aufnehmen würde (andere Formen der Praxis würden ausgeschlossen werden), zwischen der Universität und dem

[1]) In einigen Fällen ist die Differenz auf 50 v. H. gestiegen. Die Differenz bei den Stellen unter dem Professorgrad ist manchmal höher — gelegentlich 100 v. H. Das kann in der Tatsache seinen Grund haben, daß der außerordentliche Professor der Medizin, der es mit Kranken zu tun hat, vielleicht ein reiferer und erfahrenerer Mensch sein muß, als ein Extraordinarius einer vorklinischen Wissenschaft. Es ist jedoch ein Punkt, den man beobachten sollte.

Kliniker verteilt werden sollten, etwa auf der Basis, die vor dem Krieg an den deutschen Universitäten bei den Kolleggeldern üblich war. So würde der Professor einen Gehaltszuwachs erhalten, der jedoch ganz aufhören würde, wenn sein Gesamteinkommen die Höhe des Einkommens erreichte, das jetzt bei den Vollprofessoren von Privatanstalten üblich ist. Die Einwände liegen auf der Hand, denn dadurch würden die Mitglieder des vollbeschäftigten klinischen Stabes eine Bezahlung erhalten, die zwischen der Höhe des Gehaltes als Lehrer und der Grenze liegt, wo ihr Anteil an den Gebühren aufhört. Man wird sich erinnern, daß der Wettbewerb um Studenten, der den deutschen Professor zu gutem Unterricht und eifriger produktiver Arbeit reizt, auch seine Schattenseiten hat. In diesem Fall würde der Anreiz bis zur vereinbarten Höhe weder wissenschaftlich noch erzieherisch sein. Wenn diese Höhe aber einmal erreicht ist, hört der Antrieb zu verdienen auf, und es steht dem Stab frei, zu lehren und zu forschen. Ob der Plan wirklich ausführbar ist, und ob seine Vorteile, wenn er ausführbar ist, die naheliegenden und entfernten Einwände überwiegen würden, kann nur die Erfahrung entscheiden. Jedenfalls ist er kein Ersatz für die wirklich strenge Vollbeschäftigungsorganisation im gegenwärtigen Stadium der medizinischen Entwicklung[1]).

Die allgemeine Lage ist jedenfalls klar: die klinischen Wissenschaften lassen sich nicht im akademischen Geist ausüben, wenn die klinischen Lehrer sich nicht praktisch in bezug auf Einkommen und Lebenshaltung eher mit der Universität als mit dem ärztlichen Beruf gleichstellen lassen. Diesen Status hat man in einigen Ländern offen und schön angenommen. In den kleineren europäischen Staaten — Schweden, Dänemark und der Schweiz z. B. — und in den kleinen deutschen Universitäten haben dieser Zustand und die Tradition im ganzen wirksam gearbeitet; man hat die Berufsarbeit eingeschränkt und sogar zur Unterstützung der

---

[1]) Während dieses Buch in Druck geht, unternimmt es eine Universität, ihre medizinische Abteilung folgendermaßen zu organisieren: die Abteilung soll ein Gesamtbudget von ungefähr $ 35000 haben, aus dem mehrere vollbeschäftigte jüngere Kräfte und ein Chef mit einem Gehalt von $ 10000 bezahlt wird: von der letzteren Summe verpflichtet sich die Universität $ 7500 zu übernehmen; aus Konsultationen darf der Professor Gebühren nicht über $ 2500 haben; wenn besagte Gebühren $ 2500 nicht erreichen, wird die Universität das Defizit ausgleichen; jede Summe über $ 2500 fällt der medizinischen Fakultät zu. Die Universität beschränkt auf diese Weise Praxis und Einkommen, um Zeit für Unterricht und Forschung zu gewinnen und um Reibungen mit den lokalen Ärzten zu vermeiden. Stünden Fonds zur Verfügung, hätte man strenge Vollbeschäftigung eingeführt. Diese Abweichungen sind interessant, nicht als Ersatz für Vollbeschäftigung, sondern weil sie zeigen, wie Institute mit beschränkten Mitteln so gut wie möglich ihre Ziele zu erreichen streben.

Forschung nützlich gemacht. In den großen Städten des Kontinents ist die Lage weniger befriedigend; sie ist jedoch am schwierigsten in Amerika aus dem schon genannten Grunde, nämlich dem Fehlen eines organisierten akademischen Status. Besonders in den großen Städten sind junge Wissenschaftler rivalisierenden Gastgeberinnen eine erwünschte Beute. Das einfache Leben, auf dessen Grundlage allein die Universitäten anderswo bis jetzt erfolgreich gewesen sind, ist in den großen amerikanischen Städten schwer durchführbar und selten zu finden. Man muß abwarten, ob sich die Medizin allgemein in eine Universitätsdisziplin verwandeln läßt, oder ob die enge Nachbarschaft mit einer blühenden praktizierenden Tätigkeit eher einen beruflichen als einen akademischen Lebensstandard zur Folge haben wird.

In diesem Zusammenhang ist die Erfahrung juristischer Fakultäten ganz aufklärend. Auf dem Papier stehen eigentlich alle 48 juristischen Fakultäten, die die Association of American Law Schools bilden, „auf akademischer Grundlage. Tatsächlich arbeitet der Lehrkörper von wahrscheinlich weniger als einem halben Dutzend ausschließlich für die juristische Fakultät[1]).“ Die anderen, denen eine bestimmte kontraktliche Abmachung oder ihr Äquivalent fehlt, sind in verschiedenem Maße in eine Konsultationspraxis hineingetrieben, die einer ausschließlichen Beschäftigung mit Ausbildung und Forschung mehr oder minder feindlich ist. An der Harvard-Universität bekommt der vollbeschäftigte juristische Dozent ein rein akademisches Gehalt, das weit, sehr weit unter den Verdienstmöglichkeiten einer Praxis liegt; und die Universität trifft keine solchen Vorkehrungen für juristische Forschungen, wie sie es für seinen medizinischen Kollegen tut. Vielleicht wird das Problem einfacher, wenn der Dozent in Cambridge, als wenn er in Boston oder Neuyork ist, denn sicherlich ist der juristische Beruf in bezug auf die Lebenshaltung seiner angesehenen Mitglieder nicht anspruchsloser als der medizinische. Es ist jedenfalls eigentümlich, daß hervorragende juristische Gelehrte die akademische Basis etwas bereitwilliger willkommen heißen als Chirurgen, und nicht ohne Bedeutsamkeit, daß die Praxis schon bald sich eindrängt, wenn nicht eine gewisse Entschädigung dafür vorgesehen wird[2]).

Das letzte Wort über das Thema darf jedoch mit Recht hoffnungsvoll klingen. Nirgends in Europa hat die finanzielle Not das Interesse des Arbeiters an der medizinischen Wissenschaft zerstört; England hat mit bescheidenen Mitteln mehr Forscher an die Arbeit gesetzt als jemals in seiner Geschichte. Die amerikanischen Hilfsquellen, die allerdings im Vergleich zu einer früheren Zeit stark herangezogen sind, sind doch

[1]) Zitat aus einem Privatbrief.

[2]) Andererseits ist die Einrichtung schon länger beliebt gewesen.

keineswegs erschöpft. Allerdings muß ein guter Grund für jeden weiteren Schritt da sein. Andererseits jedoch kann eine übermäßige Vorsicht ihren eignen Zweck zunichte machen. Forschung bringt Risiko und Verschwendung mit sich. Wenn nur ein kleiner Prozentsatz aller Forschung Frucht trägt, wird sich die Ernte reich bezahlt machen. Jedes wissenschaftliche Laboratorium muß einen Spielraum an Zeit, Geld und Energie haben, der groß genug ist, das Streben auf dem Feld der Ideen zu ermutigen und aufrechtzuerhalten. Im allgemeinen muß man die Vorwärtsbewegung in der Finanzierung der medizinischen Ausbildung und Forschung als einen Triumph und eine Inspiration betrachten.

Namenverzeichnis.

Sachverzeichnis.